高等教育学前教育专业实践应用型系列教材

婴幼儿
营养、安全与卫生实务

主　编　史明洁
副主编　杨美男　姜艳秋

东南大学出版社
·南京·

图书在版编目(CIP)数据

婴幼儿营养、安全与卫生实务/ 史明洁主编.
—南京:东南大学出版社,2016.8
高等教育学前教育专业实践应用型系列教材
ISBN 978-7-5641-6644-1

Ⅰ.①婴… Ⅱ.①史… Ⅲ.①婴幼儿—营养卫生—幼
儿师范学校—教材 ②婴幼儿—安全—幼儿师范学校—教
材 Ⅳ.①R153.2 ②TS976.31

中国版本图书馆 CIP 数据核字(2016)第 168634 号

婴幼儿营养、安全与卫生实务

出版发行	东南大学出版社
社　　址	南京市四牌楼 2 号　　邮编　210096
出 版 人	江建中
网　　址	http://www.seupress.com
电子邮箱	press@seupress.com
经　　销	全国各地新华书店
印　　刷	大丰市科星印刷有限责任公司
开　　本	787mm×1092mm　1/16
印　　张	17
字　　数	435 千字
版　　次	2016 年 8 月第 1 版
印　　次	2016 年 8 月第 1 次印刷
书　　号	ISBN 978-7-5641-6644-1
定　　价	33.00 元

本社图书若有印装质量问题,请直接与营销部联系。电话(传真):025-83791830

前　言

《3～6岁儿童学习与发展指南》中关于幼儿健康作如下阐述："为有效促进幼儿身心健康发展,成人应为幼儿提供合理均衡的营养,保证充足的睡眠和适宜的锻炼,满足幼儿生长发育的需要;创设温馨的人际环境,让幼儿充分感受到亲情和关爱,形成积极稳定的情绪情感;帮助幼儿养成良好的生活与卫生习惯,提高自我保护能力,形成使其终身受益的生活能力和文明生活方式。"因此,本书主要围绕与婴幼儿健康相关的营养、安全与卫生等主要内容进行编写。

1995年6月2日卫生部发布的第41号令——《预防性健康检查管理办法》确立了预防性健康的概念,其中第十六条(三)规定"对在校学生主要检查生长发育、健康状况以及常见病、传染病和地方病"。这意味着幼儿和成人能够选择并参与改善其生活质量的行为,减少婴幼儿得病的风险,包括健康的饮食习惯(摄入更多的水果、蔬菜、粗粮),采取安全的行为(如,系安全带)以及每日参加锻炼,偶尔生病或受伤要及时治疗。因此预防或减少婴幼儿生病是婴幼儿教育工作者和家长的重要责任。本书在编写过程中将预防疾病的理念贯穿全书始终,在培养幼儿教师过程中引导他们形成正确的理念,尽量在婴幼儿教育和养育过程中预防并减少婴幼儿疾病的发生。

本书按照与学前教育有关的政策法规、规章进行编写,让幼儿的营养、安全和卫生保健工作有据可循。《中国孕期、哺乳期妇女和0～6岁儿童膳食指南》也是本书参考的重要标准。本书改变传统学前卫生学的做法,致力于教师与家庭合作,把婴幼儿教师视为专业人士,指导家庭对幼儿进行科学的保育和教育。因为很多幼儿家长并不懂得如何科学地养育幼儿,他们如果能够从幼儿教师那里获得专业的婴幼儿保育和教育知识将可能避免使婴幼儿的教育成长走弯路。教师可以利用幼儿园的宣传册、网站、家长会以及微信或者其他手机应用软件向家长传播这些营养、安全和卫生信息。

本书参考国内外多本婴幼儿营养、卫生与安全方面的权威教材和专业书籍,借鉴其先进的教育理念和教学方法,突出婴幼儿营养、安全与卫生知识及技能在幼儿教师培养中的应用性与实践性。例如,用一些直观的图表帮助婴幼儿教师观察婴幼儿的行为和表现。

幼儿期是儿童开始培养健康生活理念,建立预防性行为习惯的理想时期。幼儿常常更易于接受新概念,对周围的世界充满了无限的好奇。教师可以充分利用每天学习和游戏的机会有计划地,或者即兴设计一些教育活动,教给幼儿关于健康、安全以及营养的知识。因此本书在编写过程中设计了许多切实可行的教育活动和操作方法供幼儿教师在实践中使用。

有准备的教师要根据婴幼儿的年龄特点在营养、安全与卫生方面进行发展适宜性实践,对幼儿进行健康教育仅仅靠讲道理很难达到理想的效果,而是应该以游戏的形式或者借助他们喜爱的绘本,将相关内容潜移默化地传授给他们。因此,本书作者在某些项目中根据具体的内容,设计一些符合婴幼儿年龄特点的实践活动,供学生学习与体验。

本书设有篇、项目、模块和工作任务等四级目录,把婴幼儿营养、安全与卫生的重点内容都变成可进行实践操作的任务,供学前教育专业学生、教师和家长学习和使用。每个项目都为学习者拟定了教育目标,以引起他们对知识要点及概念的关注。每个项目分成若干个模块,每个模块又分成若干个工作任务,每个工作任务下设有基础知识、实践操作和学生实训三个板块。基础知识为实践操作奠定基础,学生实训以实践操作内容为重点,目的在于巩固加强实践操作的技能。每个项目的小结也对该项目中的重点内容进行概要复述,以便于学生掌握重点知识。本书还根据各项目中的具体内容设置了与幼儿营养、安全和卫生相关的案例和拓展阅读两个小栏目以便于教师或者学生进行讨论和分析,强化所学知识,巩固所学技能。

本书的特色是突出实践性,注重学生关于营养、安全与卫生方面实践技能和管理技能的培养。本书把上述三方面的内容分解为若干个工作任务,每个工作任务下设有基础知识、实践操作和学生实训三个板块。这种设置方式既能满足学生对理论知识的需求,又能使学生在工作中具备较强的实践操作能力,真正做到教育中的"知行合一"。本书强化学生课内外实训、实践活动的组织安排,更侧重对学生实际操作能力、应用能力及社会实践能力、适应能力的培养。本书作者密切关注国际、国内的新动向,注重与婴幼儿教育的新理念和新技能紧密结合,把婴幼儿营养、安全与卫生方面的发展趋势、婴幼儿养育中的新技术、新方法引入教材。例如,旧教材中很少提及打流感疫苗、做窝沟封闭等预防幼儿流感和龋齿的手段和方法,而随着科技的发展,这些技术和措施引进中国多年,并逐渐被中国人所接纳,因此在本书中加以介绍。

作为教学用书,各地区、各院校可根据实际情况对本书加以调整,合理安排教学课时和教学进度。建议教师有效地安排学生的时间,通过每个模块、工作任务、学生实训以及实践操作等板块到托幼机构或者相关部门完成调研、考察资料收集、小组讨论或者 PPT 制作等工作。为了培养本专业学生的实践能力,教师的实践教学能力应该远远超过学生,这样才能给学生更多、更好、更深入的指导。教师应该深入托幼机构,了解婴幼儿养育过程中的实际操作技能,把最新、最科学的实践操作技能分享给学生,做到教学相长。学校相关人员应该帮助学生联系实践和调研的托幼机构,也可以由学生自己联系。教师不必拘泥于本书中所给出的实践教学内容和工作任务设计,可以根据具体的内容和学生的实际能力灵活地设计一些便于操作的实践和实训活动。为便于操作,学校内应设有实训室。实训室内应配备各种实训器材,例如,婴幼儿体重计、血压计、温度计、婴儿模型以及其他有助于培养学生实践操作技能的器材。

本书项目一由姜艳秋编写,项目二、三、四由史明洁编写,项目五、六由杨美男编写,各人对编写的项目内容文责自负。在编写过程中,编写人员耗费很多精力,但仍存在不尽如人意之处,挂一漏万,望读者不吝赐教。东南大学出版社张丽萍老师几次协调,多次鼓励,使得本书终于问世。感谢她的鼓励与大力支持,以及为此书出版所做的努力!

本书适合高等院校学前教育专业学生作为教材使用,也适合公私立幼儿园在职教师作为培训教材使用,还适合非学前教育专业毕业的托幼园所在职教师作为自学教材使用。此外,本书还可作为家长科学地养育自己宝宝的参考书。

目　录

卫 生 篇

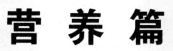

营 养 篇

项目一

营 养 学 基 础

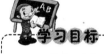

学习目标

- 掌握碳水化合物、脂肪、蛋白质等营养素的食物来源以及婴幼儿每日的需要量；
- 掌握常见谷薯类、豆类、蛋类、禽肉类、奶类、蔬菜及水果类等食物中含有的营养素；
- 熟悉婴幼儿缺乏各种营养素导致的疾病；
- 掌握托幼园所带量食谱的编制方法；
- 掌握托幼园所中班级的进餐管理；
- 熟悉托幼园所膳食管理制度；
- 熟悉食物中毒的症状及原因。

　　食物中所含有的人体所需要的六种营养素是我们判断一种食物是否有营养的依据。了解这六种营养素,有利于我们更深入地了解食物,从而指导我们如何为婴幼儿选择适合他们的食物。在生活中,我们一般通过食物摄取营养素,因此有必要了解这些营养素都存在于哪些食物中,以便制定有利于婴幼儿生长发育的食谱。当然,大自然中可选择的食物有很多,这里只是抛砖引玉,更多的内容需要学习者自己查找。了解几种营养素的缺乏症是有必要的,一方面我们知道营养素对于婴幼儿来说确实很重要,若是缺乏将会导致一些疾病的发生;另一方面我们可以给家长提出自己的建议。食谱的编制方法是一项相对比较难的技能,但是对于学生来说又是必须要掌握的内容。托幼机构的膳食管理是幼儿园保健工作的重要内容之一。它包括食谱的制定、食物的购买与加工、进餐过程的管理,以及在管理过程中因疏忽导致的食物中毒等工作内容。实施膳食管理主要是对婴幼儿饮食各个环节的监管,保证婴幼儿营养均衡,促进婴幼儿生长发育及健康。

模块一　婴幼儿营养素的需要量及食物的选择

任务导入

1. 将全班学生分成2组，第1组学生调查一所幼儿园，搜集幼儿园经常给幼儿吃的食物，并分析这些食物中含有哪些营养素，并通过搜集到的资料总结出各大营养素的主要食物来源，要求制作成PPT在班级展示并讨论。

2. 将全班学生分成2组，第2组学生调查一所幼儿园，通过访谈保健医生和查阅资料，总结出学前阶段幼儿常见的营养性疾病，要求制作成PPT在班级展示并讨论。

营养：从字义上来讲，"营"是指经营、谋求；"养"是指养生。那么营养就是指"谋求养生"。任何有生命物体的生存都离不开营养，对于人类来说，营养是指机体摄取、消化、吸收和利用食物的整个过程，即生物从外界吸收适量有益物质以谋求养生的行为。

营养素：营养素是指食物中所含的、能维持生命和健康并促进机体生长发育的化学物质。首先，营养素是食物中所含有的，来源于食物的营养物质；其次，营养素的作用是维持机体的生命和健康；再次，营养素是化学物质。

营养素的分类：目前已知的营养素大概有40～50种，其中对人体比较重要的营养素包括三类。

第一类：常量营养素，在人体中所占的比重较大。主要包括碳水化合物、脂肪、蛋白质。

第二类：微量营养素，在人体中所占的比重较小，但是对于人体来说非常重要。主要包括矿物质和维生素。

第三类：其他的膳食成分，主要包括水。

一、婴幼儿营养素的需要量

1. 碳水化合物

碳水化合物是由碳、氢、氧三种元素组成的一类化合物。因为其氢和氧的比例是1:2，跟水中的氢和氧的比例一样，故称碳水化合物。由于碳水化合物品尝起来有甜味，所以又将碳水化合物称为糖类。

糖类包括单糖（葡萄糖、果糖、半乳糖）、双糖（蔗糖、麦芽糖、乳糖）、寡糖（棉籽糖、水苏糖、低聚果糖、异麦芽低聚糖）、多糖（糖原、淀粉、纤维）。它具有产热快、经济等特点，是人体能量的主要来源。在这些糖类中，有能被人体吸收利用的，如葡萄糖、果糖、麦芽糖等；有不能被人体吸收的，如纤维、低聚果糖等，但是也具有重要的价值。

1）碳水化合物的生理功能

（1）储存和供给能量

在维持人体健康所需要的能量中，碳水化合物提供的能量约占总热能的 55%～65%，是人体能量的主要来源。同时，人体摄入的碳水化合物以糖原的形式储存在肌肉和肝脏中。一旦人体能量供给不足，肝脏中的糖原就会分解为葡萄糖以满足身体的需要。

（2）构成组织及重要生命物质

碳水化合物是构成人体组织的重要物质，人体中的每一个细胞都有碳水化合物的存在，含量大约在 2%～10%。除了每个细胞都含有碳水化合物外，糖结合物还广泛存在于各个组织中。

（3）节约蛋白质

当膳食中碳水化合物供应不足时，机体为了满足自身对葡萄糖的需要，蛋白质就转换为葡萄糖供给能量。当摄入足够量的碳水化合物时，就会减少蛋白质的消耗。

（4）避免产生过多酮体

葡萄糖能够帮助脂肪在体内的分解和代谢。当食物中的碳水化合物供给量不足时，体内的脂肪就需要分解成脂肪酸来供给能量，而脂肪酸在代谢过程中不能彻底氧化而变成酮体，酮体在体内蓄积，产生酮血症和酮尿症。

（5）具有解毒功能

若体内储存较多的肝糖原，可增强肝脏的功能。葡萄糖醛酸直接参与肝脏的解毒功能，使有害物质变成无害物质而排出体外。

（6）增强肠道功能

纤维和低聚果糖能够促进肠道蠕动，增加大便量，可冲淡肠道内的毒素，有利于粪便排出，防止便秘。

2）碳水化合物的食物来源

碳水化合物主要来自植物性食物，富含碳水化合物的食物主要有谷类、豆类、根茎类、蔬菜水果类和菌类等。

表 1-1 常见食物碳水化合物的含量

食物种类	名称及每 100 克含量(g)
谷类及谷类制品	大米(76)　糯米(73.7)　富强粉(75.9)　小麦粉(71.5)　挂面(75)　小米(73.5)　燕麦片(61.6)
干豆类及豆制品	黄豆粉(30.5)　腐竹(21.3)　红小豆(55.7)　绿豆(55.6)
坚果类	栗子(40.5)
根茎类	甘薯(24)
茎、叶类	大蒜(26.5)　金针菜(27.2)
菌藻类	木耳(35.7)　香菇(30.1)　银耳(36.9)　紫菜(22.5)

续表 1-1

食物种类	名称及每 100 克含量(g)
水果类	红果(22)　酸枣(62.7)　香蕉(20.8)　椰子(26.6)　干枣(61.6)　鲜枣(28.6)
畜类及其制品	猪肉松(49.7)
乳及其制品	炼乳(55.4)　牛乳粉(51.7)
调味品	花生酱(22.3)　甜面酱(27.1)
其他类	饼干(70.6)　江米条(77.7)　蛋糕(66.7)　面包(58.1)　蜂蜜(75.6)　巧克力(51.9)　白砂糖(99.9)　红糖(96.6)　藕粉(92.9)　粉丝(82.6)

3）婴幼儿碳水化合物的需要量

中国营养学会根据目前我国膳食碳水化合物实际摄入量的建议,指出成人膳食碳水化合物的参考摄入量为占总热能的 55%～65%。碳水化合物摄入过量或者过少都会引起身体不适。例如摄入过量会引起蛋白质和脂肪的摄入量减少,也会对机体造成不良后果,导致体重增加,产生各种慢性疾病。如果碳水化合物摄入过少,可造成膳食蛋白质浪费,机体组织中的蛋白质和脂肪分解增强以及阳离子的丢失等。

根据《中国居民膳食营养素参考摄入量》,推荐婴幼儿每日每千克体重约需碳水化合物为 15 克,占总热能的 50%～60%,但不宜食用过多的糖和甜食,应以谷类为主,如米、面、豆类等。

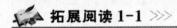拓展阅读 1-1 >>>

碳水化合物的发现

18 世纪以前,人们还没有发现碳水化合物,直到 18 世纪一名德国学者从甜菜中分离出纯糖和从葡萄中分离出葡萄糖后,碳水化合物研究才得到迅速发展。

1812 年,俄罗斯化学家在报告中指出,植物中碳水化合物存在的形式主要是淀粉,在稀酸中加热可水解为葡萄糖。

1884 年,另一科学家指出,碳水化合物含有一定比例的 C、H、O 三种元素,其中 H 和 O 的比例恰好与水相同为 2∶1,好像碳和水的化合物,故称此类化合物为碳水化合物,这一名称一直沿用至今。

（资料来源:http://wapbaike.baidu.com）

2. 脂类

脂类包括两种:一类是脂肪;另一类是类脂。脂肪是甘油和脂肪酸的化合物,类脂是磷脂、糖脂、固醇类等化合物的总称。

1）脂类的生理功能

（1）供给和储存热量

人体热量的 20%～30% 是由脂肪提供的。脂肪是人体储存热能的仓库,人体食物中摄取的大部分葡萄糖及脂肪,除消耗外,大多以体脂的形式储存在体内,当人体需要热能时,便会动用储存的体脂,以保护体内的蛋白质。

（2）构成组织及重要生命物质

人体的每一个细胞都有脂类的存在,特别是脑和神经组织都含有磷脂,脂类还是合成髓鞘的要素。

（3）防寒和保护机体

肝脏周围的脂肪能够减少运动产生的摩擦,起着固定内脏的作用,皮下脂肪还能减少体内热量的散失,保持体温。

（4）促进脂溶性维生素的吸收

脂溶性的维生素主要溶于脂肪,脂肪能够促进维生素 A、维生素 D、维生素 E、维生素 K 的吸收。

（5）增进食欲和饱腹感

富含脂类的食物经过烹调后可以增强食物的味道,从而增强婴幼儿的食欲。同时脂肪在消化道内停留的时间较长,可以使人产生饱腹感。

2）脂类的食物来源

脂类食物主要来源于动物性食物和植物性食物,动物性食物（瘦肉除外）含有饱和脂肪酸,饱和脂肪酸能够导致动脉硬化;植物性的食物主要含有不饱和脂肪酸,不饱和脂肪酸对人体有益,主要包括:

（1）保持细胞膜的相对流动性,以保证细胞的正常生理功能。

（2）使胆固醇酯化,降低血中胆固醇和甘油三酯。

（3）降低血液黏稠度,改善血液微循环。

（4）提高脑细胞的活性,增强记忆力和思维能力。

表 1-2　脂类的食物来源

食物种类	名称及每 100 克含量(g)
干豆类及豆制品	黄豆(16)　黄豆粉(18.3)　腐竹(21.7)　千张(16)
坚果类	核桃(29.9)　花生(48)　南瓜子(46.1)　松子仁(70.6)　西瓜子(44.8)　葵花子(52.8)　杏仁(44.8)　榛子(44.8)
畜类及其制品	香肠(40.7)　猪肉(37)　猪小排(23.1)　熟盐水鸭(26.1)　北京烤鸭(38.4)
乳及其制品	奶酪(25.7)　奶油(78.2)　牛乳粉(20.1)
油脂类	豆油(99.9)　猪油(99.6)
调味品	花生酱(53.0)
其他类	巧克力(40.1)

3）婴幼儿脂肪的需要量

脂肪有利有弊,因此婴幼儿脂肪摄入要适量。不同年龄阶段的婴幼儿脂肪摄入量的差别较小。例如半岁之前,学前儿童的脂肪摄入量占总热能的 45%~50%;半岁以后至1岁左右,婴幼儿脂肪的摄入量占 35%~40%;1~6 岁,婴幼儿脂肪的摄入量占30%~35%。7 岁之后,接近成人的水平。

脂肪摄入不足会影响健康,可能会导致营养不良、生长发育落后等问题;脂肪摄入过多容易导致婴幼儿体重超重或者肥胖,而且容易导致高血压、高血脂等疾病。

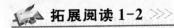 **拓展阅读 1-2** >>>

你不知道的脂类

在脂类中含有一种磷脂根的化合物,叫做磷脂,是生命基础物质。而细胞膜就由40%左右的蛋白质和50%左右的脂质(磷脂为主)构成。它是由卵磷脂、肌醇磷脂、脑磷脂等组成。这些磷脂分别对人体的各部位和各器官发挥着重要的作用。

(1)乳化作用

磷脂被称为"血管的清道夫",可以分解过高的血脂和过高的胆固醇,清扫血管,使血管循环顺畅;还可以使中性脂肪和血管中沉积的胆固醇乳化为对人体无害的微粒,溶于水中而排出体外,同时阻止多余脂肪在血管壁沉积,缓解心脑血管壁的压力。

(2)增强记忆力

人体神经细胞和大脑细胞是由磷脂所构成的细胞薄膜包覆,磷脂不足会导致薄膜受损,造成智力减退,精神紧张。磷脂能够加快神经细胞和大脑细胞间信息传递的速度,增强记忆力。

(3)活化细胞

磷脂是细胞膜的重要组成部分,肩负着细胞内外物质交换的重任。如果人体能够每天补充足量的磷脂,细胞就会处于营养状态,充满活力。

(资料来源:http://baike.haosou.com/doc/1741985-1841635.html)

3. 蛋白质

蛋白质是生命的基础,主要包括碳、氢、氧、氮及硫,有些蛋白质还含有铁、碘、磷等元素,蛋白质是人体氮的唯一来源,是脂肪和碳水化合物不能替代的。

蛋白质的基本构成是氨基酸,氨基酸的排列顺序不同,构成了无数种功能各异的蛋白质。氨基酸主要包括必需氨基酸、条件必需氨基酸和非必需氨基酸。必需氨基酸是指人体(或其他脊椎动物)不能合成或合成速度远不适应机体的需要,必须由食物蛋白供给的氨基酸;条件必需氨基酸是指人体虽能够合成,但通常不能满足正常需要的氨基酸;非必需氨基酸是指人(或其他脊椎动物)自己能由简单的前体合成,不需要从食物中获得的氨基酸。

蛋白质按营养价值分为完全蛋白质、半完全蛋白质、不完全蛋白质。完全蛋白质即所含必需氨基酸种类齐全、数量充足、比例适当,不但能维持婴幼儿的健康,还能促进婴幼儿生长发育的蛋白质;半完全蛋白质,即所含必需氨基酸种类齐全,但有的数量不足、比例不适当,可以维持生命,但不能促进生长发育的蛋白质;不完全蛋白质,即所含必需氨基酸种类不全,既不能维持生命,也不能促进生长发育的蛋白质。

一般动物性食物所含有的蛋白质中,必需氨基酸种类较齐全,构成比例恰当,容易被吸收,营养价值比较高;植物性食物所含有的蛋白质营养价值比较低(大豆及其制品除外)。

1)蛋白质的生理功能

(1)供给机体热能。平时供给人体热量要以糖、脂肪为主,蛋白质次之。正常人每天所需的热能有 10%～15% 来自蛋白质。

(2)生命的物质基础。人体各组织器官都含有蛋白质,它是建造人体的重要原料,在人体的化学组成中,其含量仅次于水,约占体重的 18%。

(3)维持人体组织的生长、更新和修复。婴幼儿生长发育依靠蛋白质组成身体各组织,维持组织破损和更新的动态平衡。

(4)提高机体的抵抗力。抗体是由蛋白质组成的,蛋白质是机体产生抵抗力必需的营养素。

2)蛋白质的食物来源

蛋白质主要来源于肉类、蛋类以及乳制品,具体食物如表 1-3:

表 1-3 蛋白质的食物来源

食物种类	名称及每 100 克含量(g)
干豆类及豆制品	黄豆(35.1) 黄豆粉(32.8) 腐竹(44.6) 千张(24.5) 红小豆(20.2) 绿豆(21.6)
茎、叶类	金针菜(19.4)
菌藻类	口蘑(38.7) 香菇干(20) 紫菜(26.7)
坚果类	炒花生(21.9) 炒南瓜子(36) 炒西瓜子(32.7) 炒葵花子(22.6) 杏仁(24.7)
畜类及其制品	瘦猪肉(20.3)等肉类
乳及其制品	奶酪(25.7) 牛乳粉(20.1)
鱼虾类	青鱼(20.1) 虾皮(30.7)等鱼虾类
调味品	味精(40.1)

3)婴幼儿蛋白质的需要量

婴幼儿在蛋白质的需要量上没有性别差异,男孩和女孩的需要量是一样的,具体如表 1-4:

表 1-4 婴幼儿蛋白质的每日需要量

年龄	男	女
1～2 岁	35 mg	35 mg

续表 1-4

年龄	男	女
2～3 岁	40 mg	40 mg
3～4 岁	45 mg	45 mg
4～5 岁	50 mg	50 mg
5～6 岁	55 mg	55 mg
6～7 岁	55 mg	55 mg

4. 矿物质

矿物质是人体中的无机盐，无机盐主要可以分为常量元素和微量元素。人体中含量大于体重 0.01％的各种元素称为常量元素，主要有钙、磷、钾、钠、硫、氯、镁 7 种。微量元素主要包括铁、锌、碘等。

1) 钙

钙是人体骨骼和牙齿的重要组成部分，骨骼和牙齿中钙的含量约占钙总量的 99.3％，其余的钙存在于血液里，参与血凝和调节肌肉的兴奋性。钙主要来源于海产品、豆类、乳及乳制品等。植物性食物中芝麻、雪里蕻、茴香、香菜、芹菜中钙含量较高。水果中的西瓜、梨、香蕉、苹果、草莓、樱桃、酸枣中钙的含量也较多。膳食中钙的吸收与维生素 D 的存在量有关，维生素 D 可以促进钙的吸收。谷类中的植酸和某些蔬菜中的草酸（竹笋、菠菜）在肠道内与钙结合形成相应的钙盐而影响钙的吸收，因此要注意食物搭配。例如在吃乳制品的同时应该摄入含维生素 D 多的食物，而豆腐不应该与菠菜搭配等。

婴幼儿钙的需要量：3 岁为 350 mg/d，4～6 岁为 450 mg/d。在各类食物中，奶是婴幼儿钙的最好来源，因此每天要保证婴幼儿奶的摄入量。

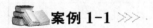 **案例 1-1** >>>

婴幼儿佝偻病

图上的宝宝囟门关闭较晚，肋骨呈串珠状，长骨弯曲，腿呈 O 形。

案例分析：

这名幼儿患的是佝偻病。

佝偻病是由于缺乏维生素 D 导致的，发病率为北方高，南方低。

1. 病因：因日光照射不足、生长过快，贮存在体内的钙和后天营养供给量不能满足生长发育的需要；疾病的影响；钙的吸收利用发生障碍等引起。

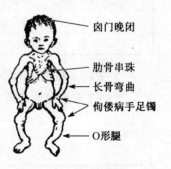

图 1-1 佝偻病体征

2. 症状:佝偻病的早期表现为:烦躁、夜啼、多汗、摇头和枕后秃发等;佝偻病进入活动期会出现骨骼改变,如方颅、肋串珠、肋软沟、鸡胸、脊柱弯曲、下肢弯曲等,动作发育迟缓。

3. 预防:要增加营养,多补充钙和维生素D,多安排儿童在户外活动,多晒太阳,接受阳光中紫外线的照射有助于预防佝偻病的发生。

2) 铁

铁的含量与红细胞的形成和成熟有关。铁参与体内氧与二氧化碳的运输;同时还具有促进抗体的产生,帮助脂类从血液中转运及药物在肝脏中解毒等功能。动物性的食物含铁丰富,如动物血、动物的肝脏及瘦肉等,植物性的食物如木耳、紫菜等。

膳食中的铁主要有两种,一种是血红素铁,另一种是非血红素铁。一般动物性的食物中血红素铁含量较多,吸收率较高。植物性食物主要含有非血红素铁,含量较低。因此,在铁的补充方面,尽量选择动物性食物。

我国营养学会推荐每日膳食中铁的供应量见表1-5:

表1-5　0～3岁婴幼儿每日铁的需要量

年龄	0～6个月	6～12个月	1岁	2岁	3岁
铁的供应量	0.3 mg	10 mg	12 mg	12 mg	12 mg

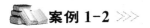

案例 1-2 >>>

婴 幼 儿 缺 铁

小瑞今年1岁半了,妈妈发现一向活泼的小瑞不爱运动了,而且饭量也减少了;脸色有些发白,下眼睑同样有些发白,注意力也不集中。

案例分析:

小瑞的症状有可能是缺铁造成的。

1. 原因

(1) 生长发育迅速。人体内的铁主要来源于食物,出生前6个月的婴儿,由于在母亲体内摄入足够量的铁,所以不易缺铁。6个月以后的婴儿,生长发育迅速,对铁的需要量比成人多。

(2) 铁的摄入量不足。6个月以后的婴儿,如果辅食添加中缺乏铁元素,就极易造成缺铁。

(3) 辅食添加不正确。妈妈们如果对铁元素的认识不正确会导致添加的辅食存在误区。虽然像茄子、木耳、芹菜等蔬菜中含有铁元素,但是这些铁元素人体吸收率很低,所以靠蔬菜类补铁是不正确的。补铁最好的食物是动物类食物,例如猪肝、红色的肉类等,而且维生素C有助于铁的吸收,在补充辅食的时候能够加入一些维生素C的食物会使补铁的效果更好。

（4）疾病。一些疾病如腹泻、钩虫病等会影响到铁的吸收,加快体内铁的消耗。

2. 表现

早期轻度贫血者临床上未表现出明显的症状,往往是在体检的时候发现的。中度和重度贫血可表现出一系列临床症状和体征,如面色苍白,指甲、眼角膜、嘴唇发白,全身无力、疲倦,心率快,烦躁、爱哭,头发无光泽、毛发脱落,容易感染生病。

3. 护理及预防

轻度的贫血患儿一般不需要特殊治疗,在饮食中增加含铁元素多的食物即可。中度和重度的患儿需要在医生的指导下服用铁剂。为了预防缺铁性贫血,母亲怀孕后期要注意补铁;婴幼儿的饮食应选择含铁丰富的食物,添加辅食应该以动物性含铁丰富的食物为主。

3）锌

锌是人体中多种酶的组成部分或酶的激活剂,有近百种酶依赖于锌。同时对蛋白质的合成以及对激素的调节都有重要的影响。

锌主要来源于动物性食物,如瘦肉、动物内脏、蛋黄、鱼及其他海产品,其中墨鱼卵及牡蛎含量较高。

婴幼儿每日锌的摄入量约为 12 毫克。

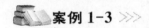 **案例 1-3** ≫

婴幼儿缺锌

小辛今年 5 岁了,最近妈妈发现小辛不爱吃饭,总喜欢挑食,但是对纸屑情有独钟,没事儿就喜欢咀嚼。幼儿园的老师也向小辛妈妈反映小辛的表现:注意力不集中,而且比以前爱动。

案例分析:

小辛的症状,尤其是喜欢咀嚼纸屑等行为,可以作为小辛缺锌的判断依据之一。

1. 病因:食物中含锌不足是锌缺乏的主要原因。人工喂养、未及时添加含锌的辅食,加上婴幼儿生长速度较快,易发生锌的摄入量不足;如有消化系统方面的疾病会阻碍人体对锌的吸收,如慢性腹泻、慢性痢疾、胆囊纤维化、肠道感染等疾病,均可减少锌的吸收。谷类食物中含植酸盐或纤维素,可造成锌的吸收不良;钩虫病、疟疾可造成反复失血溶血,引起锌的丢失;大量出汗也会造成锌的丢失过多;一些药物如果长期使用金属螯合剂(如青霉胺、四环素等)可降低锌的吸收率及生物活性,这些金属螯合剂与锌结合从肠道排出体外,造成锌的缺乏。

2. 表现:儿童期缺锌的早期典型表现是生理性生长速度缓慢。缺锌妨碍核酸、蛋白质的合成和分解代谢酶的活性,导致婴幼儿的生长发育迟缓。一般而言,缺锌的婴幼儿身高体重常低于正常同龄婴幼儿,甚至出现侏儒症等;缺锌后常引起口腔黏膜增生及角化不全,易脱落。而大量脱落的上皮细胞可以掩盖和阻塞舌乳头中的味蕾小孔,使食物难以接触味蕾,不易引起味觉和引起食欲,造成食欲减退。出现一些异食癖的情况,例如有食土、纸张、墙皮及其他嗜异物的现象。免疫功能下降,锌缺乏的婴幼儿易患各种感染性疾病,如腹泻、肺炎等。实验证明缺锌可使婴幼儿的免疫功能受损,补锌后各项免疫指标均可有所改善;缺锌使伤口愈合缓慢;缺锌可导致皮肤损害,表现为肠病性肢端皮炎,严重的表现为各种皮疹、大疱性皮炎、复发性口腔溃疡等。

3. 护理和预防:补锌要从准妈妈做起,应经常吃含锌比较多的食物。提倡母乳喂养,至少也要母乳喂养婴幼儿3个月,然后再逐渐改用配方奶粉或其他代乳品喂养。母乳中锌的吸收率高,可达62%,尤其是初乳含锌量更高;可为婴幼儿辅加富锌食品。一般动物性食物的含锌量高于植物性食物,且动物蛋白质分解后所产生的氨基酸能促进锌的吸收,吸收率一般在50%左右。人工喂养的婴幼儿应从4个月起开始添加容易吸收的富锌辅食,如瘦肉末、蛋黄、鱼泥、动物肝、牡蛎、花生米粉、核桃仁粉等;4岁以后的幼儿完全可以从食物中摄取足够的锌元素。所以要从小引导婴幼儿养成不挑食、不偏食的好习惯,注重饮食结构合理均衡,粗细杂粮混合搭配。平时还应注意不要让孩子吃过多的白糖和甜食,以免影响锌的吸收;药物补锌必须经过医院检查,确诊为明显缺锌的宝宝方可在医生指导下给予硫酸锌糖浆或葡萄糖酸锌等制剂。一般用药限定时间不可超过2～4个月,复查正常后应及时停药。但要注意,锌的有效剂量与中毒剂量相距甚小,使用不当很容易导致过量,诱发缺铁、缺铜、贫血等一系列病症。

4）碘

碘是甲状腺素的原料,可以促进人体正常的新陈代谢,促进婴幼儿生长发育。海产品中海藻类含碘最为丰富,是碘的最佳来源,如海带、紫菜等。日常所食的碘盐,也是补碘的一个重要途径。

中国营养学会推荐每日膳食中碘的供应量为:初生至6个月的婴幼儿为40微克,6个月至1岁的婴幼儿为50微克,1～6岁的幼儿为70微克。

5. 维生素

维生素是调节人体生理机能所必需的一种营养素,它能增强人体抵抗力,促进生长发育,参与机体新陈代谢,对人的健康至关重要。人体如果缺乏维生素,则会出现物质代谢障碍,引起维生素缺乏症。

维生素可分为两类:一类是脂溶性维生素,主要包括:维生素 A、维生素 D、维生素 E、维生素 K;另一类是水溶性维生素,主要包括:维生素 C、维生素 B_1、维生素 B_2 等。

(1) 维生素 A:维生素 A 的化学名为视黄醇,能维持人体正常视觉,保护上皮组织的健全。维生素 A 能促进婴幼儿的生长发育,维持婴幼儿骨骼和牙齿的健康。婴幼儿中维生素 A 缺乏者,易患夜盲症、肺炎、气管炎等。维生素 A 主要来源于动物性食物,如:动物肝脏、蛋黄、乳类等。此外,胡萝卜素是维生素 A 的另外一个重要来源。胡萝卜素是维生素 A 的前身,它在人体肠道和肝脏内转化为维生素 A,因而是维生素 A 的一个重要来源。胡萝卜素主要存在于深绿色、红黄色蔬菜和水果中,如杏、桃、红薯、胡萝卜、黄色玉米等。鱼肝油中含有维生素 A 较多,但是吃鱼肝油不可过量,容易造成维生素 A 中毒;若婴幼儿看电视、看书、绘画等时间长,用眼过度,会消耗大量的维生素 A,应适量补充维生素 A,一般采用食补的方法。

中国营养学会推荐婴幼儿每日膳食中维生素 A 的供应量为:新生儿至 1 岁为 200 微克,1～2 岁为 300 微克,2～3 岁为 400 微克,3～4 岁为 500 微克,5～13 岁为 750 微克。

(2) 维生素 D:维生素 D 可促进钙、磷的吸收,将钙和磷运送到骨骼内,使钙化,促进骨骼和牙齿的正常发育。维生素 D 对生长发育阶段的婴幼儿极为重要,如果缺乏维生素 D,婴幼儿易患佝偻病和低钙手足抽搐。食物中所含的维生素 D 很少,只在乳类、肝脏、蛋类中少量存在。此外,维生素 D 还可通过晒太阳获得。中国营养学会推荐婴幼儿每日维生素 D 的供应量为 10 微克。

(3) 维生素 C:维生素 C 的主要生理功能是促进细胞和细胞之间黏合物质的形成,人体如果缺乏维生素 C,易患坏血病,故维生素 C 又称抗坏血酸。维生素 C 还可促进铁的吸收,促使体内抗体的形成,提高机体的免疫力。维生素 C 广泛存在于新鲜蔬菜和水果中,如:绿叶蔬菜、心里美萝卜、猕猴桃、草莓、枣、柑橘、山楂等。

中国营养学会推荐婴幼儿每日维生素 C 的供应量为:初生至 1 岁为 30 毫克,2 岁为 35 毫克,3～4 岁为 40 毫克,5～7 岁为 45 毫克。

(4) 维生素 B_1:维生素 B_1 参与糖的代谢,保证机体能量的供给,维持神经系统、运动系统、消化系统、循环系统的正常生理功能。含维生素 B_1 较为丰富的食物有谷类、豆类、硬果类、动物内脏、蛋黄等。

中国营养学会推荐婴幼儿每日维生素 B_1 的供应量为:初生至 1 岁为 0.4 毫克,1 岁为 0.6 毫克,2 岁为 0.7 毫克,3～4 岁为 0.9 毫克,6～7 岁为 1.0 毫克。

(5) 维生素 B_2:维生素 B_2 的主要功能是参与蛋白质、糖、脂肪的代谢。婴幼儿如果缺乏维生素 B_2,会出现口角开裂、发炎,患舌炎影响视觉功能。维生素 B_2 广泛存在于各种食物中,如:乳类、动物肝脏、肉类、鱼类、蛋类、绿叶蔬菜、豆类、粗粮等。

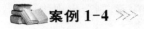 案例 1-4 >>>

婴幼儿缺乏维生素 C

小布丁现在 5 个月了,由于妈妈身患疾病,不能进行母乳喂养,小布丁一直吃配方奶粉。这几天,妈妈发现小布丁的脸色苍白,不爱吃奶粉,而且总是哭闹,体重没有增长反而减轻了,还伴有腹泻、呕吐等症状,同时皮肤出现出血点,尤其是腿上比较多。

案例分析：

从小布丁的症状上看,尤其是出现出血点,下肢较多,可以怀疑小布丁缺乏维生素C。维生素C缺乏,容易导致败血病或者坏血病,在婴幼儿中容易发生。

1. 病因:首先,维生素C缺乏是由于维生素C摄入量不足引起的。一般动物体内可以从葡萄糖和其他单糖中合成维生素C,而人类和某些动物(猴子、豚鼠、鸟类、鱼类)体内不能合成维生素C,必须从外界摄入。母乳喂养的孩子一般不容易患维生素C缺乏症,因为人乳中维生素C的含量为40~70 mg/L,可以满足一般婴幼儿的需要。人工喂养的婴幼儿容易缺乏维生素C,如偏食或不及时补充新鲜蔬菜、水果,可造成摄入不足。其次,由于长期消化、吸收障碍,消化不良或者腹泻可导致维生素C吸收少,或者流失比较快。再次,如果胃酸过多的话,维生素C在胃肠道内容易受到破坏。

2. 症状:维生素C缺乏数月后,会出现坏血症或者败血症的症状。患者会出现倦怠、全身乏力、无精打采、虚弱、厌食、营养不良、面色苍白、轻度贫血、牙龈肿胀、出血等,并可因牙龈及齿槽坏死而致牙齿松动、脱落,骨关节肌肉疼痛,皮肤瘀点、瘀斑。婴幼儿可因骨膜下出血而导致下肢假性瘫痪,肿胀、压痛明显,髋关节外展,膝关节半屈,足外旋,蛙样姿势。

3. 护理和预防:当出现维生素C缺乏时,可以根据情况适当地给婴幼儿补充维生素C,轻症每日供应量为200~300毫克,重症每日供应量为300~500毫克。保持口腔清洁,预防或治疗继发感染、止痛,有严重贫血者,可予输血,补给铁剂。同时可以吃一些富含维生素C的食物,例如橘子、橙子、青椒、苦瓜等。

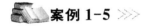 **案例 1-5** >>>

婴幼儿缺乏维生素B₁

小航6个多月了,出生后一直吃母乳,妈妈每天按时按点地给他喂奶。按理说,母乳是婴幼儿最好的食粮,宝宝吃了应该既长得壮又长得快,但是小航比起同龄的宝宝却显得又瘦又小。他好像总是没食欲,不太爱吃奶,还经常吐奶、拉肚子,也不像别的宝宝那样活活泼泼地很爱玩。不知为什么,小航的嗓子这两天突然嘶哑起来,更不爱吃东西,也更没精神了。

小航的妈妈吃东西很挑别,总是这也不吃那也不吃,虽说现在有了宝宝,可她还是这样。平时,米和面要吃精细的,做饭淘米经常是洗了一遍又一遍,还要用力搓几下;每次洗菜,都要把菜放在水里泡上好半天;肉和蛋类也不爱吃,豆制品更是很少被她"青睐"。

案例分析:从小航的症状,可以怀疑其身体里缺了维生素B₁。

1. 病因:饮食中缺乏含有维生素B₁的食物以及疾病造成的。若在辅食或食物的制作过程中没有使用正确的方法,也会造成食物中维生素B₁的流失,例如食品精加工,米经过淘洗损失率达40%~60%,米饭在制作过程中加碱等。

2. 症状:缺乏维生素B₁容易患脚气病,患儿烦躁不安或嗜睡,眼睑下垂,哭声嘶哑或失音,吮奶无力。

3. 预防:母亲在母乳喂养宝宝的时候,饮食要均衡,不挑食。平时在给婴幼儿添加辅食时应该注意添加含维生素 B_1 的食物,例如葵花籽仁、花生、大豆粉、瘦猪肉、粗粮等食物。

6. 水

水是人体组织、体液的主要成分,在身体内的含量最高,是维持人体正常活动的重要物质。成人机体含水量约占体重的 2/3。

1) 水的生理功能

(1) 水是构成身体组织和体液的主要成分。细胞内液约占体重的 40%,细胞外液约占体重的 20%。婴幼儿体内水分相对较成人多,约占体重的 70%~75%。

(2) 水是机体物质代谢所不可缺少的溶液媒介,机体内一切化学变化均有水参加。

(3) 水能调节体温。汗液蒸发可以散发热量。

(4) 水是血液、尿液的主要成分,可维持血液输送营养物质和正常的排泄功能。

(5) 水能起润滑作用,如唾液有利于吞咽,泪液可防止眼球干燥,关节滑液、胸膜浆液都有润滑作用。

2) 水的食物来源

大部分食物中都含有水,例如蔬菜、水果等。除了食物,饮用水是婴幼儿身体水的主要来源。

3) 婴幼儿对水的需要量

婴幼儿对水的需要量主要取决于其活动量的大小,气温的高低,食物的质与量等。通常气温越高,活动量越大,婴幼儿出汗就会越多,对水的需要量就会增加。而摄入的蛋白质、无机盐较多,在排泄这些物质时需水较多,因此人体对水的需要量也会增大。

年龄不同对水的需要量也有所不同:1 岁以内的婴幼儿每日每公斤体重应摄取120~160 毫升的水;2~3 岁的幼儿每日每公斤体重应摄取 100~140 毫升的水;4~6 岁的幼儿每日每公斤体重应摄取 90~110 毫升的水。婴幼儿的饮水量应充足,尤其是大量出汗、腹泻、呕吐以后,可使机体丢失大量水分,这时应及时补充水,以防脱水。

如果婴幼儿每天饮水过少,就会影响正常的新陈代谢。因此,托幼机构应当每天保证供给婴幼儿足够的白开水,及时满足婴幼儿的饮水需要。但是,水的摄入并不是越多越好。饮水过多会加重婴幼儿肾脏的负担。婴幼儿的饮用水应以白开水为主,辅助一些汤类、粥等。

7. 热量

1) 热量的来源

热量指的是由于温差的存在而导致能量转化过程中所转移的能量。热量的单位是"焦耳"或千卡、"卡路里"(1 卡路里=4.19 焦耳)。1 卡路里即在 1 个大气压下,将 1 克水升高 1 ℃时所需要的热能。能量是由产热营养素提供的,蛋白质、脂肪、碳水化合物经体内氧化可释放能量。因此,蛋白质、脂肪、碳水化合物这三者统称为"产能营养素"或"热源质"。经测热器测定,每克蛋白质产生热能 4.1 千卡,每克脂肪产生热能 9.3 千卡,每克碳水化合物产生热能 4.3 千卡。

虽然脂肪产生热能比较高,但是不能作为人体热能的主要来源。摄入过多的脂肪会导致很多问题,例如肥胖、动脉硬化、高血压、高血脂等。婴幼儿脂肪的摄入量占总热能的 30%～35%。碳水化合物应该是热能的主要来源,婴幼儿碳水化合物占总热能的50%～60%。蛋白质摄入过多会加重肾脏的工作负担,因此也不应作为人体热能的主要来源,婴幼儿蛋白质的供给量约占每日能量的 10%～15%。碳水化合物:脂肪:蛋白质分配应为 11:6:3。

2) 热能的消耗

(1) 维持基础代谢。基础代谢是指室温恒定为 20 ℃,最后一次进餐后 12 小时,动作静止,精神安静时人体内的能量消耗。这些能量的消耗主要用于维持体温、肌肉张力、呼吸、循环及腺体活动等基本的生理功能。

(2) 食物的特殊动力作用。特殊动力作用指机体摄取食物和消化食物时引起体内能量消耗增加的现象。各种营养素的特殊动力所需要的热量因其分子结构的不同而不同,蛋白质的特殊动力作用消耗的能量最高,相当于其本身所供热能的 20% 左右,脂肪为4%～5% 左右,碳水化合物为 5%～6% 左右。

(3) 运动需要。人不论做任何运动都需要能量,即使从事一些脑力劳动时也会消耗能量。运动的强度越大,持续的时间越长,消耗的能量就越多。活泼好动的孩子比安静的孩子消耗的能量多。

(4) 生长发育的需要。婴幼儿此项消耗的能量约占总热能的 25% 左右,其需要量与生长发育的速度呈正比。所以,如果能量供应不足,就会使婴幼儿的生长发育迟缓。

(5) 排泄的需要。摄入人体的食物会有一部分没有被吸收而随着粪便排出体外,此部分相当于基础代谢的 10%。当出现腹泻时,消耗的能量更多。

3) 婴幼儿热能的推荐量

人体一日总需热量就是基础代谢、生长发育、运动、食物特殊动力作用及排泄消耗量的总和。

表 1-6　婴幼儿每日热能的推荐量　　　　　　　　　(单位:千卡)

年龄／性别	0～1 岁	1～2 岁	2～3 岁	3～4 岁	4～5 岁	5～6 岁	6～7 岁
男	95/kg 体重	1 100	1 200	1 350	1 450	1 600	1 700
女		1 050	1 150	1 300	1 400	1 500	1 600

计算幼儿每日三餐热量的步骤:

(1) 计算每名婴幼儿一日膳食中糖、肉、蛋、乳、蔬菜及水果等食物的供给量各是多少千克,然后换算成克。

(2) 食物中三种供热物质(蛋白质、脂肪、碳水化合物)的量,然后分别乘以 4、9、4 千卡,三者相加,即每名婴幼儿每日食物中获得的热量。

人类所需要的能量及营养素都是从各种食物中获得的,这些食物按其所含的营养素可以分为 8 类:谷薯类、豆类及含油种子类、蔬菜及水果类、畜禽肉及水产动物类、蛋类、奶类、菌藻类、调味品等。食物中营养价值的高低取决于所含有的营养素是否齐全,并且要看是否有利于人体吸收。

工作任务一 为婴幼儿选择谷薯类食物

◆ **基础知识**

一、谷类食物

1. 谷类食物的营养价值

谷类食物中含有碳水化合物很多,脂肪含量很低,含少量的蛋白质,这些蛋白质多为半完全蛋白质和不完全蛋白质,含有一些矿物质和维生素。

1) 蛋白质

谷类中所含有的蛋白质约为 8%～15%,蛋白质的种类不齐全,多为半完全蛋白质和不完全蛋白质,因为平时人们吃的多为精细加工的米和白面,所以蛋白质的含量更低。

2) 脂肪

脂肪在谷类中的含量很低,约为 1%～2%,玉米和小米含脂肪偏高一些,可达 3%,主要集中在糊粉层和胚芽中。近几年来,从胚芽中提炼出胚芽油,营养价值很高。从谷类中提炼出来的脂肪多含有不饱和脂肪酸,有防止动脉硬化的作用。除此之外,谷类中的脂肪含有丰富的磷脂。有助于改善脑细胞,提高记忆力。

3) 碳水化合物

谷类中含有大量的碳水化合物,约占 70%～80%,是人体能量的主要来源。因此在早餐、中餐和晚餐中都要有谷类食物,才能保证人们每天所需要的能量。谷类中的碳水化合物主要成分是淀粉,还有少量的果糖和葡萄糖。

4) 矿物质

谷类中含有一些矿物质,例如钙、磷等,约占 1.5%～3.0%,主要分布在谷皮和糊粉层中。但是这些矿物质大部分是以植酸盐的形式存在,不易被人体吸收。

5) 维生素

谷类中含有一些维生素,主要是 B 族维生素,存在于谷皮和胚芽中。经过精细加工的谷类,所含有的维生素就会大大减少。因此,精细加工过的米和面含有的维生素很少。

2. 常见谷类食物所含有的营养价值

1) 大米

大米是稻谷经清理、砻谷、碾米、成品整理等工序后制成的成品。大米是婴幼儿常吃的谷类,是每日能量供应的主要来源。大米中含有的碳水化合物很高,为 75% 左右,蛋白质约为 7%~8%,脂肪约为 1.3%~1.8%,并含有丰富的 B 族维生素等。大米中的碳水化合物主要是淀粉,所含的蛋白质主要是米谷蛋白,其次是米胶蛋白和球蛋白,其蛋白质的生物价和氨基酸的构成比例都比小麦、大麦、小米、玉米等禾谷类作物高,消化率为 66.8%~83.1%,也是谷类蛋白质中较高的一种。

2) 面粉

面粉是一种由小麦磨成的粉末,为最常见的食品原料之一。按面粉中蛋白质含量的多少,可以分为高筋面粉、低筋面粉及无筋面粉。面粉可以做成各种各样的面食,是婴幼儿比较喜欢的食物,同时也是每日能量供应的主要来源。

面粉中含有丰富的碳水化合物,主要成分是淀粉,约占 70%;中等含量的蛋白质,约占 10%~13%,高于稻米;含有少量的脂肪,主要存在于麦粒的胚芽部分,麸皮次之,胚乳最少,麦粒中的脂肪多是不饱和脂肪酸;含有一定的矿物质和维生素,面粉其矿物质主要分布在麦粒的表层,而维生素主要分布在胚芽和表层中;维生素的含量并不多,主要含有 B 族维生素。

二、薯类食物

1. 薯类食物的营养价值

薯类主要包括红薯、马铃薯、紫薯、木薯等,是我国膳食的重要组成部分,薯类除了提供较多的碳水化合物外,还含有丰富的矿物质和维生素。薯类在体内分解后呈碱性,对人体非常有益。

1) 水

薯类中含水量比较大,约为 60%~80%,其中新鲜的马铃薯含水量更大,约占 63%~87%,是人体所需水很好的来源。

2) 碳水化合物

薯类中碳水化合物的主要成分是淀粉,约占 8%~30%。一般情况下,薯类的淀粉颗粒大、黏度强,可加工成淀粉或者粉丝、粉条、粉皮等,例如马铃薯粉、红薯粉等。除此之外,薯类一般都含有果糖、葡萄糖和蔗糖,所以薯类带有甜味。薯类中膳食纤维的含量也较为丰富,可以促进肠胃蠕动,防止便秘,同时具有降低胆固醇、预防心血管疾病的作用。

3) 蛋白质

薯类中蛋白质的含量约为 0.8%~5%,其中婴幼儿必需的赖氨酸含量丰富。薯类可补充谷类食物蛋白质的不足,是植物性蛋白质的良好补充。

4）矿物质

薯类中含有一定量的矿物质,主要为钙、磷、钾、铁、钠等,尤其是马铃薯中,含钾量丰富,是人体钾的很好来源。

5）维生素

薯类中含有丰富的维生素,主要包括 B 族维生素、维生素 C 等,而且还含有胡萝卜素,这些都属于抗氧化剂,它们的存在使薯类具有抗癌的作用。红薯的防癌效果名列前茅,被誉为"抗癌之王"。

2. 常见的薯类食物的营养价值

1）红薯

红薯是婴幼儿非常喜爱的食物,又叫番薯、甘薯、山芋、番芋、地瓜、甜薯等。红薯是北方秋冬季节常吃的食物。红薯有很高的营养价值,包含丰富的胡萝卜素,能提供丰富的维生素A,每 100 克中维生素 A 含量可高达 40 毫克。红薯中所含纤维相当于米面的10 倍,其质地细腻,不伤肠胃,能加快消化道蠕动,有助于排便,清理消化道。薯类能缩短食物中有毒物质在肠道内的滞留时间,减少因便秘而引起的人体自身中毒,降低肠道致癌物质浓度,预防痔疮和大肠癌。同时纤维素能吸收一部分葡萄糖,使血液中含糖量减少,有助于预防糖尿病。红薯中含有的蛋白质,是蛋白质和多糖的混合物,对人体有特殊的保护作用,能降低血脂和增强免疫力。此外,红薯中含有一定量的钾,钾是碱性元素,促进人体酸碱平衡,对婴幼儿的身体发育和智力发展都有益处。

2）马铃薯

马铃薯是婴幼儿常吃的食物,又称土豆、地蛋、洋芋等。马铃薯的营养价值非常丰富,每 100 克马铃薯中所含的营养成分为:含钙 11～60 毫克,磷 15～68 毫克,铁 0.4～4.8 毫克,硫胺素 0.03～0.07 毫克,核黄素 0.03～0.11 毫克,尼克酸 0.4～1.1 毫克等。马铃薯既是薯类,也是蔬菜。马铃薯也有一些药用价值,例如胃痛、湿疹、烫伤等,适合做健胃中药和解毒消肿药。

◆ **实践操作**

谷薯类食物的合理食用

1. 谷类食物合理食用

由于谷类食物中蛋白质、矿物质和维生素主要存在于谷类的糊粉层和胚芽中,因此在加工的过程中,加工程度越深,这些营养素的损失就越大。但是反过来,如果加工粗糙,谷类中所含有的植酸和纤维素就会影响消化,同时口感也不好。因此加工过程不能过细,同样也不能过于粗糙。因此,我们应尽量选择标准米和标准面。标准米和标准面相对于精米和精面来说,保留了较多的维生素和矿物质。

谷类食物的烹饪能够改变食物的感官性状,促进消化吸收,同时具有杀菌和消除有毒物质的作用。但是烹饪也会因为一些物理或者化学因素造成营养素损失。因此,要重视食物的制作,选择正确的烹饪方式。例如淘米的次数不宜过多,两次为宜;不宜长时间地浸泡米或者用力搓洗;煮米的时候尽量不加碱;米饭宜采用蒸、煮、焖等方法,例如蒸花卷、蒸馒头、煮面条、煮粥、焖饭等,能够保留谷类中的营养素。不宜采用油炸的方法,例如炸馒头、油炸糕等,防止矿物质和维生素的流失。

2. 薯类食物的合理食用

薯类有着丰富的营养价值,但是薯类也含有一些有毒的物质,例如马铃薯含有茄素和龙葵素。茄素主要存在于没有成熟的马铃薯的外皮中,龙葵素主要存在于马铃薯的外皮中,特别是经过阳光照射或者发芽、变绿或者腐烂时,龙葵素的含量升高,吃了能够导致中毒。因此要选择成熟的马铃薯去皮再食用;当马铃薯发芽、变绿或者腐烂时不宜食用;烹调的时候放一些醋可以中和龙葵素,同时能防止维生素C的流失;红薯中含有较多的糖,会刺激胃分泌较多的胃酸,可能导致"烧心",所以不宜多吃;可以将薯类和谷类混合食用,使蛋白质互补。

◆ **学生实训**

实训地点:教室、家中

实训内容:

1. 分析大米中的营养成分,练习为婴幼儿煮大米粥。
2. 分析马铃薯中的营养成分,学习用马铃薯为婴幼儿制作一道食物。

工作任务二　　为婴幼儿选择肉蛋奶豆类食物

◆ **基础知识**

动物性食物具有丰富的营养价值,特别是含有大量的蛋白质,而且脂类、维生素、矿物质的含量也较为丰富。豆类同样含有丰富的蛋白质、脂类、维生素等。

一、畜禽肉的选择

1. 畜禽肉的营养价值

1) 蛋白质

畜禽肉类食物蛋白质的含量较高,约为 $10\%\sim20\%$,大部分是优质蛋白质,人体吸收利用较好,因此是婴幼儿蛋白质的主要食物来源。

2) 碳水化合物

各种肉类中的碳水化合物主要分布于肌肉和肝脏中,以糖原的形式存在。碳水化合物的含量受畜肉存放时间的影响,由于酶的分解作用,糖的含量会随着时间的延长而逐渐降低。

3)脂肪

畜禽肉中的脂肪以饱和脂肪酸为主(瘦肉除外),并含有少量的卵磷脂、胆固醇和游离脂肪酸。例如每 100 克肥肉中胆固醇的含量为 109 毫克,每 100 克瘦肉中胆固醇的含量为 81 毫克。

4)维生素

畜禽肉中主要含有脂溶性维生素,包括维生素 D 和维生素 A,这两类维生素在动物肝脏中含量最为丰富。

5)矿物质

畜禽肉中含有一些矿物质,包括铁、磷、铜、钙等。这些矿物质的含量因畜肉的种类、成熟度和肥瘦不同而存在一定的差异。畜禽肉中铁含量比较丰富,所含有的铁元素主要以血红素铁的形式存在,因此铁的消化吸收率较高,并且不易受食物中其他的成分干扰,有较高的生物利用率,是不错的补铁食物。

2. 常见畜禽肉类食物的营养价值

1)猪肉

猪肉是婴幼儿膳食中的重要组成部分,含有丰富的优质蛋白质,还含有其他的营养素,例如水分、脂肪、碳水化合物、维生素 A、维生素 B_1、维生素 B_2、维生素 E、维生素 C、钠、钙、铁等。

对婴幼儿来说,猪肉的食用方法是做成肉丁,和蔬菜混合食用,使各种营养素互相补充。

2)牛肉

除了猪肉外,牛肉是婴幼儿膳食中的重要组成部分。牛肉中含有丰富的蛋白质、脂肪、维生素等。例如每 100 克新鲜牛肉中含有 20.1 克蛋白质、10.2 克脂肪、7 毫克钙、170 毫克磷、0.9 毫克铁、1.1 克无机盐类等。

为婴幼儿烹饪牛肉时可以将牛肉做成肉丁与蔬菜混合食用;也可以做成牛肉汤,牛肉汤味道鲜美,营养丰富。

3)鸡肉

鸡肉是婴幼儿膳食中的重要组成部分,其营养价值丰富,例如每 100 克鸡肉中含有水分 74.2 克、蛋白质 21.5 克、脂肪 2.5 克、糖 0.7 克、钙 11 毫克、磷 190 毫克、铁 1.5 毫克、硫胺素 0.03 毫克、核黄素 0.09 毫克、尼克酸 8 毫克等。

鸡肉可以做成肉丁,同样也可以熬成汤,有利于幼儿消化吸收。

4)鸭肉

鸭肉是婴幼儿饮食中不可缺少的一部分,主要含有丰富的蛋白质、脂肪,一定的矿物质和维生素,少量的碳水化合物。例如每 100 克鸭肉中含有 15.5 克蛋白质、19.7 克脂肪、0.2 克碳水化合物、52 微克维生素 A、0.08 毫克硫胺素、4.2 毫克尼克酸、6 毫克钙、0.27 毫克维生素 E、122 毫克磷、69 毫克钠、14 毫克镁、2.2 毫克铁、1.33 毫克锌、12.25 微克硒、0.21 毫克铜、0.06 毫克锰、191 毫克钾等。

二、水产动物类的选择

水产动物是人类重要的膳食原料,目前发现能吃的水产动物有很多种,包括鱼、虾、贝类等,其中仅鱼类就高达 3 万种。水产动物含有丰富的营养素,营养价值较高,此处仅以鱼类为例。

1) 蛋白质

鱼类中的蛋白质与畜禽肉类相似,含量一般为 15%～25%。这些蛋白质属于优质蛋白质,容易被人体消化吸收。

2) 脂类

不同鱼类的脂肪含量差别较大,例如鳗鱼、金枪鱼等达到 16%～26%,而鳕鱼仅为 0.5%。鱼类的脂肪主要存在于皮下和脏器周围。

鱼类脂肪的主要成分为不饱和脂肪酸,含量占全部指肪的 60% 以上,容易被人体消化吸收,消化吸收率可达到 95%,是人体必需脂肪酸的重要来源。

3) 碳水化合物

鱼类中的碳水化合物含量较低,约为 1.5%。主要以糖原的形式存在于鱼类的肌肉和肝脏中。

4) 维生素

海鱼中含有维生素 A 和维生素 D,特别是提炼出的鱼油和鱼肝油中含量更为丰富。此外,鱼肝油还含有一定量的维生素 E。

5) 矿物质

鱼类中含有多种矿物质,包括锌、钙、碘、氯、钾、镁等,其中锌的含量最多,因此鱼类是婴幼儿补锌的很好食物。同时,鱼类中所含有的钙要比畜禽类多。海鱼含碘量要多于淡水鱼 2 倍左右。

三、蛋类的选择

蛋类主要指鸡蛋、鸭蛋、鹅蛋、鹌鹑蛋等,包括以蛋类为主要材料加工制成的蛋制品,例如卤蛋、松花蛋、茶叶蛋等。蛋类营养价值丰富,食用方便,价格适宜。

1. 蛋类的营养价值

1) 蛋白质

蛋类中含有丰富的优质蛋白质,由于蛋类所含有的蛋白质中氨基酸的组成模式与人体所需要的蛋白质相似,因此容易消化吸收。

2) 脂类

脂类在蛋清和蛋黄中的含量很不均衡,蛋清中含脂肪较少,蛋黄中含有的脂肪较多,约为32.5%。蛋黄除了含有脂肪之外,还含有磷脂和胆固醇。

3) 碳水化合物

鸡蛋中碳水化合物含量极低,主要以两种形式存在,一部分以游离形式存在,另一部分则与蛋白质相结合。

4) 矿物质

矿物质主要集中在蛋黄中,蛋清中含量较少。蛋黄中富含磷、钙、铁、硫、镁等,不过铁的利用率极低,仅为3%左右。由于鸡蛋中矿物质的含量可以通过饲料而改变,所以根据这个原理可以培育出多种富含不同矿物质的蛋,例如富碘蛋、高锌蛋、高钙蛋等。

5) 维生素

蛋类中含有丰富的维生素,主要集中在蛋黄中,包括维生素 A、维生素 D、维生素 E、维生素 K,还含有少量的维生素 C。同样,蛋中的维生素含量受到品种、季节和饲料的影响。

2. 常见蛋类的营养价值

1) 鸡蛋

鸡蛋是大众喜爱的食品,鲜鸡蛋所含营养丰富而全面,营养学家称之为“完全蛋白质模式”,被人们誉为“理想的营养库”。

鸡蛋是婴幼儿最好的营养来源之一,鸡蛋中含有大量的维生素和矿物质及优质蛋白质。对人而言,鸡蛋的蛋白质品质最佳,仅次于母乳。一个鸡蛋所含的热量相当于半个苹果或半杯牛奶的热量。除此之外,100 克鸡蛋中还含有 11.6 克脂肪,2.8 克碳水化合物,585 毫克胆固醇,234 微克维生素 A,0.27 毫克核黄素,1.84 毫克维生素 E,56 毫克钙,130 毫克磷,154 毫克的钾等。这些营养都是人体必不可少的,它们起着极其重要的作用,如修复人体组织、形成新的组织、消耗能量和参与复杂的新陈代谢过程。

鸡蛋的做法有很多种。当婴儿 4 个月时,可以开始添加鸡蛋黄作为辅食。一次先添加八分之一的鸡蛋黄,观察几天后,如果没有过敏症状,可以逐步增加。有湿疹的婴儿可以推迟到 8 个月时添加蛋黄。除了给婴幼儿煮鸡蛋外,还可以做鸡蛋羹,或者炒鸡蛋,1岁以内的婴儿不要加盐,1 岁以上的幼儿可以少加盐。

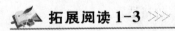 **拓展阅读 1-3** >>>

如何挑选鸡蛋

(1) 可用日光透射:用左手握成圆形,将蛋放在圆形末端,对着日光透射,新鲜的鸡蛋呈微红色,半透明状态,蛋黄轮廓清晰,昏暗不透明或有污斑的,说明鸡蛋已经变质。

(2)可观察蛋壳:蛋壳上附着一层霜状粉末,蛋壳颜色鲜明、气孔明显的是鲜蛋;陈蛋正好与此相反,并有油腻。

(3)可用手轻摇:无声的是鲜蛋,有水声的是陈蛋。

(4)可用冷水试:如果蛋平躺在水里,说明很新鲜;如果它倾斜在水中,说明至少已存放3～5天了;如果它笔直立在水中,可能已存放10天之久,如果它浮在水面上,这种蛋有可能已经变质,建议不要购买。

但是,被水浸泡过的鸡蛋容易变质、不易保存。因此上述仅是检测方法,不宜把全部鸡蛋放入水中进行检测。

2)鸭蛋

鸭蛋营养丰富,可与鸡蛋媲美,每100克鸭蛋含有12.6克蛋白质、13克脂肪、3.1克碳水化合物、261微克维生素A等;还含有一定量的维生素B₁、维生素D等;同时,也含有一定量的矿物质,例如钙、钾、铁、磷等营养物质。鸭蛋吃起来较鸡蛋油润,但是鸭蛋一般都产在比较脏的地方,所以可能引致有害细菌。若烹煮15分钟就可以食用。

鸭蛋可以腌制,但不适宜给婴幼儿食用。蒸蛋或者煮蛋适宜婴幼儿消化。

3)鹌鹑蛋

鹌鹑蛋被誉为"动物中的人参",含有丰富的营养价值,虽然体积比较小,但是营养价值不亚于鸡蛋,鹌鹑蛋中含有丰富的蛋白质、脑磷脂、卵磷脂、赖氨酸、胱氨酸、维生素A、维生素B₂、维生素B₁、铁、磷、钙等营养物质,可补气益血,强筋壮骨。

蒸或煮的鹌鹑蛋比较适合婴幼儿,消化吸收率基本可以达到100%。

 拓展阅读 1-4 >>>

鹌鹑蛋与鸡蛋营养价值对比

1. 鸡蛋中维生素A的含量是鹌鹑蛋的4倍以上。

2. 鹌鹑蛋中的B族维生素含量多于鸡蛋,特别是维生素B₂的含量是鸡蛋的2倍,它是生化活动的辅助酶,可以促进生长发育。

3. 鹌鹑蛋中的胆固醇含量少于鸡蛋。

4. 鹌鹑蛋中的磷脂含量高于鸡蛋。

鸡蛋、鹌鹑蛋中蛋白质、脂肪、碳水化合物的含量基本相同。

四、奶类的选择

奶类也称为乳类,是指动物的乳汁和以此为原料制成的乳制品。乳制品含有丰富的蛋白质、矿物质和维生素,是婴幼儿理想的食品。1岁以内的婴儿膳食主要以母乳为主,1岁以上的幼儿每天要补充500～600毫升的牛奶。

1. 奶类的营养价值

1) 蛋白质

牛奶中含有丰富的蛋白质,含量可达 3%～3.5%,羊奶中含量更高。由于牛奶中蛋白质的比例与人体需要的蛋白质比例相似,因此容易被吸收。

2) 脂类

牛奶中的脂肪主要是乳脂肪,含量可达 3%～3.5%,与蛋白质的含量相似。除此之外,牛奶中含有较低的胆固醇,对于有消化道疾病的婴幼儿来说,食用牛奶对身体的负面影响较小。

3) 碳水化合物

奶类中的碳水化合物主要以乳糖的形式存在,约为 4%～7%。乳糖可以促进钙等矿物质的吸收,满足婴幼儿肠道内双歧杆菌的生长,对于婴幼儿来说是非常重要的。

4) 矿物质

奶类中含有丰富的矿物质,包括钙、磷、铁、锌、碘等,其中钙的含量较为丰富。奶类是人体钙的重要来源,吸收利用率较高。

5) 维生素

奶类中维生素的种类比较多,包括维生素 A、维生素 B、维生素 E 等,其中 B 族维生素较为丰富。因此喝牛奶是获得维生素的良好途径。

2. 奶制品的营养价值

1) 液态奶

液态奶是由健康奶牛所产的鲜乳汁,经有效地加热杀菌处理后分装出售的饮用牛乳。根据国际乳业联合会的定义,液态奶是巴氏杀菌乳、灭菌乳和酸乳三类乳制品的总称。

按成品分类,主要有:全脂牛乳:含乳脂肪在 3.1% 以上;强化牛乳:添加多种维生素和矿物质,如维生素 A 和维生素 B 族,供特殊需要;低脂牛乳:含乳脂肪在 1%～2% 的牛乳;脱脂牛乳:含乳脂肪在 0.5% 以下。

每 100 克牛奶中含 87 克水分、3.3 克蛋白质、5 克碳水化合物、120 毫克钙、93 毫克磷、0.2 毫克铁、140 毫克维生素 A、10.04 毫克维生素 B、1 毫克维生素 C 等。液态奶容易消化吸收,物美价廉,食用方便,是最"接近完美的食品",人称"白色血液",是最理想的天然食品。

2) 奶粉

奶粉是以新鲜牛奶或者羊奶为原料,用冷却或加热的方法,除去乳中几乎全部的水分,干燥后添加适量的维生素、矿物质等加工而成的冲调食品,它适宜保存。

婴幼儿的配方奶粉是根据婴幼儿的生理需要进行人工调制和改善的奶粉,以牛奶为基础,参考人乳的成分和结构,适宜婴幼儿食用。根据国际新标准,婴幼儿配方奶粉中不允许添加香精香料或者色素。

3）炼乳

炼乳是将鲜乳（牛奶或羊奶）经过真空浓缩或其他方法除去大部分水分，浓缩至原体积的 25％～40％左右的乳制品，再加入 40％的蔗糖装罐制成的。炼乳太甜，通常要加入水进行稀释。稀释后的炼乳蛋白质和钙的含量下降，不适宜婴幼儿食用。

4）酸奶

酸奶是以牛奶为原料，经过巴氏杀菌后再向牛奶中添加有益菌，经发酵后，再冷却灌装的一种牛奶制品。目前市场上酸奶制品以凝固型、搅拌型和添加各种果肉为辅料的果肉型为主。

酸奶不但保留了牛奶的所有优点，而且经加工后，某些方面还扬长避短，成为适合人类的营养保健品。酸奶在口感上味道比较酸，能够刺激食欲，同时也有利于保护维生素。

5）奶酪

奶酪的英文名为"cheese"，是以鲜奶为原料，通过加入适量的乳酸菌或凝聚酶，使蛋白质发生凝固，然后加入盐，最后通过压榨工序，排出乳清后获得的产品。奶酪被称为奶黄金，除含有优质蛋白质外，还有碳水化合物、钙、磷、钠、钾、铁、锌以及维生素 A、维生素 B、胡萝卜素等。

6）乳饮料

乳饮料一般是经过调和而成的，其中加入了各种配料，如糖、果汁、调味剂、香精等。乳饮料的营养成分比较低，不适合婴幼儿食用。

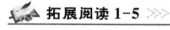 **拓展阅读 1-5** >>>

豆浆和牛奶能否一起喝？

不知道从何时开始有了这样一种说法：豆浆和牛奶不能一起喝，认为豆浆和牛奶一起喝，很多营养成分会互相干扰，吸收率降低。那么到底豆浆和牛奶能否一起食用，我们先从这两种食物中所含有的营养价值来看：

1. 牛奶中维生素 A 丰富，而豆浆含有少量这种营养素。

2. 牛奶中不含有膳食纤维，而豆浆中含有大量可溶性纤维。

3. 牛奶中含有少量饱和脂肪酸和胆固醇，而豆浆含有少量不饱和脂肪酸，以及降低胆固醇吸收的豆固醇。

4. 豆浆中维生素 E 和维生素 K 较多，而牛奶中这两种维生素比较少。

5. 豆浆中含有丰富的大豆异黄酮，可减少更年期妇女钙流失，而牛奶中含有促进钙吸收的乳糖和维生素 D。

因此，从豆浆和牛奶的营养素上来分析，两者中的营养素并不是互相干扰，而是互相补充，那么可以得出牛奶和豆浆是可以一起食用的结论。

五、豆类食物的选择

豆类可以分为两种：一种为大豆类，主要包括黄豆、青豆、黑豆、褐豆等；另一种为杂豆，主要包括蚕豆、红豆、绿豆、豌豆等。

1. 豆类食物的营养价值

1) 蛋白质

豆类中含有较高的蛋白质，约为 35%～40%，而且蛋白质的种类齐全（蛋氨酸的含量相对较少），为优质蛋白质，是人体蛋白质的主要来源。另外，豆类中所含有的蛋白质可以促进婴幼儿神经系统的发育，也能增强记忆力。

2) 脂肪

豆类中含有脂肪较多，约为 15%～20%，因此可榨成植物油。植物油多为不饱和脂肪酸，可防止动脉硬化、冠心病、高血压等。

3) 碳水化合物

豆类中含有的碳水化合物，约为 20%～30%，但是组成成分较为复杂，大多数是纤维素，在体内较难消化，有些在大肠内为细菌提供营养，造成胀气。

4) 维生素

豆类含有丰富的维生素，例如 B 族维生素、维生素 E 等，同时还含有较多的胡萝卜素。豆芽中含有大量的维生素 C，可以在缺少蔬菜的季节里很好地为人体提供维生素 C。

5) 矿物质

豆类含有丰富的矿物质，例如钙、铁等，尤其是钙的含量丰富，是儿童和老年人补钙的很好来源。但是豆类中的植酸和膳食纤维容易影响钙和铁的吸收。

2. 常见豆类食物的营养价值

1) 大豆

大豆也称黄豆，是婴幼儿膳食的重要组成部分。大豆含有丰富的营养素，特别是蛋白质的含量较高，而且属于优质蛋白质。每 100 克大豆含 36.3 克蛋白质、18.4 克脂肪、34.2 克碳水化合物、367 毫克钙、571 毫克磷、11 毫克铁、0.4 毫克胡萝卜素、0.79 毫克硫胺素、0.25 毫克核黄素、2.1 毫克烟酸等。还含有卵磷脂、大豆皂醇等各种物质。

2) 豆腐

豆腐是营养价值比较高的豆制品，分为南方豆腐和北方豆腐。最早由我国炼丹家刘安发明，距今已有 1 000 多年的历史，受到很多人的喜爱。豆腐的营养价值比较丰富，每 100 克豆腐中含有 4.2 克碳水化合物、3.7 克脂肪、8.1 克蛋白质、0.4 克纤维素等。

豆腐可以做成很多美味的菜品，例如三鲜豆腐羹、皮蛋拌豆腐、鲤鱼头豆腐汤、鸡蛋蒸豆腐、肉末豆腐等都是比较适合婴幼儿消化特点的菜肴。

3）豆浆

豆浆是将大豆用水泡后磨碎、过滤、煮沸而成。豆浆营养非常丰富，且易于消化吸收。豆浆是中国人民喜爱的一种饮品，在欧美享有"植物奶"的美誉。

豆浆中由于加入了水分，所以营养价值相对于豆腐来说比较低。例如100克豆浆中，含有1.1克碳水化合物、0.7克脂肪、1.8克蛋白质、1.1克纤维素、15微克维生素A、0.8毫克维生素E、90微克胡萝卜素、0.02毫克硫胺素、0.02毫克核黄素、0.1毫克烟酸、9毫克镁、10毫克钙、0.5毫克铁、0.24毫克锌、0.07毫克铜、0.09毫克锰、48毫克钾、30毫克磷、3毫克钠、0.14微克硒等。

◆ **实践操作**

1. 畜禽肉的合理食用

畜禽肉中含有丰富的蛋白质，营养价值较高。但是由于畜禽肉中含有较多的脂肪，主要成分是饱和脂肪酸，如果食用过多容易导致肥胖和一些心脑血管的疾病。要注意把畜禽肉分配到各餐中，适量食用，避免暴饮暴食。

对于婴幼儿来说，畜禽肉不易咀嚼，所以在制作过程中，要把肉切小块炖烂，才有助于婴幼儿消化。

2. 鱼类的合理食用

为婴幼儿选择鱼的品种很重要，一般选择肉细腻，鱼刺比较少及脂肪含量低的鱼类。因地区差异，各地常吃的鱼类略有不同，可选择鲈鱼、黄辣丁、平鱼、鳕鱼、三文鱼、龙利鱼等。

鱼类在制作的时候去腥是很关键的。有很多婴幼儿不喜欢吃鱼是因为鱼的腥味太重。因此可以适当加入盐和其他调味品。在制作的过程中可以采取清蒸、水煮和入馅，这样营养素损失较少。现做现吃，不吃不新鲜的鱼肉。食用量要适宜，例如6～12个月的宝宝，每日添加25～40克的鱼肉；1～3岁的宝宝，每日添加40～60克的鱼肉；3～6岁的宝宝，每日添加60～100克的鱼肉。对鱼肉过敏的婴幼儿应避免吃鱼。

3. 蛋类食物的合理食用

蛋类最好用清水煮。通过这样的方法，蛋黄中的维生素、矿物质、蛋白质等几乎不会损失。

尽量不要长时间保存蛋类，应当少量保存，多吃新鲜的鸡蛋。而且要注意温度的控制，通常在低温条件下保存鸡蛋。婴幼儿吃鸡蛋时尽量要吃熟的，因为鸡蛋壳上有很多气孔，有些病原体会通过小孔进入到鸡蛋中，如果没有煮熟就给婴幼儿吃，容易引起疾病。

4. 奶类食物的合理食用

在选取奶类制品时，应该选择液态奶、配方奶粉、酸奶、奶酪，不应该选择炼乳和乳饮料。

婴幼儿每天应当适当饮奶,但是也不能过量,如果过量食用奶及奶制品,容易导致婴幼儿腹泻、溢奶等。

5. 豆类食物的合理食用

豆类食品含有丰富的营养素,是婴幼儿膳食的很好来源,但是豆类中含有较多的植酸和膳食纤维,会影响营养素的吸收。因此,在制作的过程中要尽量做成豆制品,例如豆浆、豆腐、豆芽等;将豆类与谷类搭配食用,可较好地发挥蛋白质的互补作用。

◆ 学生实训

实训地点:实训室(教室)、家里

实训内容:

1. 分析畜禽肉类的营养价值,为婴幼儿制作一道动物蛋白和植物蛋白搭配的菜品。

2. 在家里用鱼制作一道美味的菜品带到学校跟同学一起交流品尝,分析鱼的营养价值。

3. 分组制作一个表格,分析鸡蛋、鸭蛋和鹌鹑蛋的营养价值,并列出这些蛋类可以为婴幼儿制作哪些菜品。

4. 每人带一种带包装的奶制品到教室,将学生和奶制品分别分成几组。让学生轮流查看包装上的营养成分说明,比较一下哪种奶制品营养价值最高。讨论如何为婴幼儿选择奶制品。

5. 将家里的豆浆机带到教室,制作豆浆或者米糊豆浆,与同学分享,之后讨论其所含的营养成分,讨论是否适合婴幼儿食用。

工作任务三 为婴幼儿选择蔬菜和水果

◆ 基础知识

一、蔬菜的选择

蔬菜的品种很多,可以分为叶菜类(菠菜、白菜、油麦菜、生菜等)、瓜茄类(黄瓜、南瓜、茄子、西红柿等)、根茎类(红薯、马铃薯等)、鲜豆类(芸豆、绿豆等)等,均富含丰富的营养价值。

1. 蔬菜的营养价值

1) 水

蔬菜中含水量丰富,约为 40%～80%。是人体水的重要来源之一。

2) 碳水化合物

蔬菜中的叶菜类所含有的碳水化合物主要是纤维素,如菠菜、芹菜等,含量较高。纤维素有利于促进肠蠕动，能够防止便秘。根茎类的蔬菜所含有的碳水化合物主要有淀粉，如山药、马铃薯等。

3）维生素

蔬菜含有丰富的维生素 C，尤其是新鲜的蔬菜中含量很高。例如辣椒、叶菜类等。

4）矿物质

蔬菜中含有一定的矿物质，例如木耳中含铁丰富，菠菜中含钙丰富等。

2. 常见蔬菜的营养价值

1）菠菜

菠菜又叫波棱、赤根菜、波斯草、波斯菜等，菠菜有润燥滑肠的作用。菠菜的营养价值丰富，菠菜含水分、碳水化合物、蛋白质、胡萝卜素、维生素 B_1、维生素 B_2、维生素 C、钾、钠、钙、磷、铣、镁、锌等营养元素。

食菠菜能增强体质，使皮肤具有光泽，还具有排毒的作用。菠菜可以做成多种美味佳肴，例如翡翠羹（菠菜汤）、奶油菠菜、清炒菠菜、菠菜炒鸡蛋等。

2）南瓜

南瓜为一年生蔓生草本植物，在中国各地都有栽种。嫩果味甘适口，是夏秋季节的瓜菜之一。南瓜是婴幼儿较喜欢的食物，其营养比较丰富，含有丰富的胡萝卜素，可以在体内转化成维生素 A，能促进婴幼儿视力的发展。除了含有胡萝卜素，每 100 克南瓜中还含有 0.6 克蛋白质、1 克脂肪、5.7 克碳水化合物、1.1 克粗纤维、10 毫克钙、32 毫克磷、0.5 毫克铁、0.04 毫克核黄素、0.7 毫克尼克酸等。

南瓜的吃法很多，可以做汤，例如南瓜汤、紫菜南瓜汤、猪肝南瓜汤等；可以做成粥，例如南瓜粥、奶香南瓜粥等；可以做成面食，例如南瓜花卷、南瓜小馒头、南瓜饼等；可以炒成菜，例如虾仁南瓜等。

二、水果的选择

水果的种类很多，如苹果、香蕉、荔枝、芒果、火龙果、菠萝、梨、桃、李子、杏、樱桃、山竹、木瓜、西瓜、甜瓜、大枣等。

1. 水果的营养价值

1）水

新鲜的水果中含有的水分很多，有的甚至可以达到 90％以上，例如西瓜等。水果是婴幼儿补充水分的重要来源；水果味道好，是婴幼儿较为喜爱的食物。

2）碳水化合物

水果中碳水化合物的成分主要是果糖，不同的水果碳水化合物的含量差异很大，低者大约为 5.5％，例如草莓；高者大约为 62％，例如酸枣。同时，水果中也含有丰富的膳食纤维，例如菠萝、苹果、西瓜等。

3) 维生素

新鲜的水果中主要含有丰富的维生素 C,例如每 100 克酸枣中含有 900 毫克维生素 C。除了酸枣,山楂、猕猴桃、橙子、橘子等维生素 C 的含量也都很高。除了维生素 C 外,芒果、柑橘、香蕉等水果中还含有丰富的胡萝卜素,每 100 克芒果中胡萝卜素的含量甚至达到了 897 微克。

4) 矿物质

水果中含有丰富的矿物质,包括钙、铁、锌等。每 100 克酸枣中含有 435 毫克的钙,橙子、柑橘、枣干、猕猴桃中也含有一部分钙,猕猴桃、椰子、枣等中也含有微量的锌和铁。

2. 常见水果的营养价值

1) 苹果

苹果是普通的水果,也是婴幼儿经常吃的水果,在北方的秋冬季是主要的水果之一。苹果含丰富的碳水化合物,主要的成分是蔗糖、还原糖。除了碳水化合物之外,每 100 克苹果里含有 0.2 克的蛋白质、0.02 毫克的核黄素、0.2 克的脂肪、0.2 毫克的烟酸、4 毫克的维生素 C、2.12 毫克的维生素 E、3 微克的维生素 A、0.19 毫克的锌、4 毫克的镁、119 毫克的钾、4 毫克的钙、0.6 毫克的铁等。

2) 葡萄

葡萄是夏秋季常见的水果,受到婴幼儿的喜爱。葡萄的营养价值比较丰富,每 100 克果实中含 0.2 克蛋白质、4 毫克的钙、15 毫克的磷、0.6 毫克的铁、0.04 毫克的胡萝卜素、0.04 毫克硫胺素、0.01 毫克的核黄素、0.1 毫克的尼克酸、4 毫克的维生素 C、0.4 毫克的维生素 A、252 毫克的钾、2.0 毫克的钠、6.6 毫克的镁、2.2 毫克的氯。另含有葡萄糖、果糖、蔗糖以及酒石酸、草酸、柠檬酸、果酸等多种营养成分。

当给婴幼儿吃葡萄时,不要给婴幼儿整粒的葡萄,以免婴幼儿整粒咽下,不宜消化,同时也有可能进入气管,导致窒息。

 拓展阅读 1-6

选择应季的水果和蔬菜

虽然现在科技进步了,我们在任何季节都可以吃到多数想吃的水果和蔬菜,但是由于这些反季的蔬菜和水果都是在大棚中种植的,不可避免地会出现农药过量使用等问题。吃应季水果不仅味道好,价格便宜,而且还免除了大棚催熟过程中的化学添加剂。

一年四季时令蔬菜水果主要有:

春季(立春—立夏前)

蔬菜:芹菜、韭菜、油菜、菠菜、芫荽、蒜苗、油麦菜等。

水果:樱桃、芒果、菠萝、草莓等。

夏季(立夏—立秋前)

蔬菜：丝瓜、苦瓜、冬瓜、芦笋、黄瓜、豆角、西红柿、茄子、青椒、南瓜等。

水果：桃、李、西瓜、椰子、香蕉、猕猴桃、荔枝、香瓜等。

秋季（立秋—立冬前）

蔬菜：豆角、山药、白菜、土豆等。

水果：苹果、梨、木瓜、橘子、红枣、杨桃、山楂等。

冬季（立冬—立春前）

蔬菜：萝卜、胡萝卜、白菜、卷心菜、洋葱等。

水果：苹果、橙子、橘子、柚子、甘蔗等。

◆ **实践操作**

婴幼儿蔬菜水果的合理食用：

1. 蔬菜的合理食用

蔬菜中含有丰富的维生素，特别是维生素 C 的含量最为丰富。一般而言，深色的蔬菜比浅色的蔬菜营养价值高，叶部比根茎部位的营养价值高，新鲜的蔬菜营养价值高。

长时间的高温能使蔬菜中的维生素受到破坏，造成营养素的流失。所以蔬菜在制作过程中要特别注意以下几点：第一，能生吃的蔬菜尽量生吃，可以做成凉菜或者拌菜；第二，蔬菜要先洗后切，防止水溶性维生素溶于水而造成流失；第三，洗好后的蔬菜要立即制作，防止时间过长维生素氧化；第四，在烹调过程中，要高温快速炒，时间要短；第五，蔬菜中一般都含有植酸和草酸，一般可以先将蔬菜用热水过一下，这样大部分的植酸和草酸就留在水里。

2. 水果的合理食用

婴幼儿一般都比较喜欢吃水果，但食用水果要注意以下事项：第一，家长尽量选择应季的水果。在选择吃何种水果时也要注意，有些水果可以防病，也能导致生病。例如便秘的人不宜多吃苹果，因为苹果中含有鞣酸，与蛋白质结合会生成具有收敛性的鞣酸蛋白质，使肠蠕动减慢，从而延长粪便在肠道的滞留时间，导致便秘患者病情加重。第二，吃水果时要洗净去皮，用专门的水果刀来切。如果不洗净或者去皮，水果的表面会有细菌或者农药的残留。不能用切菜的菜刀切水果，菜刀上因为切过肉、蔬菜等，会有一些寄生虫卵等没有洗干净。第三，饭后不要立即吃水果，饭后立即吃水果不但不利于消化，还会加重肠道负担，因此吃水果的最佳时间是在饭前 1 小时或者饭后 2 小时。第四，吃完水果要立即漱口，因为水果中含有较多的果糖，容易对牙齿造成破坏，形成龋齿。第五，给婴儿吃水果应将水果制成果汁或者果泥。

◆ **学生实训**

实训地点：实训室、家里

实训内容：

1. 请学生把各种水果及器具带到实训室，分别制作成水果沙拉、果汁、果泥，或者从家里把上述制品做好带到教室，分享并品尝后分析每种水果制品里的营养成分，讨论哪些制作方式适合婴幼儿。

2. 学生每人用一种或几种蔬菜制作一道婴幼儿食品，带到教室供同学品尝，评选出最佳婴幼儿蔬菜食品。分组讨论每道菜所含的营养，对不太受欢迎的菜品提出改进意见。

工作任务四　为婴幼儿选择菌藻类食物

◆ 基础知识

菌藻类包括两种，主要为食用菌和藻类植物。

菌藻类食物的选择

1. 菌藻类的营养价值

1) 蛋白质

食用菌蛋白质的含量较高，多为优质蛋白质，氨基酸的种类齐全。因此食用菌是人体生长必需蛋白质获取的良好来源。

2) 脂类

食用菌含有的脂肪较低，脂肪的主要成分是不饱和脂肪酸，有降低胆固醇和降低血液黏稠度等效果。所以菌类是很好的高蛋白低脂肪食物。

3) 碳水化合物

菌藻类食物含有较多的碳水化合物，约为 $35\% \sim 82\%$，例如每 100 克木耳中含有 35.7 克的碳水化合物，每 100 克银耳中含有 36.9 克的碳水化合物等。因此，食用菌藻类食物可以补充能量。

4) 维生素

菌藻类食物含有多种维生素，主要包括维生素 A、B 族维生素、维生素 C、维生素 D、维生素 E。

5) 矿物质

菌类含有丰富的矿物质，含有钙、铁、锌等，例如每 100 克口蘑中含有 169 毫克钙、19.4 毫克铁、9.04 毫克锌。每 100 克木耳中含有 247 毫克钙、97.4 毫克铁、3.18 毫克锌等。

2. 常见的菌藻类食物所含有的营养价值

我国菌藻类食物比较丰富，食用菌主要包括口蘑、香菇、平菇、金针菇、木耳等；藻类主要包括海带、紫菜、发菜等。

1）口蘑

口蘑的主要产地在锡林郭勒盟的东乌旗、西乌旗和阿巴嘎旗、呼伦贝尔市、通辽等草原地区。这种蘑菇通常运到张家口市加工，再销往各地。张家口是内蒙古货物的集散地，所以被称为"口蘑"。

口蘑也叫白蘑菇，菌盖洁白、肉厚、柄短。野生口蘑的营养价值尤其高，被认为达到了野生食品的顶峰，是国外极为推崇的健康食品，其中含有人体所必需的8种氨基酸以及多种维生素、尼克酸等。口蘑属于低脂肪高蛋白食品。在所有食用菌中，它对矿物元素的聚集能力特别强。据实验分析，一般品种的口蘑中含有矿物元素达10余种，特别是对人体关系密切的钙、镁、锌和微量元素硒、锗的含量，仅次于药用菌灵芝，比一般食用菌高几倍甚至几十倍。

2）香菇

香菇又名冬菇、香蕈、北菇、厚菇、薄菇、花菇等，是一种食用真菌。主要生长在黄河以南的地区，如广西、湖南等。

香菇所含有的营养价值非常丰富，包括优质蛋白质、脂肪、矿物质和维生素等。每100克香菇中含有2.2克蛋白质、0.3克脂肪、5.2克碳水化合物、41.3微克叶酸、3.3克膳食纤维、0.08毫克核黄素、2毫克烟酸、1毫克维生素C、2毫克钙、53毫克磷、20毫克钾、1.4毫克钠、11毫克镁、0.3毫克铁、0.66毫克锌、2.58微克硒、0.12毫克铜、0.25毫克锰等。

3）金针菇

金针菇学名毛柄金钱菌，又称毛柄小火菇、构菌、朴菇、冬菇、朴菰、冻菌、金菇、智力菇等，因其菌柄细长，似金针菜，故称金针菇。金针菇具有很高的药用食疗作用。

金针菇的营养价值非常丰富，包括蛋白质、碳水化合物、维生素、矿物质等。每100克的金针菇含有2.4克蛋白质、0.4克脂肪、6克碳水化合物、2.7克膳食纤维、5微克维生素A、30微克胡萝卜素、0.15毫克硫胺素、0.19毫克核黄素、4.1毫克尼克酸、2毫克维生素C、1微克维生素D、1.14毫克维生素E、97毫克磷、4.3毫克钠、17毫克镁、1.4毫克铁、0.39毫克锌、0.28微克硒、0.14毫克铜、0.10毫克锰、195毫克钾等。

4）黑木耳

黑木耳色泽黑褐，质地呈胶质状透明，薄而有弹性，味道鲜美，营养丰富，其营养价值高。黑木耳被现代营养学家盛赞为"素中之荤"。

黑木耳营养丰富，富含蛋白质、脂肪、钙、碳水化合物、磷、铁、胡萝卜素、维生素等，黑木耳的蛋白质含量和肉类相当，维生素 B_2 含量是一般米、面、大白菜以及肉类的4～10倍，钙含量是一般肉类的30～70倍。

5）海带

海带，海藻类植物之一，是一种在低温海水中生长的大型海生褐藻植物，属于褐藻门布科,为大叶藻科植物,因其生长在海水中,柔韧似带而得名。海带是一种营养价值很高的蔬菜。

每 100 克海带中含 8.2 克蛋白质、0.1 克脂肪、57 克糖、9.8 克粗纤维、12.9 克无机盐、2.25 克钙、0.15 克铁、0.57 毫克胡萝卜素、0.69 毫克硫胺素、0.36 毫克核黄素等。与菠菜、油菜相比,除维生素 C 外,其蛋白质、糖、钙、铁的含量均高出几倍,甚至几十倍。

6) 紫菜

紫菜是在海中互生藻类的统称。紫菜属海产红藻。叶状体由包埋于薄层胶质中的一层细胞组成,呈深褐、红色或紫色。紫菜可以入药,制成中药,具有化痰软坚、清热利水、补肾养心的功效。

每 100 克紫菜中含 28.2 克蛋白质、3.9 克脂肪、16.9 克碳水化合物、27.3 克膳食纤维、216 毫克胆固醇、403 微克维生素 A、0.44 毫克维生素 B1、2.07 毫克维生素 B2 等。

◆ 实践操作

1. 菌类食物的合理食用

菌类食物具有丰富的营养价值,其味道比较鲜美,是婴幼儿饮食的重要组成部分。但是菌类的品种繁多,有很多有毒的品种,与正常的食用菌外形相似。有毒菌饮食后容易引起中毒,甚至死亡,因此在选择时要选择常见的菌种。

2. 藻类食物的合理食用

海带和紫菜的营养价值也比较高,但是海带中含有一定量的砷,如果摄入过量,容易引起慢性中毒。因此在吃海带前,要把海带浸泡 6 小时左右,浸泡的时间也不宜过长,浸泡时间过长容易使海带中含有的维生素和矿物质遭到破坏。紫菜中也会分泌一些有毒物质,但是有明显外部特征,会呈现出蓝色。如果买回的海带时间过长变成了蓝色,是不能食用的,否则会引起中毒。

海带和紫菜都含有丰富的碘,是人体碘的主要来源。但是如果摄入过量,将会形成甲亢,因此要注意海带和紫菜的摄入量。

◆ 学生实训

实训地点:实训室、家里

实训内容:

1. 学生每人用食用菌制作一道婴幼儿食品带到实训室,全班一起分享、品尝,讨论各种食用菌的营养价值以及如何改善制作方法能够使婴幼儿更喜欢吃。

2. 学生每人用藻类和其他食品搭配制作一道婴幼儿食品,带到实训室供其他同学尝、分享,讨论每种藻类的营养价值以及如何提高烹饪手艺才能使婴幼儿更喜欢。

模块二　托幼园所膳食管理

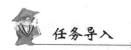 **任务导入**

1. 让学生以小组的形式,利用课余时间走进本地 1～2 家托幼园所进行调研,通过对托幼园所保健医生及幼儿老师的访谈,了解学前儿童食谱制定的原则及方法。

2. 以"了解幼儿食谱制定"为题,每个小组做成 PPT 课件,要求配上相应的图片和视频,在课堂上选派代表进行讲解。

3. 教师点评,讲解幼儿食谱在制定过程中应遵循的原则和制作方法,并普及托幼园所的进餐管理规定及相应的食谱制度。

工作任务五　婴幼儿膳食配置与食谱制定

◆ **基础知识**

一、婴幼儿膳食与进餐特点

1. 婴幼儿膳食特点

膳食就是我们日常吃的饭和菜,不同年龄阶段的婴幼儿由于其身心发展的特点不同,特别是消化系统发育情况的差异,对膳食的要求是不同的。0～6 岁这一年龄阶段的婴幼儿,由于消化系统发育尚不完善,膳食呈现出以下特点:

(1)从以奶类食物为主逐步过渡到成人膳食

4 个月以前的婴儿,母乳是其最理想的膳食。从 6 个月开始,母乳中的营养成分已经不能满足婴幼儿身体发展的需要,需要适量添加辅食。辅食添加应该从少到多,从稀到稠,如从汁到泥、从泥到块等。3 岁以后饮食结构已经基本接近成人,但是要做得比较软。

(2)优质蛋白质的摄入量较高

由于婴幼儿正处于生长发育的阶段,因此对蛋白质的需要量比较高。婴幼儿吃的食物量相对少,因此要保证优质蛋白质的摄入。在选择含蛋白质的食物时应尽量选择动物性食物,植物性食物主要以豆类及其制品为主。

(3)食物应易于消化

由于婴幼儿消化系统发育尚不完善,牙齿的咀嚼能力以及吞咽能力比较弱,胃黏膜比较脆弱,对食物的吸收能力比较弱,因此应该给婴幼儿易于消化的食物。食物要切碎煮烂,软硬适中。如面条要煮软一些,米饭也要做得软一些,肉要切成小肉丁或者碎末,鱼要挑完刺等。

(4)食物色香味形俱全

婴幼儿喜欢颜色鲜艳的和形状可爱的食物,所以食物的选择应该尽量做到多种颜色搭配,例如绿色的黄瓜、红色的西红柿、黄色的胡萝卜、紫色的茄子、白色的萝卜等。可以把食物做成可爱的形状,如小熊、小兔子、小猪、花、树等。味道尽量清淡,少放盐和味精等调味品。色香味形俱佳的食物有助于避免婴幼儿偏食和挑食。

(5)进餐次数多

由于婴幼儿消化系统的特点,胃容量比较小,在饮食上尽量少食多餐。一般哺乳期的婴儿喂奶时间应该按需喂哺,不提倡定时定量,1岁以上的幼儿应该在三次正餐外有两次点心,分别安排在早餐和午餐中间、午餐和晚餐中间。

2. 婴幼儿进餐中的心理特点

婴幼儿在进餐过程中,还表现出一些心理方面的特点,例如:

(1)喜欢自主进餐

1～3岁的幼儿自我意识越来越强,凡事都想自己来做,包括进餐。当成人给婴幼儿喂饭时,他们常表现出抢勺子或者直接用手来抓饭吃等行为,此时的婴幼儿不喜欢受别人控制,认为自己可以吃饭,并且把自己能独立吃饭当作一件自豪的事情。

2岁半左右的幼儿随着大脑控制能力的增强,手部动作不断协调,已有能力自己吃饭,并能够初步掌握用勺子吃饭的技巧。5～6岁幼儿能够用筷子进餐。

(2)喜欢吃"漂亮"的食物

婴幼儿喜欢颜色、做得比较"漂亮"的事物,这一特点同样体现在婴幼儿对饮食的喜好方面,例如婴幼儿喜欢颜色鲜艳的食物,不喜欢颜色单一、暗淡的食物。喜欢形状比较可爱的食物,例如同样是面食,做成普通块状馒头,婴幼儿不太感兴趣,也不想尝试吃。如果把它做成可爱的小兔子、小猪的形状,婴幼儿就比较喜欢。对食物的味道,婴幼儿也表现出偏好,喜欢吃甜食,对辣、苦等一些味道不感兴趣,而且比较厌烦。婴幼儿对食物的喜好还表现在名称方面,对新颖、好听的名字比较感兴趣。例如把白面和南瓜混在一起做成的馒头,如果叫"馒头"的话,婴幼儿兴趣不是很高,如果叫"开心小馒头"等,婴幼儿的兴趣就高一些。

(3)喜欢变化的食物

婴幼儿喜欢动的事物,而不喜欢静的事物。如果每天吃的都是一样的食物,就像"静"的事物一样,除了不能满足婴幼儿对营养素的需要外,还会引起婴幼儿的厌倦,不喜欢吃。所以,要让食物也"动"起来,每一天都有新的变化,除了在食物选材上面的变化,还可以在食物的烹调方式、食物的外形以及食物的组合方面进行改变。

（4）喜欢少量的饭菜

儿童在学前期有了自我实现的愿望，这种愿望同样体现在进食的过程中。例如把婴幼儿应该吃的食物分成几次给她，每次给的量少一些。当婴幼儿每次吃完之后，就会获得成就感，所以不要一次把饭菜都给足婴幼儿，这样既不利于婴幼儿获得成就感，同样也容易造成剩饭的情况。所以无论是在托幼园所，还是在家庭中，每次都要给婴幼儿少量的饭菜，吃完再给他们添加。

（5）外界事物容易干扰进餐

由于婴幼儿的注意力持续时间较短，好奇心较强，容易受到外界环境的变化或者事物的变化而转移注意力。外界事物的干扰很难让婴幼儿集中注意力进食，容易影响婴幼儿进餐速度，出现边吃边玩的现象。因此，婴幼儿进餐时应减少干扰因素，让他们集中注意力进食。

家长和教师了解婴幼儿进餐时的心理特点，能更好地组织他们进餐。

◆ 实践操作

一、各年龄阶段婴幼儿的喂养与膳食

1. 1岁以内婴儿的喂养

（1）母乳喂养

母乳是婴儿最理想的天然食品。母乳中的营养成分含量和相互搭配比例都极适合婴儿，也易被婴儿消化吸收。母乳中含有多种抗体，可提高婴儿机体对疾病的抵抗力。母乳温度适宜，清洁卫生，食用方便而且经济。母乳喂养可以加深母子之间的感情，使婴儿能感受到母亲的关怀和爱抚，从而获得安全感和满足感，有利于婴儿心理的健康发展。产后应尽早开奶，在分娩后的7天内，乳母分泌的乳汁呈淡黄色，质地黏稠，虽然量很少，但营养价值很高。在喂哺时要注意卫生。喂哺前，母亲应洗手、洗乳头。哺乳后，应将婴儿抱起，头放在母亲的肩头，轻拍婴儿后背，以便打嗝排气，防止溢奶。乳母应注意饮食合理营养，劳逸结合，心情愉快，这样有利于乳母健康和乳汁分泌。

（2）人工喂养

因母乳缺乏或其他原因不能以母乳喂养时，可选用其他乳类、乳制品或豆制代乳粉等食物喂养，称为人工喂养。进行人工喂养时应注意：选择既富含营养，又易于消化的婴儿食品，一般以配方奶粉为好。人工喂养的婴儿，出生后应遵医嘱服用适量的鱼肝油，并坚持晒太阳。

（3）混合喂养

混合喂养是由于母乳的量满足不了婴儿的需求，因此需要添加一些配方奶粉补充。

（4）添加辅食

随着婴儿月龄的增加，对营养素的需要量也在逐步增多，为保证供给婴儿足够的营养,应逐步添加辅食。添加辅食应遵循以下原则:第一,循序渐进,逐步适应。辅食的添加应由少到多,由一种到多种,由稀到干,由软到硬,由细到粗,适时添加,循序渐进。第二,辅食应在喂奶前添加,防止婴儿吃饱奶后不吃辅食。第三,炎热的夏季或婴儿生病时,应暂时延缓添加新辅食。第四,辅食的种类以及添加量应结合婴儿的月龄、健康状况及营养需要而定,可增可减,灵活掌握。

添加辅食的顺序为:先添加强化铁的各类食物,例如营养米粉,再添加蔬菜和水果,最后添加鱼类、禽类、肉类。4 个月以后开始添加蛋黄、米粉、米糊、水果汁、蔬菜汁等;6个月以后可开始添加稀粥、烂面条、饼干、菜泥、土豆泥、水果泥等;8 个月可开始添加碎菜、瘦肉末、鸡蛋羹、动物血、肝泥、鱼末、软饭、粥或压碎的芝麻、花生、核桃等;1 岁以后应以软饭、粥、面条、包子、饺子、馄饨等食物作为婴幼儿的正餐,但每日仍应为婴幼儿提供一定的奶类食物。

2. 1～3 岁幼儿的膳食

1～3 岁的幼儿,生长发育十分旺盛,对营养的需求量大。牙齿逐渐出齐,咀嚼能力有所提高,胃的容积在逐渐增大,胃肠消化能力也在逐渐增强。为这一时期的幼儿准备的食物,应做到碎、细、烂、软、嫩。在菜肴方面,为幼儿准备的鱼、鸡、鸭等应先去刺脱骨,再剁成末烹制,蔬菜也应切成碎末状。2 岁后,肉和菜可切成小丁、小块或细丝状,避免辛辣味。幼儿膳食的烹制应做到色鲜味美,不宜使用色素。

3. 3～6 岁儿童的膳食

这一时期的儿童乳牙已全部出齐,咀嚼能力和消化能力较 3 岁前有所增强。其膳食种类已接近成人,食物的烹制也逐渐向成人过渡。但仍需注意提供易于消化吸收,色香味美的食物,避免辛辣味。

《中国居民膳食指南》中对 3～6 岁儿童的膳食提出以下建议:

(1) 食物多样,谷类为主

由于 3～6 岁儿童的消化系统发育逐渐完善,因此可以选择多种多样的食物供给身体所需的营养素,但是在这些食物中,要以谷类为主。因为谷类中含有较多的碳水化合物,可以提供身体所需能量的 50%～60%。

(2) 多吃新鲜的蔬菜和水果

蔬菜和水果中含有较多的矿物质和维生素,是人体每天所必需的食物。蔬菜和水果所提供的营养素并不完全相同,例如水果中除了含有丰富的维生素外,还有碳水化合物,因此水果和蔬菜不能替换,同时要保证供给新鲜的蔬菜和水果。

(3) 经常吃适量的鱼、禽、蛋、瘦肉

鱼、禽、蛋、瘦肉含有较多的优质蛋白质,能够为婴幼儿提供优质的蛋白质来源。同时此类食物所含有的饱和脂肪酸较低,对人体有益。此外,它们还含有较多的矿物质,例如钙、碘、铁、锌等。

（4）每日饮奶，常吃大豆及其制品

奶类也称乳类，是指动物的乳汁和以此为原料制成的乳制品。常见的奶类食品有牛奶和羊奶。奶类经浓缩、发酵等工艺可制成奶制品，如奶粉、酸奶和炼乳等。奶类的营养价值比较高，含有优质蛋白质、脂类、碳水化合物、矿物质、维生素等，所含的营养素容易被吸收。

（5）膳食清淡少盐，正确选择零食，少喝含糖量高的饮料

由于幼儿的味觉比较敏感，所以食物应该少盐，同时盐摄入过多容易引起一些心脑血管的疾病。要正确选择零食，可以选择各类水果、全麦饼干、面包等，但量要少，质要精，花样也要经常变化。太甜的糕点、糖果、罐头、巧克力等，不应作为孩子的零食。饮料多由各种香精调和而成，不建议婴幼儿喝饮料。

（6）食量与体力活动要平衡，保证正常的体重增长

目前，由于我国经济水平的发展，幼儿园里出现了越来越多的"小胖子"。幼儿体重超重的现象越来越多，除了在饮食的质上要注意外，在量上也要控制。例如活动量多的时候，幼儿可以多吃一些；活动量少时，可以少吃一些，保证体重的正常增长。

（7）不挑食，不偏食，培养良好的饮食习惯

挑食和偏食会导致幼儿某些营养素缺乏，而某些营养素过剩的情况也不利于幼儿的健康成长。幼儿阶段是培养良好饮食习惯的关键期，因此不管是家庭还是幼儿园都要注意幼儿良好饮食习惯的培养。

（8）吃清洁卫生、未变质的食物

由于幼儿各大系统的发育没有完全成熟，排毒能力较差，必须吃清洁卫生、没有变质的食物。这一方面要求家庭和托幼机构在选购、保存和制作过程中要注意；另一方面要向幼儿传递什么样的食物不能吃，吃后会出现什么后果等信息，加强幼儿健康膳食卫生意识的培养。

 拓展阅读 1-7 >>>

宝宝辅食制作举例

一、4～6个月婴儿的辅食

可以制作一些米糊、蔬菜汁、米汤等给4～6个月的宝宝做辅食。

• 米汤

原料：大米

做法：将锅内水烧开后，放入淘洗干净的200克大米，煮开后再用文火煮成烂粥，取上层米汤即可食用。

• 蛋黄泥

原料：鸡蛋1个

做法：将鸡蛋煮熟，取出蛋黄，用筛碗或勺子将蛋黄碾成泥，加入适量开水或配方奶调匀即可。最初要从1/8个蛋黄开始，根据宝宝的接受程度逐步添加至1/4、1/3个。

- 香蕉粥

原料:香蕉1小段、奶粉2勺

做法:将香蕉剁成泥放入锅中,加清水煮,边煮边搅拌,成为香蕉粥。奶粉冲调好,待香蕉粥微凉后倒入,搅拌匀。

- 苹果胡萝卜汁

原料:胡萝卜1个,苹果半个

做法:将胡萝卜、苹果削皮洗净后切成丁,放入锅内加适量清水煮,约10分钟可煮烂。用清洁的纱布过滤取汁即可。

二、6～8个月婴儿的辅食

6～8个月,应继续让宝宝吃泥状的、糊状的和半固体的食物。7～8个月时,要让宝宝学会吃高质量的菜粥或烂面条。这是宝宝学习咀嚼和吞咽的好食材,在这个关键时期学会吃菜粥或烂面条有助于顺利过渡到吃软饭或其他面食的阶段。

- 鱼泥青菜番茄粥

原料:熟鱼肉、青菜心、番茄、米粥、适量高汤

做法:河鱼蒸熟,鱼肉去刺压成泥;青菜心洗净后在开水中煮熟,用刀剁碎备用。番茄开水烫后去皮去籽,用刀剁碎;将番茄先加入备好的高汤里煮烂,再加入米粥,鱼泥、菜心泥用小火炖开即成。

- 番茄鸡蛋什锦面

原料:鸡蛋半个,儿童营养面条适量,番茄、黄花菜、花生油、葱丝、盐适量

做法:将黄花菜用温水泡软,择洗干净,切寸段;番茄洗净切块;鸡蛋打散。锅中淋少许油,烧热,放葱丝煸香,再依次放入黄花菜、番茄煸炒片刻,加入清水。水沸后放入面条,快熟时淋上打散的鸡蛋液。

三、8～12个月婴儿的辅食

这个阶段的目标是逐步建立全天三餐三点的饮食模式:即早晚喝奶,午餐和晚餐吃高质量的菜粥或烂面条,上午9点及下午3点左右各加一次点心,一天共有6次进餐。到8个月时,大多数宝宝也能够吃"手指食物"(能被宝宝独自吃下去的食物)。到12个月时,大多数宝宝可以吃的食物类型和其他家庭成员一样。要避免可能引起窒息的食物。

- 鱼肉松粥

原料:大米、鱼肉松、菠菜

做法:将大米淘洗干净,开水浸泡1小时,连水放入锅内,旺火煮开,改微火熬至黏稠。将菠菜洗净,用开水烫一下,切成碎末,放入粥内,加入鱼肉松、精盐,调好口味,用微火熬几分钟即成。

- 鸡肉白菜饺

原料:饺子皮、鸡肉、洋白菜、芹菜、鸡蛋液、适量高汤、熬熟的植物油

做法：将鸡肉末放入碗内，加入少许酱油拌匀。洋白菜和芹菜洗净，分别切成末。鸡蛋炒熟，并搅成细末。将所有原料拌匀成馅，包成饺子，并下锅煮熟。在锅内放入高汤，撒入芹菜末，稍煮片刻后，再放入煮熟的饺子，加少许香油和酱油。

四、12～24个月幼儿的辅食

1～2岁之间是一个关键期，是逐渐向成人化饮食模式转变的交替时期。此阶段继续保持三餐三点的饮食模式。食物的种类和稠度要不断增加。原先不能吃的东西也要逐渐加入进来，由最初吃的粥、软饭、烂面条逐渐变成一些干饭，另外也可尝试小馄饨、饺子、馒头、薄饼等。

• 四色炒蛋

原料：鸡蛋、青椒、黑木耳、葱、姜、水淀粉适量

做法：将鸡蛋的蛋清和蛋黄分别打在两个碗内，并分别加入少许盐搅打均匀。青椒和木耳分别切菱形块。油入锅烧热，分别煸炒蛋清和蛋黄，盛出。再起油锅，放入葱姜爆香，投入青椒和黑木耳，炒到快熟时，加入少许盐，再倒入炒好的蛋清和蛋黄，水淀粉勾芡即可。

• 番茄炒蛋

原料：番茄、鸡蛋、葱、蒜适量

做法：番茄切块；鸡蛋打到碗里搅打均匀，油锅入鸡蛋炒散，盛出。起油锅，入番茄翻炒，加入糖，稍焖一下，再加入盐，翻炒片刻，加入鸡蛋，撒上葱、蒜末，翻炒片刻即可。

二、婴幼儿膳食配置存在的问题

1. 营养素搭配不均

现在家庭膳食中，很多家长过于重视蛋白质的摄入量，特别是优质蛋白质摄入过多，脂肪的摄入量过高，而碳水化合物的摄入量没有达到推荐量。导致这种情况主要由于这些家长认为大鱼大肉有营养，炒菜多放油才香，其实，这样的食物孩子吃了才能长得高、长得壮。碳水化合物、脂肪、蛋白质供给热量比应该是11：6：3。

2. 水果代替蔬菜

目前很多家长认为水果和蔬菜是同类，可以互相替代。虽然水果和蔬菜是同类，但是它们所含有的营养素并不相同，不能互相替代。水果和蔬菜虽然都含有维生素C和矿物质，但在含量上还是有差别的。除了含维生素C多的鲜枣、山楂、柑橘等外，一般水果如苹果、鸭梨、香蕉、杏等所含的维生素和矿物质没有蔬菜中含量多，特别是绿叶蔬菜。但是多数水果中含有各种有机酸，如柠檬含有大量的柠檬酸，苹果含有大量的苹果酸等，有助于人体对食物的消化吸收，这是蔬菜替代不了的。

3. 饮料代替白开水

有些家长没有认识到饮料在制作过程中加入了一些色素以及香料和香精等问题，而

只是觉得味道好,孩子喜欢喝,就给孩子喝。久而久之,孩子习惯于喝饮料,不喜欢喝白开水。对于营养价值而言,白开水要远比加入了香精的饮料高,是人体补充水分的重要途径。只喝饮料不喝白开水,不利于婴幼儿的生长发育,反而对身体有害,例如肥胖、缺钙等。

4. 三餐安排不合理

目前很多家长给孩子安排早餐、中餐、晚餐的结构不合理。营养素没有得到全面供应,例如早餐只吃一点点,晚餐吃得很多,而且往往摄入很多高脂肪、高糖、高盐食物。有的家庭除了一日三餐外,没有点心供应,孩子和大人吃的一样,造成孩子营养不良或者患有某些营养性疾病。

5. 不会选择零食

零食是正餐以外的食物,是大多数婴幼儿喜爱的食品,是婴幼儿膳食结构中不可缺少的一部分。零食的摄入有利有弊,益处是可以补充热能和必要的营养素,缓解婴幼儿的饥饿感,满足婴幼儿的心理需要和情感需要,促进心理健康,增添生活乐趣。不利之处是如果零食选择不当或者吃过多的零食将会影响正餐的进餐量,造成营养素的失衡。

在日常生活中,很多家长会带着孩子到超市里,让孩子自己选择喜欢吃的零食,想吃什么就买什么,孩子常常会选择薯片、薯条、可乐等零食,这样的做法常常不够理智。这些零食都是油炸、高糖、高盐的食品,营养价值很低,而且吃多了会导致肥胖。

 拓展阅读 1-8 >>>

为宝宝选择零食

《中国儿童青少年零食消费指南》根据零食类别与是否有利于健康,将零食划分为"可经常食用""适当食用""限制食用"三个推荐级别。

- 可经常食用

营养素含量丰富,同时是低脂肪、低盐和低糖的食品或饮料。这些食物既可提供一定的能量、膳食纤维、钙、铁、锌、维生素 C、维生素 E、维生素 A 等人体必需的营养素,又可避免孩子摄取过量的脂肪、糖和盐分,属于有益健康的零食。

举例:

水煮蛋、煮玉米、全麦饼干、全麦面包等低脂、低糖、低盐的谷类;香蕉、苹果等新鲜水果;花生米、瓜子、核桃仁、松子等坚果(没有经过油炒、盐糖加工的,否则,就成了"适当食用"的零食,如鱼皮花生、椒盐瓜子等)。坚果类食物虽矿物质丰富,但油脂含量较高,一星期的摄入量不要超过 50 克。

- 适当食用

营养素含量相对丰富,但在加工制作过程中,使用了大量食用油、盐、糖、酱油、味精等调味料,是含有一定的脂肪、添加糖或盐等的食品或饮料。

举例：

黑巧克力、火腿肠、葡萄干、奶片、海苔片、蛋糕、山楂片、牛肉片、松花蛋、酱鸭、肉脯、卤蛋、鱼片、饼干、怪味蚕豆、卤豆干、苹果干、奶酪、花生酱、番薯球、干地瓜干、果汁等。

• 限制食用

营养价值低且主要成分为高脂肪、高糖、高盐的食品或饮料，缺乏人体需要的其他营养素。常吃这样的零食会致超重与肥胖，增加患高血压及其他慢性病的风险。

举例：

棉花糖、奶糖、糖豆、软糖、水果糖、话梅糖、炸鸡块、蜜枣脯、可乐、水果罐头、果脯、巧克力派、炸鸡腿、膨化食品、方便面、奶油蛋糕、冰激凌等。

三、婴幼儿良好饮食行为的培养

1. 养成自主进餐的习惯

从婴儿时期就应该开始培养婴幼儿自主进餐的习惯，家长要有意识地让婴幼儿独立吃饭，保护孩子独立进食的积极性，对进餐感兴趣。从进餐中获得满足感和快乐感，获得自信，把吃饭当做一件快乐的事情。当婴幼儿表现出独立吃饭的愿望时，家长应该给予一定的支持，给幼儿提供独立吃饭的机会。同时家长要有耐心，幼儿在刚独立吃饭的时候，会把身上和桌子上弄得很脏，家长不要因此责备孩子，应该给孩子准备合适的就餐桌椅和餐具，带好围兜，并对幼儿的独立进餐行为给予鼓励和肯定。如果家长担心孩子吃不饱，可以将独立进餐和家长喂饭相结合。不同的年龄阶段，对儿童独立吃饭的要求不同。例如1岁左右，家长鼓励幼儿用手拿食物吃；1岁半到3岁半，家长鼓励孩子学习用勺吃饭；3岁半到4岁，家长鼓励孩子用筷子吃饭。在幼儿园中，教师同样要培养幼儿自主进餐的习惯，不能因为某个幼儿吃饭慢，就一口一口地喂。

2. 养成有规律进餐的习惯

有规律的进餐有助于保证婴幼儿能量的供给，同时有助于婴幼儿对食物的消化吸收，可以避免因饥饿而大量吃零食，或暴饮暴食。

（1）家中和幼儿园进餐时间要固定，这样有利于婴幼儿形成固定的进餐时间。

（2）尽量固定进餐的地点。进餐尽量固定在熟悉的环境中进行，这样有利于婴幼儿专心吃饭。避免出现边吃边玩，或者因对进餐环境过于好奇而引起东张西望、不能专心吃饭的情况。

（3）引导婴幼儿有节制地进食。婴幼儿缺乏自控能力，遇到自己喜欢吃的食物，往往吃得很多，而家长不加控制就会造成婴幼儿偏食。因此，在家中，最好是将婴幼儿每次吃的食物量固定好，把食物分到婴幼儿专门的餐具中，避免出现暴饮暴食的情况。

3. 养成不挑食的习惯

从小养成不挑食的习惯可以让婴幼儿全面获得各种营养素，保证婴幼儿健康成长，这将使婴幼儿终身受益。

为了让幼儿养成不挑食的习惯,可以从以下几个方面努力:

(1) 母亲在怀孕期间应该吃各种健康的食品,因为胎儿的味蕾在 6 个月左右就发育完善,可以通过母体感受到不同的味道。出生之后,新生儿味觉非常敏感,对于不熟悉的味道可能不接受。这种感觉很可能一直持续下去。因此,预防挑食要从母亲怀孕时开始。

(2) 4 个月开始添加辅食时,家长要有意识地添加不同种类的健康食物,让婴幼儿喜欢各种食物的自然味道。

(3) 家长和幼儿教师要有意识地对婴幼儿进行食物营养方面的教育,例如让婴幼儿了解不同的食物,了解各种食物对人体的重要性,可以让幼儿参与到食品的制作过程中。例如有的婴幼儿不喜欢吃芹菜,家长可以和幼儿一起摘芹菜、洗芹菜,询问幼儿如何放调料等,这样幼儿就对自己参与做的芹菜感兴趣,逐渐愿意吃芹菜。

(4) 在食物的制作过程中,也要特别注意食物的色、香、味、形,提高食物本身的吸引力。例如有的婴幼儿不喜欢吃蔬菜,可以将蔬菜制作成饺子馅;或者某种食物换一种做法,改变一下口味,婴幼儿就有可能喜欢吃。

(5) 家长本身要改变挑食的习惯,给婴幼儿做好榜样。一般家人不挑食,婴幼儿也受其影响,不会出现挑食的行为。

(6) 如果婴幼儿出现挑食的行为,成人也要正确地面对。人对新的食物或者食物新的做法会有一个适应的过程。当发现婴幼儿不吃某种食物时,可能是适应的初级阶段,要耐心引导,不必紧张。不要出现强迫婴幼儿吃饭的情况,如果婴幼儿很不喜欢吃某种食物,成人用硬喂或恐吓的方式让婴幼儿食用此种食物,就会导致婴幼儿对该食物特别反感,造成心理方面的影响。

4. 养成吃健康零食的习惯

大多数婴幼儿喜欢吃零食,零食也是婴幼儿膳食中不可忽视的组成部分。零食可以补充正餐中的营养素,同时可以减少饥饿感。养成良好的零食习惯包括吃健康的零食,吃适量的零食。同时,吃零食的时间要掌握好,一般在两餐之间。

5. 养成吃饭不说话的习惯

婴幼儿在吃饭时,喉部下方的会厌软骨盖住喉的入口处,声门紧闭,食物进入食道;吞咽结束,会厌软骨打开,气体出入呼吸道。由于婴幼儿神经调节和反应能力差,边吃东西边说话容易发生会厌软骨还没有闭合好,食物进入气管的情况,从而引起窒息。因此,为了婴幼儿的安全,吃饭时应该保持环境安静,家庭和托幼园所中要避免婴幼儿吃饭时说话。

6. 养成婴幼儿礼貌进餐的习惯

礼貌进餐也是幼儿社会化的一部分,是一种社交礼仪。成人应该有意识地培养婴幼儿就餐的礼仪。礼貌进餐包括:进餐时要坐在餐桌前,不到处走动和打闹;不在公共餐盘中挑自己喜欢吃的食物;吃多少盛多少,不浪费粮食;口中含有饭菜不要说话等。

◆ **学生实训**

实训地点:托幼机构、实训室、家里

实训内容:

1. 为4～6个月婴儿制作一些辅食菜谱,说明这些菜谱搭配的原因,与同学讨论婴儿添加辅食的关键时期及其重要性。

2. 去托幼园所调查婴幼儿日常膳食搭配的情况,请以小组为单位制作一个海报,向家长介绍婴幼儿膳食搭配的知识。

工作任务六 婴幼儿食谱的制定

◆ **基础知识**

编制食谱的基本原则

1. 保证营养平衡

一周食谱中,食物的种类要齐全,应该包括谷类、蔬菜类、水果类、鱼虾类、禽畜类、蛋类、奶类、大豆及豆制品等,保证各种营养素的供应。

2. 保证每餐搭配合理

三餐要做到荤素搭配、干稀搭配、甜咸搭配、粗细搭配等,同时,食物的选择要有变化。

表1-7 婴幼儿各类食物每日参考摄入量

食物种类	1～3岁	3～6岁
谷类	100～150 g	180～260 g
蔬菜类	150～200 g	200～250 g
水果类	150～200 g	150～300 g
鱼虾类	100 g	40～50 g
禽畜类	100 g	30～40 g
蛋类	100 g	60 g
液态奶	350～500 ml	300～400 ml
大豆及豆制品	—	25 g
烹调油	20～25 g	25～30 g

注:引自《中国孕期、哺乳期妇女和0～6岁儿童膳食指南》(中国营养学会妇幼分会,2010年)

3. 保证三餐热量分布合理

符合早餐吃好、午餐吃饱、晚餐吃少的原则,早、中、晚三餐食物的供热量比应该分别占25%～30%、30%～35%、25%～30%,两次加餐占10%。同时要注意保证早餐蛋白质的供给,一般安排米面等含淀粉比较高的食物,搭配蛋奶等优质蛋白质。

表 1-8　三餐中三大营养素的热量比(%)

餐次	碳水化合物	脂肪	蛋白质
早餐、早点	14.8	11.2	4.2
午餐、午点	27.2	11.7	5.6
晚餐	15.1	8.4	5.6
合计	57.1	31.3	15.4

◆ 实践操作

一、编制食谱的步骤

第一步:确定婴幼儿膳食能量和三大营养素(碳水化合物约占总热能的50%~60%、脂肪约占总热能的20%~35%、蛋白质约占总热能的10%~15%)的需要量。

第二步:根据能量及营养素全日供应量,按照三餐的比例,计算出三大营养素的每日需要量。一般三餐所需要的能量比为:早餐、早点约占30%,午餐、午点约占40%,晚餐约占30%。

第三步:根据碳水化合物的量确定谷类主食的数量。

第四步:根据蛋白质的量确定副食的品种和数量。

第五步:食物带量搭配。

第六步:将食物合理地分配到全天各餐次中,粗配一日食谱和周食谱,并进行食物营养分析。

二、食谱编制举例

本食谱的编制以某5岁男童,某日能量的供给量为1 600 kcal为例。

1. 确定婴幼儿膳食能量和每餐三大营养素的需要量

托幼园所的幼儿处于生长发育阶段,所需要的优质蛋白质应该是足量的,所以蛋白质取最大比例,约占总能量的15%。脂肪不宜摄入过多,取最低值即脂肪提供的能量约占总能量的30%,碳水化合物提供的能量取中间值,约占总热能的55%。则三种营养素的能量分配如下:

碳水化合物:1 600 kcal×55%=880 kcal

脂肪:1 600 kcal×30%=480 kcal

蛋白质:1 600 kcal×15%=240 kcal

根据三种营养素的能量系数将其折换成具体的质量。1克碳水化合物产能4 kcal,1克脂肪产能9 kcal,1克蛋白质产能4 kcal。则5岁男童某日三种营养素的需要量如下:

碳水化合物=880 kcal÷4 kcal=220 g

脂肪＝480 kcal÷9 kcal≈53 g

蛋白质＝240 kcal÷4 kcal＝60 g

2. 根据能量及三大营养素全日供应量,计算三餐营养素的需要量

三餐三大营养素的需要量如下:

早餐、早点:碳水化合物＝220 g×30%＝66 g　脂肪＝53 g×30%＝15.9 g

　　　　　蛋白质＝60 g×30%＝18 g

午餐、午点:碳水化合物＝220 g×40%＝88 g　脂肪＝53 g×40%＝21.2 g

　　　　　蛋白质＝60 g×40%＝24 g

晚餐:碳水化合物＝220 g×30%＝66 g　　脂肪＝53 g×30%＝15.9 g

　　　蛋白质＝60 g×30%＝18 g

3. 根据碳水化合物的量确定主食的种类和数量

该5岁男童所需要的碳水化合物是240克,由于谷类是碳水化合物的主要来源,因此食物应该以谷类为主。一般每100克米、面等主食产热350 kcal左右。故所需的主食量大约为:

$$1\ 600×55\%÷(350\ kcal/100\ g)≈251\ g$$

膳食中的碳水化合物除了米面外,还有薯类、豆类和其他的杂粮等,根据中国营养学会妇幼分会制定的婴幼儿膳食宝塔,所需米、面主食约为200克。

如果早餐是以馒头为主食,查《食物成分表》得知每100克馒头含有44.2克的碳水化合物,那么,所需要的馒头为:

$$66\ g÷(44.2/100)≈149\ g$$

依照这样的方法,就可以算出其他主食的含量。

4. 根据蛋白质的需要量确定副食的种类和数量

确定了主食的品种和数量之后,要根据幼儿蛋白质的需要量,确定副食的品种和数量。蛋白质主要来源于动物性食物以及豆类,其中动物性食物提供三分之二的蛋白质,大豆及豆制品提供三分之一的蛋白质。

已知该5岁男童每日需碳水化合物220克,脂肪53克,蛋白质60克。若以米饭为主食,查《食物成分表》知100克大米含碳水化合物25.9克,蛋白质2.6克,三餐中蛋白质的含量为:

$$220\ g÷(25.9÷100)×(2.6÷100)≈22\ g$$

用每日应摄入蛋白质的质量除去主食中所含有的蛋白质的质量,就是副食中所应提供蛋白质的质量。即每日副食中所提供蛋白质的质量为:

$$60\ g－22\ g＝38\ g$$

根据副食中动物性蛋白质和大豆制品提供的比例,计算出动物性食物蛋白质的需要

量和豆制品食物蛋白质的需要量,即:动物性食物蛋白质的需要量为:

$$38 \text{ g} \times 2/3 \approx 25 \text{ g}$$

植物性食物蛋白质的需要量为:

$$38 \text{ g} - 25 \text{ g} = 13 \text{ g}$$

查《食物成分表》得出动物性食物和豆制品的供给量。

若选择动物性食物里的猪肉、豆制品里的豆干,查看《食物成分表》可知每 100 克的猪肉里含 20.2 克蛋白质,每 100 克豆干中含 15.8 克蛋白质,根据食物所含蛋白质的质量,计算出猪肉的质量为:

$$22 \text{ g} \div (20.2 \div 100) \approx 109 \text{ g}$$

豆干的质量为:

$$13 \text{ g} \div (15.8 \div 100) \approx 82 \text{ g}$$

副食除了动物性食物和豆制品外,还包括蛋类和奶类等。按消费水平初步确定每人每日可以供应的副食数量,首先要确定主要的副食如肉类、奶类、蛋类、豆制品的用量,每日的蛋白质、脂肪的推荐摄入量减去几种主要副食提供的相应数量,即可得到其他副食提供的蛋白质和脂肪的质量。通过查阅《食物成分表》中蔬菜、水果等营养素的含量,可粗略计算其他食物的适宜用量。根据膳食平衡宝塔的建议,婴幼儿最好每天摄入 200～250 克的蔬菜、150～300 克的水果,以保证各种维生素和矿物质的摄入,其中最好一半是绿叶蔬菜。由于各种蔬菜各有其不同的营养特点,应该以量少品种多的方式进行配置。

5. 食物代量搭配

食物代量搭配是编制食谱的重要环节。因为不同的地区、不同的季节,市场上所提供的食物种类不同(建议给婴幼儿吃应季的食物),同时要保证食品种类的多样。

具体的食物交换可参照表 1-9 至表 1-14,每一类别中的食物可以互相交换。

各类食物等值交换表[1]如下:

表 1-9 谷薯类:每交换份提供蛋白质 2 克,碳水化合物 20 克,脂肪 0.5 克,能量 90 kcal

食品	重量(g/份)	食品	重量(g/份)
大米、小米、糯米、薏米、高粱面、面粉、米粉、玉米面、混合面、燕麦面、莜麦面、荞麦面、苦荞面、各种挂面、龙须面、通心粉、绿豆、芸豆、干豌豆、干粉条、干莲子	25	苏打饼干、烧饼、烙饼、咸面包、窝头、生面条、马铃薯、生粉皮、干面粉、鲜玉米	

---

① 刘迎新、何永琴主编,《学前营养学》,复旦大学出版社,2005 版。

表 1-10　蔬菜类:每交换份提供蛋白质 2 克,碳水化合物 17 克,能量 90 kcal

食品	重量(g/份)	食品	重量(g/份)
白菜、菠菜、油菜、韭菜、茴香、茼蒿、芹菜、西葫芦、西红柿、莴笋、冬瓜、苦瓜、黄瓜、丝瓜、茄子、苋菜、绿豆芽、鲜蘑、湿海带	500	白萝卜、青椒、茭白、冬笋	400
		南瓜、菜花	350
		扁豆、洋葱、蒜苗	250
		胡萝卜	200
		山药、藕	150
		百合、芋头	100
		毛豆、鲜豌豆	70

表 1-11　肉蛋类:每交换份提供蛋白质 9 克,脂肪 6 克,能量 90 kcal

食品	重量(g/份)	食品	重量(g/份)
瘦猪肉、瘦牛肉、瘦羊肉、鱼、虾、家禽(食部)	15	北豆腐	100
肥瘦猪肉、肥瘦牛肉、肥瘦羊肉(食部)	25	豆腐干	50
瘦香肠	20	油豆腐	50
鸡蛋、鸭蛋、松花蛋、鹌鹑蛋	60(含壳重)	南豆腐	130
		豆浆	300

表 1-12　奶类:每交换份提供蛋白质 5 克,碳水化合物 6 克,能量 90 kcal

食品	重量(g/份)	食品	重量(g/份)
奶粉	20	牛奶、羊奶	160
脱脂奶粉、奶酪	25	无糖酸奶	130

表 1-13　水果类:每交换份提供蛋白质 1 克,碳水化合物 21 克,能量 90 kcal

食品	重量(g/份)	食品	重量(g/份)
柿子、香蕉、鲜荔枝、橘子、橙子、柚子、猕猴桃、李子、杏、葡萄、梨、桃、苹果脱脂奶粉、奶酪	150~200(带皮)	草莓	300
		西瓜	500

表 1-14　油脂类:每交换份提供脂肪 10 克,能量 90 kcal

食品	重量(g/份)	食品	重量(g/份)
花生油、香油、玉米油、菜籽油、豆油、猪油、牛油、羊油、黄油	10(1 汤匙)	核桃、花生米、杏仁、葵花籽西瓜子	25(含壳重)40(含壳重)

6. 将食物合理地分配到全天各餐次中,粗配一日食谱和周食谱,并进行食物营养分析

根据计算的每日每餐主食和副食的数量及用量,编制一日食谱,食物营养分析是将食物中的所有营养素分别累计相加,计算出一日食谱中各种营养素的量和产生的热能,并将各在园实际供给的营养素跟在园供给标准进行比较,评价能量及各营养素供给量是

否充足,具体见表1-15。

表1-15　5岁男童一日食谱

餐次	食物名称	摄入量
早餐	大米粥	大米 20 g
	面包	面包 40 g
	西红柿炒鸡蛋	西红柿 60 g
		鸡蛋 30 g
		植物油 5 ml
早点	牛奶	牛奶 200 ml
	饼干	饼干 20 g
午餐	双色米饭 宫保鸡丁 绿豆芽炒韭菜 豆腐虾皮汤	大米 50 g、紫米 15 g、鸡脯肉 30 g、绿豆芽 40 g、青椒 30 g、香菜 2 g、韭菜 20 g、胡萝卜 20 g、豆腐 20 g、虾皮 2 g、花生米 5 g
午点	苹果	苹果 100 g
晚餐	蝴蝶卷 鱼香肉丝 红枣米粥	面粉 50 g、胡萝卜 20 g 可可粉 2 g、木耳 3 g 猪肉 30 g、大米 10 g 蒜薹 40 g、枣 5 g

表1-16　某幼儿园一周食谱

餐别 星期	早餐		午餐		午点	晚餐	
星期一	蝴蝶卷 珍珠疙瘩汤	面粉 40 g 鸡蛋 10 g 西红柿 20 g 可可粉 1 g	米饭 鱼香肉丝 西红柿炒茄丁 翡翠白玉汤	大米 65 g 木耳 3 g 猪肉 35 g 小白菜 20 g 蒜薹 30 g 豆腐 25 g 胡萝卜 20 g 茄子 30 g 西红柿 20 g	酸奶 125 g	打卤面原汤	面粉 60 g 猪肉 30 g 土豆 30 g 西红柿 20 g 木耳 3 g
星期二	蛋糕 牛奶	面粉 30 g 鸡蛋 30 g 奶粉 25 g	鸡蛋饼 椒油黄瓜 腐竹花生米 紫米粥	面粉 60 g 腐竹 8 g 鸡蛋 30 g 紫米 12 g 大葱 20 g 花生米 8 g 黄瓜 60 g	水果 100 g	米饭 洋葱头炒肉 青菜虾皮汤	大米 60 g 虾皮 2 g 猪肉 25 g 洋葱头 65 g 青菜 20 g

续表 1-16

星期 \ 餐别	早餐		午餐		午点	晚餐
星期三	软炸馒头片 肉末豆腐脑	面粉 40 g 鸡蛋 10 g 猪肉 5 g 黄豆 13 g	米饭 腰果虾仁 醋熘大白菜 棒骨海带汤	大米 65 g 棒骨 15 g 腰果 5 g 海带 5 g 虾仁 30 g 大白菜 60 g 胡萝卜 15 g 香菜 2 g 黄瓜 30 g	饼干 20 g	玉米面红枣发糕 冬瓜木耳粉丝 余丸子	面粉 35 g 葡萄干 5 g 猪肉 30 g 红枣 5 g 玉米面 15 g 木耳 3 g 粉丝 5 g 香菜 2 g 冬瓜 70 g
星期四	果酱馒头 什锦菜粥	面粉 35 g 果酱 10 g 青菜 20 g 胡萝卜 10 g 小米 10 g	卷心菜肉丝炒面 西红柿蛋花汤	面粉 65 g 鸡蛋 10 g 猪肉 35 g 香菜 2 g 卷心菜 60 g 西红柿 20 g	水果 100 g	豆沙包 地三鲜炒肉 胡萝卜小米粥	面粉 50 g 胡萝卜 10 g 豆沙 15 g 小米 10 g 猪肉 35 g 茄子 20 g 土豆 20 g 青椒 20 g
星期五	面包 牛奶	面包 50 g 奶粉 25 g	米饭 红烧排骨 香菇油菜 紫菜虾皮汤	大米 65 g 紫菜 1 g 猪排骨 65 g 虾皮 2 g 香菇 5 g 香菜 2 g 油菜 100 g	水果 100 g	翡翠面 原汤	面粉 60 g 西红柿 40 g 鸡蛋 30 g 小白菜 20 g

◆ **学生实训**

实训地点：实训室、托幼园所

实训内容：

1. 学生分组，每组为某托幼园所制定一周食谱，各组交换食谱并讨论，相互检验食物营养搭配是否合理。

2. 为一名 4 岁女童编制一周家庭食谱，说明食物中各大营养素及微量元素的摄入量是否能够满足其生长发育需要。

工作任务七 **班级的进餐管理**

◆ **实践操作**

进餐管理内容：班级进餐管理主要包括进餐前的准备、进餐中的引导、进餐后的整理三部分。

一、进餐前的准备

进餐前教师需要做好准备工作，以保证幼儿顺利进餐，具体做法如下：

（1）进餐前15分钟开始做准备工作。

（2）安排幼儿有序地上厕所，洗手。

（3）请幼儿帮助老师摆放桌椅。

（4）如果有时间，可以安排一些活动，例如教师介绍当天要吃的食物以及营养价值，有关食物的生长过程和制作方法，就餐礼仪以及哪些食物不健康等有关食品健康的小知识，这样可以帮助幼儿纠正偏食、挑食等不好的习惯。同时要注意就餐环境的创设，一个温馨愉快的就餐环境有利于食物的摄入和消化。

二、进餐中的引导

进餐中教师主要做好帮助者和引导者的角色，让幼儿在愉快的氛围里完成进餐。具体做法如下：

（1）教师为每位幼儿分饭菜（饭菜量的多少由教师平时观察每位幼儿的进餐量决定）。

（2）进餐时教师要巡视，及时满足幼儿的合理需求。

（3）在进餐中，不鼓励催促幼儿吃饭，例如让幼儿进行比赛等方法。

（4）不要求幼儿必须将碗中的饭吃完（如果可以吃完，但是碗中还剩有几个饭粒，可以让幼儿将饭粒吃干净）。

（5）在幼儿吃饭的过程中不批评幼儿，例如有的孩子吃饭说话，教师可以提醒幼儿，但是不能批评。幼儿情绪的好坏影响到对食物的消化，可以将问题放到饭后去解决。

（6）进餐时教师不能在一旁聊天，谈论饭菜做得不好吃，或者自己不喜欢吃等话题。

（7）教师要保持积极的情绪，因为教师对饭菜的种类或者做法表现出类似皱眉的动作时，会影响到幼儿对饭菜的看法。

（8）鼓励幼儿独立吃饭。

三、餐后的整理

在进餐后，教师通常需要做好以下几项工作：

（1）指导幼儿将碗等餐具送回到指定的地方。

（2）指导幼儿进行漱口、擦嘴、洗手等工作。

（3）教师进行桌面的清洁消毒工作。

（4）在活动区进行一些安静的活动或者带幼儿到户外（天气冷或者雨雪天气时可以在走廊）进行散步。

◆ **学生实训**

　　实训地点:托幼园所

　　实训内容:

　　将学生分成三组,分别进入幼儿园的小、中、大班,对不同年龄段幼儿进行进餐前、进餐中、进餐后的管理,总结注意事项。

工作任务八　托幼园所膳食管理制度的制定

◆ **基础知识**

　　膳食是托幼园所工作中一个重要的组成部分,因此,应该用科学的方法进行管理,以满足幼儿每天的营养及生长发育的需要;同时,膳食的科学管理可以减少食物中毒等事故的发生。

一、科学膳食管理的要求

　　1. 建立合理的膳食制度

　　合理的膳食制度是保证幼儿膳食的一个基本条件,幼儿园要合理地安排幼儿就餐的时间,包括三次正餐和两次间点。一般两餐之间的时间间隔在 4 小时左右,间点安排在上午十点左右和下午三点左右。同时要合理地分配每餐食物的热量,一般早餐热量为25%～30%,午餐热量为 30%～35%,晚餐为 25%～30%,早点和午点热量为10%。

　　2. 提供平衡的膳食

　　平衡膳食是指能满足热量及各种营养素的需要,且各营养素有正确的比例关系的膳食,一般而言,三大产热营养素的比例为,碳水化合物：脂肪：蛋白质为 11：6：3。平衡的膳食可以参照膳食平衡宝塔。

　　3. 制订膳食计划

　　托幼园所应该根据当地的饮食习惯、当地食品的供应情况,以及儿童的年龄特点等因素合理地计划各类食品的数量,制作出一个月的膳食食谱,科学合理地计划幼儿的膳食。

二、托幼园所膳食管理制度

　　托幼园所膳食管理制度的主要内容是:成立膳食管理委员会,对托幼园所相关人员进行营养与安全培训,制订膳食计划,进行膳食评价,对从事幼儿膳食工作的人员进行监督,包括炊事员、食品购买人员、保教人员等。同时,还要对托幼园所的饮食卫生、环境卫生进行监督。

膳食管理委员会人员各有分工,应该定期召开会议,对幼儿膳食计划、食谱的制定以及食物的购买进行探讨、评价等,并定期向家长汇报幼儿的饮食情况。

◆ 实践操作

一、托幼园所食品的选购与储存

1. 食物选购的要求

(1)选择正规的单位

食物必须在正规的单位购买,所选单位具有《食品生产许可证》或《食品流通许可证》。必须做到按照有关规定索证、验证,严格查验食品质量和包装食品标签及卫生许可证或检验合格证。在购买时要索取购买食物的票据,留下购物的凭证。

(2)选择新鲜的食物

托幼园所在选购食物时一定要挑选新鲜的、卫生的,未被致病微生物和有毒、有害物质污染的食物,选择的食品严禁有下列情况:细菌污染和腐烂变质的食物;含亚硝酸盐和多环芳烃致癌物的食物;天然有毒食物;被农药、化肥等污染的食物;无生产许可证、无保质期的食物。

(3)兼顾经济条件

在选购食品时要注意托幼园所伙食费的开支,要求伙食费的盈亏不得超过2%,在保证营养素供给充足的情况下合理选择食物。

(4)专人验收食品

每天有专人负责验收食品,并认真做好记录,在验收时要看货源是否新鲜,有无异味,还要看有无正规生产厂家、生产日期、保质期限。杜绝腐败、变质、超过保质期、无检验合格证及卫生许可证厂商的食品进入托幼园所的食堂。食品经验收合格后,再称重、收货。

2. 食物加工要求

(1)食物的烹调要减少营养素的损失,保留最高的营养成分。如淘米时,要用冷水,不用力搓米,淘米次数要少,以减少营养素的流失;做饭、煮粥和制作面食时不要放碱,以免B族维生素受损;蔬菜要先洗后切,否则维生素C会大量损失;蔬菜要切后就炒,急火快炒;煮菜要少放水,以缩短煮菜的时间;加工动物性食物要尽量切得细、薄,用急火快炒,可拌少量淀粉,使表面凝结,以减少维生素的损失。

(2)食物的烹调要避免有害物质的产生或去除有毒有害物质。托幼机构烹调制备食物要避免采用烘烤、烟熏的方法,以免使食物中的蛋白质、脂肪和碳水化合物焦化,产生致癌物;生豆浆、四季豆要烧熟煮透;避免用铁锅煮酸性食物等。

（3）食物的烹调要使食品具有良好的感官性状，色、香、味俱全能增进食欲，促进胃肠对食物的消化吸收。婴幼儿进餐时有旺盛的食欲，才有利于摄入足够的食物。由于婴幼儿对食物的色、香、味、形都比较敏感，因此要通过对食物的烹调加工，使食品具有良好的感官性状，充分调动起婴幼儿的食欲。烹调制备的食品要细、碎、软、烂，不给婴幼儿提供有浓烈调味和刺激性食品，不宜让婴幼儿经常食用过分油腻的食品和油炸食品。

3. 食物储存要求

为保证食物保存较长的时间，并尽量保持其色、味及营养价值，托幼机构选购的食物通常采用冷藏、煮藏、干藏等方法，防止微生物的侵入或抑制细菌的生长繁殖。食品贮存应当分类分架、隔墙离地（至少 15 厘米）存放，储存的食品应标明进货日期，出库食品应遵循"先进先出"的原则，冰箱内的温度应符合食品储存卫生要求。但一次采购量尽量要少，尤其水果、蔬菜等应吃新鲜的。粮食类食物宜贮存在低温通风的地方。储存食品场所禁止其他杂物存在，辅料罐必须加盖。

二、厨房和炊事人员的卫生要求

1. 厨房的卫生要求

（1）托幼机构的食堂要接受当地卫生主管部门的卫生监督，申请《卫生许可证》。

（2）托幼机构的厨房应有合乎卫生要求的工作面积，厨房各室的安排要适合工作程序。

（3）厨房应保持光线充足，空气流通，并设有纱窗、纱门，以及排烟、排气、防尘、防蝇、防鼠等设备，厨房应有提供清洁水源和排除污水的设施。

（4）保持厨房及厨房用具的整洁与卫生，经常打扫、清洁与消毒，保证厨房内无蝇、无蚊、无蚂蚁、无蟑螂、无老鼠等。

（5）严格做到厨房生、熟食用具与餐具等分开，烹调操作应采用流水作业法，以防生食与熟食交叉感染。

（6）厨房应有消毒的设备，每餐用过的用具和餐具应及时清洗和消毒。

（7）厨房应有垃圾和污物处理的设施，能及时处理废物，防止害虫孳生和臭气产生。

2. 托幼机构炊事人员的卫生

（1）炊事人员每年要进行 1～2 次体格检查，接受卫生知识培训，凭卫生防疫部门颁发的合格证持证上岗。

（2）炊事人员应保持个人的清洁卫生，做到勤洗头、勤洗澡、勤换衣、勤剪指甲，上班时不化妆、不涂指甲油、不戴首饰等。

（3）炊事人员应坚持上岗前洗手、换上工作服、戴好帽子；如厕前脱下工作服，便后或接触过污物、生食后应用肥皂洗手；在进行烹调操作前洗手，在尝菜时使用专用的筷子或勺子等。

（4）炊事人员在制作面点及分饭、分菜前，必须洗净双手后再接触食物，在做饭菜或分饭菜时，不能对着食物咳嗽、打喷嚏或说话等。

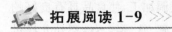 **拓展阅读 1-9** >>>

幼儿园膳食管理细则

一、炊事员上岗前必须坚持穿戴工作服、工作帽，操作前应洗手，如厕脱工作服，便后肥皂洗手，注意个人卫生，勤洗头，勤剪指甲，勤换衣，炒菜及分菜、分饭要戴口罩，不得随地吐痰，操作时不能吸烟，不能用嘴直接尝炒勺内的饭菜，注意个人和食品卫生。

二、严格执行食品卫生法，每天做好对炊具、食品的消毒和防蝇、防腐工作，做到食具一餐一消毒，厨房内应保持清洁、整齐、通风、干燥，每天小扫除，周六大扫除，灶台、工作台、桌子等经常洗刷，应备双刀、双板，生熟食品严格分开，洗碗、洗菜池不能混用，并用流水作业，确保师生员工的身体健康。

三、切实做好食品的采购、验收、保管和进出仓的登记使用手续，杜绝贪污、浪费现象，分清教工和幼儿的伙食账，定期公布账目，严禁任何人私自吃拿幼儿食品，违者重罚，做到有计划采购，并保证价廉物美，不给幼儿吃腐烂变质或隔天饭菜，水果洗净消毒或削皮后再吃，取熟食应用筷子或夹子，预防食物中毒及肠道传染病的发生。

四、冰箱应保持清洁，除食物外，不存放私人的其他食品，冰箱内应分类存放食物，并有保鲜措施，防止污染和变质。

五、每周五上午由保健医生和伙委会成员共同制订下周食谱，并向家长公布，每天必须按时供应饭菜，并做到冬季有防冷设施，保证幼儿吃到热饭、热菜、热汤、热点心，夏季供给温凉饭菜和凉开水，严格执行食谱，如有特殊原因要改变食谱，需经医生同意；同时应做到每周主副食不重样，式样不重复，不断变化花色品种，并注意甜咸搭配，荤素搭配，色、香、味俱全，保证幼儿吃好吃饱。

六、想方设法，千方百计，降低成本，节约水、电和燃料，提高伙食质量，全心全意为幼儿、教职工服务，建立饮食意见簿，由食堂人员每周到各班征求意见一次并有记录，以不断改进和提高服务质量。

七、厨房工作人员必须团结协作，每天根据大、中、小班幼儿的年龄特点，足量供应饭菜，避免浪费和不足，餐具及其他用品应分配准确，尽量避免差错。

八、厨房工作人员应不断钻研烹调技术，熟悉幼儿口味，根据幼儿的年龄特点，配制食品，做到菜要先洗后切，细切细作，并严禁做有刺激性的食品和放浓烈调味品，确保幼儿有足够的营养。

（资料来源：http://www.krbb.cn/2010/info_view.asp?id=17041）

◆ **学生实训**

实训地点:托幼园所、实训室

实训内容:

1. 访问一所托幼园所,调查该园关于食物选购与储存的制度与措施。

2. 为托幼园所制定一个膳食管理细则,与同学分享,相互补充。

3. 为一所托幼园所制定炊事员卫生要求,与同学分享,相互补充。

工作任务九 婴幼儿食物中毒及应急处置办法

◆ **基础知识**

一、托幼园所集体食物中毒的特征

食物中毒是指食用被生物性、化学性有毒、有害物质污染的食品,或者食用了含有有毒、有害物质的食品后出现的急性或亚急性食源性疾病。

托幼园所集体食物中毒有如下特征:

(1) 潜伏期短,一般由几分钟到几小时,食入食物后的人在短时间内几乎同时出现一系列的症状,时间比较短,出现的人数比较多,很快形成高峰,呈爆发式流行。

(2) 病人临床表现相似,且多以急性胃肠道症状为主,表现为发热,伴有腹痛、腹泻、恶心、呕吐、眼睑下垂,甚至出现吞咽困难等症状。

(3) 发病与食入某种食物有关,病人在近期同一段时间内都食用过同一种食物,发病范围与食物分布是一致的,不食者不发病,停止食用该种食物后很快不再有新病例。

(4) 一般人与人之间不传染,发病曲线呈骤升骤降的趋势,而且经过治疗,病情很快稳定。

(5) 呈现明显的季节性,夏秋季多发生细菌性和有毒动植物食物中毒;冬春季多发生肉类中毒和亚硝酸盐中毒等。

二、托幼园所集体食物中毒常见的原因

在集体部门容易发生集体食物中毒的现象。食品本身对人的危害不大,但是在种植、收获、运输、加工、储存等各个环节中,若受到某些物理或化学因素的影响,会造成食物中毒。幼儿在园集体中毒的原因主要有以下几点:

(1) 托幼园所为了节省开支,选购不新鲜的食物,特别是有些腐烂的食品。

（2）选择的食品本身存在安全问题，例如农药残留过多，或者选择的酸菜腌制的时间过短。

（3）厨师没有掌握好食物制作时间，使煮熟的食品保存在室温条件下超过 2 小时。

（4）剩下的饭菜重新加热的时间和温度不够，没有杀死细菌。

（5）肉、蛋、奶没有煮熟。

（6）炊事员在制作过程中没有采取恰当的加工方法造成食物中毒，例如四季豆没有做熟。

（7）炊事员没有达到健康标准或者卫生习惯不良。

（8）使用的水有细菌或者病毒。

三、托幼园所食物中毒的分类

食物中毒主要分为两种：一种为细菌性食物中毒；另一种为非细菌性食物中毒，主要包括动物性食物中毒、植物性食物中毒、化学性食物中毒以及真菌性食物中毒等。

（一）细菌性食物中毒

细菌性食物中毒是指人们摄入含有细菌或细菌毒素的食品而引起的食物中毒，引起食物中毒的原因有很多种，其中最主要、最常见的原因就是食物被细菌污染。动物性食品是引起细菌性食物中毒的主要食品，其中主要是肉类及熟肉制品；其次是变质的禽肉、病死的畜肉和鱼以及变质的奶类食物。除此之外，变质的剩饭也是常见的引起中毒的食物。

食物被细菌污染主要有以下几个原因：

（1）宰杀的畜禽类是生病的或者因生病而死亡的。

（2）所使用的厨具不洁，生熟交叉感染。

（3）卫生条件状况差，蚊蝇虫子等滋生细菌。

（4）储存方式不当或者在较高温度下存放较长时间，食品中的水分及营养条件致使病菌大量繁殖，随后没有进行彻底的加热。

（5）从业人员本身不符合健康标准，带有细菌，污染了食品。

细菌性的食物中毒需要一段时间才能有反应，因此吃了细菌污染的食物不会马上发生食物中毒。细菌污染了食物并在食物上大量繁殖达到可致病的数量或繁殖产生致病的毒素，人吃了这种食物才会发生食物中毒。

细菌性食物中毒的发生与不同区域人群的饮食习惯有密切关系。美国幼儿多食肉、蛋和糕点，葡萄球菌食物中毒最多；日本幼儿喜食生鱼片，副溶血性弧菌食物中毒最多；我国幼儿食用畜禽肉、禽蛋类较多，多年来一直以沙门氏菌食物中毒居首位。引起细菌性食物中毒的始作俑者有葡萄球菌、大肠杆菌、肉毒杆菌、肝炎病毒等，这些细菌，病毒可直接生长在食物当中，也可经过食品操作人员的手或容器污染其他食物，当人们食用这些被污染过的食物,有害菌所产生的毒素就可引发中毒。

每至夏天,各种微生物生长繁殖旺盛,食品中的细菌数量较多,加速其腐烂变质的进程。夏季是细菌性食物中毒的高发季节,因此幼儿园和家庭在夏季要注意食物的保鲜。

(二) 真菌毒素中毒

真菌性食物中毒主要是由于真菌在谷物或其他食品中生长繁殖产生有毒的代谢产物,人和动物食入这种毒性物质发生的中毒。真菌毒素食物中毒具有明显的季节性和地区性,因为真菌生长繁殖及产生毒素需要一定的温度和湿度。例如我国的甘蔗一般是广东、广西11月份生产的甘蔗,北方春季由于温度开始升高,甘蔗储存的时间较长,容易发生霉变。所以甘蔗中毒,一般发生在二三月的北方。

(三) 动物性食物中毒

食入"有毒"的动物性食品引起的食物中毒即为动物性食物中毒,动物性中毒食品主要有两种:将天然含有有毒成分的动物或动物的某一部分当作食品,误食引起中毒反应,例如河豚、鱼胆中毒等;另一种是在一定条件下产生了大量有毒成分的可食动物性食品,如病死的鸡、鸭、猪、牛、羊等。近年来,我国发生的动物性食物中毒主要是河豚中毒,其次是鱼胆中毒。

(四) 植物性食物中毒

植物性食物中毒主要有三种情况:

第一种情况是把天然含有有毒成分的植物或其加工制品当作食品,如桐油、大麻油等引起的食物中毒;第二种情况是把食物在加工过程中,将未能破坏或除去有毒成分的植物当作食品食用,如黄花菜、木薯、苦杏仁等;第三种情况,是在一定的条件下,不当食用大量有毒成分的植物性食品,食用没有煮熟的豆浆、发芽马铃薯、未腌制好的咸菜或未烧熟的扁豆等造成中毒,也有可能是因误食有毒植物或有毒的植物种子,或烹调加工方法不当,没有把植物中的有毒物质去掉而引起。

比较常见的植物性食物中毒为菜豆中毒、毒蘑菇中毒、木薯中毒等;有些食物中毒甚至可能引起死亡,例如毒蘑菇、马铃薯、银杏、苦杏仁、桐油等。植物性中毒多数没有特效疗法,对一些能引起死亡的严重中毒,应尽早排除毒物。

(五) 化学性食物中毒

化学性食物中毒是指健康人经口摄入了正常数量、在感官无异常,但含有较大量化学性有害物的食物后,引起的身体出现急性中毒的现象。

化学性食物中毒主要是由以下几个方面造成的:第一,误食被有毒害的化学物质污染的食品,如农药、杀虫剂等;第二,因添加非食品级的伪造的或禁止使用的食品添加剂、营养强化剂的食品,以及超量食用食品添加剂而导致的食物中毒,例如工业用的酒精、香精等;第三,使用了超量的食品添加剂,如过量的食用味精等。

◆ 实践操作

一、托幼园所集体食物中毒的应急处置办法

幼儿一旦发生食物中毒,应该启动应急方案。我国卫生部于2000年颁布并实施的《食物中毒事故处理办法》规定,县级以上地方人民政府卫生行政部门对发生在管辖范围内的下列食物中毒或者疑似食物中毒事故,实施紧急报告制度:

(一) 中毒人数超过30人的,应当于6小时内报告同级人民政府和上级人民政府卫生行政部门;

(二) 中毒人数超过100人或者死亡1人以上的,应当于6小时内上报卫生部,并同时报告同级人民政府和上级人民政府卫生行政部门;

(三) 中毒事故发生在学校、地区性或者全国性重要活动期间的,应当于6小时内上报卫生部,并同时报告同级人民政府和上级人民政府卫生行政部门;

(四) 其他需要实施紧急报告制度的食物中毒事故。

任何单位和个人不得干涉食物中毒或者疑似食物中毒事故的报告。县级以上地方各级人民政府卫生行政部门接到跨辖区的食物中毒事故报告,应当通知有关辖区的卫生行政部门,并同时向共同的上级人民政府卫生行政部门报告。地方各级人民政府卫生行政部门应当定期向有关部门通报食物中毒事故发生的情况。县级以上地方人民政府卫生行政部门在接到食物中毒或者疑似食物中毒事故报告后,应当采取下列措施:

(一) 组织卫生机构对中毒人员进行救治;

(二) 对可疑中毒食物及其有关工具、设备和现场采取临时控制措施;

(三) 组织调查小组进行现场卫生学和流行病学调查,填写《食物中毒个案调查登记表》和《食物中毒调查报告表》,撰写调查报告,并按规定报告有关部门。

县级以上地方人民政府卫生行政部门对造成食物中毒事故的食品或者有证据证明可能导致食物中毒事故的食品可以采取下列临时控制措施:

(一) 封存造成食物中毒或者可能导致食物中毒的食品及其原料;

(二) 封存被污染的食品用的工具,并责令进行清洗消毒。

为控制食物中毒事故扩散,责令食品生产经营者收回已售出的造成食物中毒的食品或者有证据证明可能导致食物中毒的食品。经检验,属于被污染的食品,予以销毁或监督销毁;未被污染的食品,予以解封。

县级以上地方人民政府卫生行政部门应当按照《食品卫生监督程序》的有关规定对食物中毒事故进行调查处理。调查工作应当由卫生行政部门2名以上卫生监督员依法进行。

对食物中毒或者疑似食物中毒事故隐瞒、谎报、拖延、阻挠报告的单位和个人,由县级以上人民政府卫生行政部门责令改正,并通报批评。对直接负责的主管人员和其他直接责任人员由卫生行政部门和其他有关部门依法给予行政处分。对造成严重食物中毒事故构成犯罪的或者有投毒等犯罪嫌疑的,移送司法机关处理。

二、托幼园所集体食物中毒的预防

托幼园所集体食物中毒的预防包括:

(1)搞好食品卫生监督和食堂卫生,禁止食用病死禽畜肉或其他变质肉类。醉虾、腌蟹等最好不吃。

(2)冷藏食品应保质、保鲜,动物食品食前应彻底加热煮透,隔餐剩菜食前也应充分加热。

(3)烹调时要生熟分开,避免交叉污染。

(4)腌腊罐头食品,食前应煮沸 6～10 分钟。

(5)禁止食用毒蕈、河豚等有毒动植物。

(6)炊事员、保育员有带菌者,应调离工作,待无菌后才可返回原工作岗位。

◆ 学生实训

实训地点:实训室

实训内容:

1. 将学生分成两组:一组学生随机扮演托幼园所食物中毒的人员;另一组学生根据自己的判断,使用相应的解决办法。

2. 按照《食物中毒事故处理办法》,为一所托幼园所制定一个《食物中毒事故处理管理制度》,全班一起讨论,之后请托幼园所管理人员帮助修改完善。

◆ 项目小结

本项目主要讨论六大营养素的功能、食物来源以及婴幼儿各大营养素的需要量。在六大营养素中,有三大产热营养素提供婴幼儿每天的能量,其中碳水化合物提供总热能的 50%～60%,脂肪提供总热能的 30%～35%,蛋白质提供总热能的 10%～15%。它们之间的比例为:碳水化合物:脂肪:蛋白质=11:6:3。在了解各大营养素的基础上,进一步了解不同种类食物中所含有的营养素。同时,本章通过案例又讨论了营养素缺乏会导致各种疾病,例如缺乏维生素 A 可能导致夜盲症,缺乏维生素 B_1 可能导致脚气病,缺乏维生素 B_2 可能导致口腔溃疡,缺乏维生素 C 可能导致败血症,缺乏维生素 D 可能导致佝偻病,缺乏铁可能导致缺铁性贫血等,因此要保证婴幼儿每天各类营养素的摄入量。阐述婴幼儿膳食的特点以及存在的问题,特别探讨了不同年龄阶段婴幼儿膳食的配置问题。通过举例的方法,重点探讨了带量食谱的编制工作以及托幼园所班级进餐的管理,在进餐前、进餐中、进餐后对教师的要求以及应该注意的问题。同时探讨了托幼园所食品的选购,在购买食物时应该在正规的单位购买,选择新鲜的食物,并且兼顾经济条件。

食物加工要减少营养素的损失,保留较多的营养素。避免有害物质的产生或去除有毒有害物质。食物储存要求采用冷藏、煮藏、干藏等方法,防止微生物侵入或抑制细菌生长繁殖,注意各种食物的储存方法。同时厨房要申请《卫生许可证》,工作面积合乎卫生要求,保持光线充足,空气流通。厨房用具的整洁与卫生,用具和餐具应及时清洗和消毒,垃圾和污物要及时处理。炊事人员定期进行体检,保持卫生。

◆ 项目测评

一、课后练习

(一)填空题

1. 三大产热营养素包括(　　　　　)(　　　　　)(　　　　　)

2. 脂类包括(　　　　　)(　　　　　)

3. 维生素包括(　　　　　)(　　　　　)

4. 水溶性维生素包括(　　　　　)(　　　　　)

5. 脂溶性维生素包括(　　　　　)(　　　　　)

6. 早餐、早点的热能约占总热能的(　　　　　)

7. 午餐、午点的热能约占总热能的(　　　　　)

8. 晚餐的热能约占总热能的(　　　　　)

9. 三大营养素供给热能比为(　　　　　)

10. 教师餐前(　　　　　)分钟开始进行准备工作

(二)选择题

1. 婴幼儿体内缺少维生素 A 容易导致(　　　)

　　A. 脚气病　　　　B. 败血病　　　　C. 佝偻病　　　　D. 夜盲症

2. 婴幼儿体内缺少维生素 B 容易导致(　　　)

　　A. 脚气病　　　　B. 败血病　　　　C. 佝偻病　　　　D. 夜盲症

3. 婴幼儿体内缺少维生素 C 容易导致(　　　)

　　A. 脚气病　　　　B. 败血病　　　　C. 佝偻病　　　　D. 夜盲症

4. 婴幼儿体内缺少维生素 D 容易导致(　　　)

　　A. 脚气病　　　　B. 败血病　　　　C. 佝偻病　　　　D. 夜盲症

5. (　　　)提供的热量最多。

　　A. 维生素　　　　　　　　　　B. 蛋白质

　　C. 脂肪　　　　　　　　　　　D. 碳水化合物

（三）判断题

1. 进餐时教师可以用比赛的方式催促孩子吃饭。 （ ）

2. 进餐前 30 分钟可以带孩子到户外做些运动,增加幼儿饭量。 （ ）

3. 幼儿盛多少饭就得吃多少,不能剩饭。 （ ）

4. 幼儿在吃饭时出现问题教师应立即解决。 （ ）

5. 教师在孩子吃饭的时候不宜聊天。 （ ）

6. 淘米次数越多越好。 （ ）

7. 煮粥时加些碱比较好吃,有营养。 （ ）

8. 蔬菜要先切后洗,这样营养素才不会流失。 （ ）

9. 制作食物油温要高一些,食物熟得比较快。 （ ）

10. 豆浆没有煮熟吃比较好,因为味道好。 （ ）

（四）简答题

1. 简述婴幼儿的膳食特点。

2. 简述 3～6 岁幼儿膳食的配置原则。

3. 简述带量食谱的编制步骤。

4. 简述食品选购的要求。

5. 简述食品加工的要求。

6. 简述食品储存的要求。

7. 简述厨房的卫生要求。

8. 简述炊事员的卫生要求。

二、课内外实训

1. 超市里有鲜奶、酸奶、牛奶、配方奶粉、强化钙铁锌的奶粉、奶酪等各种各样的奶制品,另外品牌不同、产地不同,价格也不同。分组查阅这些奶类的适宜人群,为家里的亲人挑选合适的奶类,其中要包括宝宝、父母、爷爷奶奶或姥姥姥爷,还有自己,并尝试说明为什么这样选择。

2. 把自己一天吃的食物种类记录下来,分析食物里所含有的营养素,并粗略评价自己一天的饮食是否合理。

3. 访谈托幼园所园长、保健医生,调查托幼园所在预防食物中毒方面做了哪些工作。分析存在的问题,提出改进的措施。访谈提纲:

（1）托幼园所一般在哪里选购食品?

（2）托幼园所对厨房的卫生有哪些方面的要求?

（3）托幼园所对炊事员有哪些卫生方面的要求?

（4）托幼园所是如何预防食物中毒的?

4. 学生以小组为单位,到 2 所托幼机构进行观察或见习,1 所公立、1 所民办,了解不同性质托幼园所的膳食卫生制度和要求,并做成 PPT 跟大家一起分享。

三、拓展练习

1. 将同学分成 6 组,每组介绍一种营养素,用简笔画的形式将营养素的食物来源表现出来,并在班级里展示。

2. 为家人制定一周的食谱。

四、实践测试

1. 小宁今年 5 岁了,最近妈妈发现小宁总喜欢吃一些奇怪的东西,不喜欢吃饭。请你分析小宁有可能缺哪种营养素,并提出解决的方法。

2. 请你分析大米里所含有的营养素。

3. 案例:

据《新京报》报道,2015 年 3 月 7 日,天津市一家私立幼儿园 140 余名儿童陆续出现高烧、腹痛、腹泻、呕吐等症状。截至 3 月 18 日,仍有 22 名患儿在儿童医院接受治疗。东丽区卫生局表示,事件确定为食物中毒,来源于幼儿晚餐中的蛋炒饭及洋白菜。现该幼儿园已被教育局责令停办。

思考:请分析哪些因素导致该机构幼儿食物中毒,如何避免。

安全篇

项目二

婴幼儿安全保护与教育

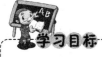

学习目标

- 明确托幼园所的安全管理制度;
- 了解各环节的安全管理注意事项;
- 掌握安全教育的途径和方法;
- 掌握如何防止婴幼儿被虐待以及如何帮助被虐待儿童;
- 解释教师如何帮助可能被虐待或被忽视的婴幼儿;
- 了解如何帮助可能遭受暴力伤害的婴幼儿。

模块一　托幼园所安全管理

任务导入

1. 将全班同学分成两组,第一组观察并访谈托幼园所老师及保健医生,了解该托幼园所安全教育包括哪些内容;第二组同学进入班级,收集一些托幼园所班级里面关于安全教育的课程内容及图片资料。

2. 两组同学都做成 PPT 与全班分享。

工作任务一　**婴幼儿安全管理与教育**

◆ **基础知识**

一、托幼机构安全管理的法律依据

中国政府十分重视托幼园所的安全管理工作,先后出台了一些法律法规,对幼儿园的安全工作进行规范。例如：

《幼儿园管理条例》第二章第七条规定：举办幼儿园必须将幼儿园设置在安全区域内，严禁在污染区和危险区内设置幼儿园。第八条规定：幼儿园的园舍和设施必须符合国家的卫生标准和安全标准。第三章第十九条规定：幼儿园应当建立安全防护制度，严禁在幼儿园内设置威胁幼儿安全的危险建筑物和设施，严禁使用有毒、有害物质制作教具、玩具。

2016年3月1日，教育部颁布了新修订的《幼儿园工作规程》，以强化安全管理。专设《幼儿园的安全》一章，明确要求幼儿园要建立健全设备设施、食品药品以及与幼儿活动相关的各项安全防护和检查制度，建立安全责任制和应急预案。在《幼儿园的卫生保健》一章中，对建立与幼儿身心健康相关的一系列卫生保健制度作了明确规定。

《幼儿园教育指导纲要（试行）》明确指出："幼儿园必须把保护幼儿的生命和促进幼儿的健康放在工作的首位。"

《中小学幼儿园安全管理办法》中指出："构建学校安全工作保障体系，全面落实安全工作责任制和事故责任追究制，保障学校安全工作规范、有序进行。"

2010年1月21日国务院《关于当前发展学前教育的若干意见》（即国十条）指出，强化幼儿园安全监管，强调健全各项安全管理制度和安全责任制，建立全覆盖的幼儿园安全防护体系。

二、托幼园所安全事故的种类及原因分析

"安全"是托幼园所的基本工作，再细小的"安全工作"在幼小的孩子面前也应是精益求精的，因为安全事故发生以后，它的破坏性很大，不可修复，不可逆转。随着社会的发展，儿童伤害事故成为全社会关注的焦点，主要可以分为以下几大类：第一类为拐骗、绑架、恶意报复、暴力事件；第二类为意外伤害事故；第三类为公共卫生事件，包括火灾、校车、虐童、暴力。

3～6岁是幼儿发生意外伤害的高发期。意外伤害在全球范围内成为儿童以及青少年第一或第二死因，而死亡仅是冰山一角，还有大量因意外伤害致伤、致残的人群。

幼儿发生意外伤害事故的年龄特点：最高是4岁年龄组，其次是3岁年龄组，第三是2岁年龄组。幼儿发生意外伤害事故的性别特点：男孩高于女孩（图2-1）。幼儿发生意外伤害事故的地区特点：农村高于城市。幼儿发生意外伤害事故的护理方式特点为：集体高于散居。

做好托幼园所安全工作，首先要找到危险源，即安全隐患。危险源是可能导致人身伤害和（或）健康损害的根源、状态或行为，或其组合。危险源辨识是识别危险源的存在并确定其特性的过程。幼儿教育工作相关人员以及家长应该弄清楚在哪些场所、哪些环节会出现哪些方面的安全问题。再细微的"隐患"在幼儿的安危面前都是成倍放大的。

找到危险源,目的就是对一些安全隐患做到心知肚明,胸中有数。导致托幼园所事故发生的危险源有很多,包括人的不安全行为、物的不安全状态、不良的环境。

托幼园所的安全制度是对教工和幼儿的行为进行规范的制度,因为它涉及每一个幼儿的安全与健康。因此建立切实可行的安全管理制度非常重要。解决托幼园所的安全问题,需要建立良好的安全管理制度,对教师、保育员和幼儿以及家长的行为进行规范,对幼儿进行安全教育,创建安全的托幼园所环境。托幼园所常常给幼儿

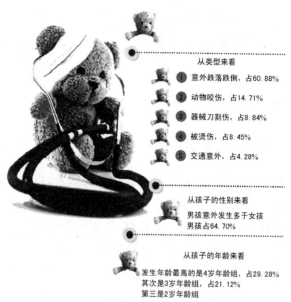

从类型来看
① 意外跌落跌倒,占60.88%
② 动物咬伤,占14.71%
③ 器械刀割伤,占8.84%
④ 被烫伤,占8.45%
⑤ 交通意外,占4.28%

从孩子的性别来看
男孩意外发生多于女孩
男孩占64.70%

从孩子的年龄来看
发生年龄最高的是4岁年龄组,占29.28%
其次是3岁年龄组,占21.12%
第三是2岁年龄组

图 2-1 7 岁以下儿童意外伤害的分类特点

制定各种条条框框,禁止他们做很多事情,束缚了他们的手脚,限制了他们的发展。但是如果规范得合理,这些制度却能够促进幼儿的合作游戏、自由游戏,并能够教会幼儿如何安全地使用游戏设施。

世界上没有放之四海而皆准的规章制度,每个托幼园所必须按照实际情况制定适宜的规章制度和行为准则。

三、托幼园所各环节安全管理

幼儿教师应该对婴幼儿的安全进行管理。有效的管理能够减少意外伤害事故的发生,让幼儿对托幼园所产生安全感。幼儿教师必须深入了解托幼园所安全管理的概念、内容及意义,能够在特殊事件发生的时候采取妥善措施,逐渐提高安全管理水平。

集体环境中的婴幼儿安全管理要求教师提前进行规划,并在实施过程中保持一致性和一贯性。托幼园所班级中的教师应该密切合作照顾好婴幼儿,明确每一名幼儿教师的责任,确保每一位教师都全身心地投入幼儿教育工作中。

教师需要专注地观察并管理婴幼儿,这一点是保障婴幼儿安全的关键。针对不同年龄段的婴幼儿应该使用不同的健康观察原则。对于婴儿和学步儿,教师要保证随时能够看到并听到他们的声音;对于3～4岁幼儿,暂时听不到他们的声音是可以的;在安全的环境中,如果教师经常查看,短时间内看不到5岁幼儿或者听不到他们的声音也是可以的。

教师必须时刻保持警觉,保证所有儿童在自己视线范围之内,注意听所有正在进行游戏的儿童的声音。教师需要知道自己处于哪个位置才能看到或听到所有儿童。教师可以站在或者坐在能够看见多数幼儿的位置;处于能看见通往户外门的位置,防止幼儿走到户

外;教师应该不断扫视整个环境,了解所有幼儿的动向;定期巡视班级,不断变换位置。

幼儿教师除了用看和听的方法时刻注意婴幼儿的位置和动向,还要对婴幼儿在各个环节中的安全进行管理。

◆ 实践操作

一、招生环节的安全

托幼园所在招生时应该让家长填表,以便了解婴幼儿的各方面信息,了解该婴幼儿是否有特殊的安全需求,以保证孩子在托幼园所的各方面安全。家长填写的表格有助于教师了解儿童的各方面信息,保证其能够在园安全生活和游戏。

教师应学习绘制托幼园所招生安全信息采集表,了解幼儿基本信息、父母联系方式以及在园需要注意的特殊事项,详见表2-1。

表2-1 托幼园所招生安全信息采集表

托幼园所名称　　　　　　　　　　　　　　　　　　　　　　　　　年 月 日

姓　名		性别		出生年月	
身份证号码				健康状况	
户口所在地					
家庭住址					
就读计划		年　月　至　　年　月			
监护人联系信息					
	父　亲			母　亲	
姓　名					
工作单位					
联系电话					
电子邮件					
紧急联系人 (在当地居住的非家庭成员)	姓　名				
	地　址				
	联系电话				
第二紧急联系人 (包括家庭成员或朋友,以便在当地通信瘫痪时有远方的亲朋可以取得联系)	姓　名				
	地　址				
	联系电话				

续表 2-1

不许接走儿童的人的姓名			
儿童免疫记录			
特殊注意事项（食物过敏，出于宗教、文化或者家庭原因的其他限制）			
已确诊或者怀疑的疾病			
有助于儿童适应在园生活的信息	最喜欢的玩具或游戏		
	儿童一日常规词汇		
	儿童兄弟姐妹或者好友的名字		
	安抚儿童的有效措施		
家长签字		登记情况	
备　注			

教师还应该指导家庭注意婴幼儿在园安全。在婴幼儿正式入园之前，例如在托幼园所开放日的时候，托幼园所教师可以向家长介绍托幼园所的安全措施及制度，帮助家长理解它们对于幼儿安全的重要作用。教师可以与家长自然地交流安全的话题，例如，当幼儿和家长走进教室参观的时候，可以告诉幼儿与班级其他成员待在一起能够保证安全。走到洗手间的时候介绍如何在如厕的环节洗手，以及如何在洗手盆附近小心行走，以防滑倒。在参观户外游戏场地的时候可以介绍使用秋千和滑梯的安全规定。还可以趁此机会向家长讲解如何根据天气为幼儿选合适的衣服和舒适的鞋子，家长也可以带一双靴子，让他们在户外玩耍时更舒适、更安全。

二、到园环节的安全

在幼儿到园时，托幼园所保安应该在规定时间内准时到岗执勤。保安应正式着装并配备必要装备，呈立正姿势站立于托幼园所门口，注意观察周围情况，防止闲杂人员进园。入园时间结束后，安保人员应该按时锁好托幼园所大门，避免闲杂人员进入托幼园所。

值班行政人员及校园护卫队成员在规定时间内也应准时到岗，佩戴醒目标志在托幼园所大门内外及路口执勤，加强巡视及疏通家长车辆，确保托幼园所门口道路畅通。

保健教师应该在规定时间内准时到岗，提前准备好晨检物品（酒精棉、体温计等），热情接待幼儿,严格做到"一摸、二看、三问、四查",对有发热、红眼、手足口等传染病的幼儿,严格按新《规程》的要求操作,填写《晨检记录》。疑有疾病或传染病迹象的幼儿,保教人员和保健教师应立即让家长带其离园。家长所带药品应当面交给保健教师并详细填写《服药记录》,让家长签字,日期要详细到某月某日某时某分。

主班教师应按时到岗,进入工作状态。一位教师在活动室门口迎接入园婴幼儿,另一位教师负责室内婴幼儿安全并组织游戏活动。家长务必把婴幼儿送到本班教师手中。主班教师按要求和家长当面交接婴幼儿,以卡换人,切实注意不带孩子的人,要询问并阻止其进园和教学楼。主班教师应提醒家长检查婴幼儿所带物品,并亲自检查,切实防止将小刀、小玩具等较小物品带入班内。检查婴幼儿指甲、着装是否存在安全隐患。主班教师应做好晨午检工作,请假的婴幼儿不能画线,要注明病假或事假。病假的,在晨午检记录表反面另外登记。规定入园时间半小时后清点人数,做好人数清点和缺课追踪记录。教师要做好二次晨检,看幼儿有无异常情况。

负责打水的教师打水时注意避开婴幼儿活动高峰,出开水房时应及时插上开水房门插销并挂锁,提水时注意和婴幼儿保持一定距离,暖水瓶在班内不存开水,防止烫伤婴幼儿。教室内婴幼儿饮水用的保温桶外应加安全设施,以防止烫伤孩子。幼儿饮水桶内放适宜饮用的温水,不要放热水。

三、晨间锻炼的安全

幼儿入园之前,托幼园所负责人员要认真检查活动场地及体育设施、设备,用配比好的消毒水擦拭大型玩具。

活动前,教师要清点幼儿人数,检查幼儿衣物、鞋子安全。根据活动安排表准备足够数量的活动器材。教师和保育员要检查活动设备及场地安全,排除各种安全隐患。活动中,两位教师及保育员应合理分散站立,确保每一位幼儿都在教师的视线范围内,以保证幼儿的安全。教师严禁聚集聊天,应密切观察幼儿,适时帮助幼儿增减衣物,及时处理异常情况。

教师要融入幼儿锻炼活动中,及时对幼儿进行情绪与行为的引导,关注幼儿的运动量(运动密度与运动强度),并适时给予调整。建立良好的晨间锻炼常规,把握活动的相对稳定性与灵活性,保证游戏的丰富性和多样性。活动后,教师要适时帮助幼儿增减衣物,整理场地、器械,帮助幼儿擦拭头部、背部的汗,提醒幼儿喝水。

四、进餐环节的安全

教师在用餐前不组织幼儿进行剧烈活动,饭后半小时不做剧烈运动,不攀爬大型玩具设备。保育教师饭前按标准擦桌子及餐车,热稀饭等要放到安全地方,以免烫伤幼儿。教师取拿饭菜前,要用流动水和肥皂洗净双手。保教人员提前检查幼儿的食品有无变质问题。所有餐具应放在备餐桌上或饭架上,不要直接放在地上。饭菜分开盛放,有刺、有骨头的菜不与其他菜混放在一起,以免发生意外。观察婴幼儿的进餐情况,添饭不能过满,掌握少盛多添,随分随吃的原则。培养幼儿良好的饮食习惯,不让幼儿吃汤泡饭,吃泡饭会增加胃肠负担,不利于消化。保教人员到幼儿座位上给幼儿盛汤时,禁止从幼儿头顶、身体上方传饭。中、大班幼儿可以自己端饭,但不能端汤,小班幼儿必须由保教人员打好、端好。幼儿进餐期间教师不得离岗,保育员要等最后一名幼儿吃完饭才能开始做清洁工作。关注食物过敏的幼儿,把过敏幼儿名单张贴在本班醒目位置,进餐前对照调整。教会幼儿去除骨头、鱼刺的方法,防止扎伤咽部。教会幼儿尝试饭菜温度的方法。进餐时保持安静,不催促、硬塞;哭闹、咳嗽时不能强迫幼儿进食。幼儿进餐时不打闹、不玩勺、筷子等用具,更不能将筷子、勺子置于口中走动和打闹,以防跌倒受伤。不要让吃饭慢的幼儿最后站着吃或站在活动室外吃,这样不尊重儿童,会对儿童形成心理压力。

吃餐点时,豆浆、牛奶、开水等要待温度适宜后放到班级安全地方,以防烫伤幼儿。幼儿吃点心时要用点心盘盛点心(饼干等)。

五、散步环节的安全

教师可以在饭后组织幼儿散步或进行安静的活动,每次保证 10～20 分钟时间。教师可以利用这个机会带领幼儿放松身心,交流谈话,开展随机教育。在散步过程中,教育幼儿不推搡他人,不奔跑、追逐。教师必须面向幼儿,匀速前进,不可背对幼儿,将幼儿丢在身后。教师可以两只手拉着排头的幼儿,面对着幼儿倒退着走,这样教师就可以看到所有的孩子,照顾到每一位幼儿。另外,教师可以把掌控散步目的地和路线的权力交给幼儿,教师站在队伍的后面或者旁边,扮演引导的角色并及时调整。这样的"跟走"方式可以使教师更好地贴近幼儿,并根据他们的表现及时做出反馈,例如,队伍中有人掉队,或者"小火车"出现断节了,教师可以马上帮助这些孩子迅速跟上。

六、午睡、起床环节的安全

婴幼儿午睡前,保教人员应对寝室进行安全检查,确保无安全隐患。做好婴幼儿午睡前寝室环境的准备工作,做到空气清新,温度适宜。根据季节掌握通风及寝室气温情况。秋、冬、春季穿脱衣服及入睡中应避免冷风直吹婴幼儿,婴幼儿脱衣时要注意关窗保暖。组织婴幼儿如厕后安静入寝室。

教师应该每天对婴幼儿进行午检,摸额头、看嗓子,手足口传染病高发期间增加查看婴幼儿双手的次数。检查幼儿是否带危险物品、玩具进入寝室。检查幼儿口中有无含留食物。教师应该教育幼儿睡前不在床上打闹,以防从床上摔下。

值班教师不得离开寝室,每 15 分钟巡视检查一遍,巡回观察幼儿睡眠情况,纠正幼儿不良睡眠姿势。教育幼儿不用嘴咬被角,不蒙头睡觉,不趴着睡。及时发现问题并快速应对突发事件。注意对个别婴幼儿的关注,如多尿、患病、体弱、难以入睡的婴幼儿等要个别照料。教师可在多汗的婴幼儿背部垫上干毛巾,汗湿的毛巾要及时更换。把有抽风史、心脏病史等的孩子安置在容易看到的地方,密切关注其身体状况。教师应该注意服药婴幼儿的状况,入睡前对服药婴幼儿测试体温并做好记录。

严格执行婴幼儿午睡时教师巡查制度,托幼园所行政人员对全园午睡情况每 30 分钟巡查一次,并做好记录。发现异常应及时处理并上报保健室和园长室。

幼儿起床时,教师要指导幼儿穿好衣服,告诉他们在系好鞋带前不能跑动。起床后教师要看护好已经穿好衣服离开寝室的幼儿。

七、如厕、盥洗环节的安全

每班必须保证至少有一名教师或保育员在盥洗室内或者门口组织指导幼儿盥洗,发现异常情况及时处理。引导幼儿注意盥洗和如厕的安全,教育幼儿不推挤、不打闹、不争抢,防止滑倒。随时检查幼儿衣着、鞋子的情况,防止绊倒。教育幼儿洗脸时闭紧双眼,防止皂液、污水进入眼睛。盥洗室地面应时刻保持干燥,无积水,防止幼儿滑倒摔伤。将洗洁精、消毒液放置在幼儿拿不到的地方,以防损伤幼儿皮肤或误食中毒。

八、喝水环节的安全

教会幼儿判断饮用水温度的方法,先接凉水,再接热水。教育幼儿喝水时不打闹,不跑动,以防呛水。

九、教学活动、区域活动的安全

教师应认真制定详细的教育教学活动方案,并做好充分准备。活动前根据活动类型设置便于幼儿操作与交流的桌椅位置。教具、学具使用前应检查是否完好,并指导幼儿规范使用。活动前后要清点人数,做好记录,并与上次清点人数作比较,发现问题应及时处理。活动前同时做好缺课人员追踪记录,追踪表上要写上措施,如生病的幼儿要注明住院、打针、输液等具体情况;有事没来的婴幼儿应注明联系电话或家长请假等详细信息,上、下午要分开写,写清楚。严禁因一些特殊原因使个别婴幼儿离开教师的视线;严禁教师因拿取教具或其他原因出现空岗现象。集体教学活动中,如有个别婴幼儿有特殊需求或出现特殊状况(比如上厕所、喝水、发烧、尿裤子等),主班教师应请副班教师或保育员跟随照看,协助处理。活动过程中注意稳定婴幼儿情绪,避免出现无秩序的情形。

婴幼儿的操作材料必须清洁无毒、安全。家庭和托幼园所共同收集的自然物、废旧材料、半成品等作为游戏活动的材料应当具有教育意义并符合安全、卫生要求。活动前,教师要结合幼儿的年龄特点和操作材料的特性,采取多种形式对幼儿进行安全教育,防止意外事故的发生。教育幼儿不要将较小的操作材料等放入耳、鼻、口中。随时注意检查托幼园所所用物品,发现有锯齿状、带尖、带刺等物品要及时提醒并消除。教学活动中如需使用剪刀,应先向幼儿提出使用剪刀的注意事项。使用带尖头的铅笔或其他东西时,要及时提出注意事项,防止戳伤自己或他人。

教师要参与区域活动指导,在区域活动前要和幼儿商讨游戏的注意事项和规则,如需到专用活动室或其他场地,需要有相关教师带领。教师要看护好各个区域的幼儿,特别是在走廊游戏的幼儿。指导幼儿分类收拾玩具,整理场地,培养初步的秩序感和责任感。提醒幼儿正确运用玩具,注意安全保护。教师应合理组织各项活动,引导幼儿与伙伴共同分享,避免发生争抢、拥挤等情况。电接线板应放置在幼儿触摸不到的地方。教育幼儿不登、爬桌椅,不从高处向下跳,不做危险的动作。

十、户外活动环节的安全

户外活动前,教师应该检查场地、器械、活动材料的安全情况,清理场地上的危险物品。提醒并帮助幼儿整理好服装,特别注意系好扣子和鞋带。组织活动要有序,讲清活动要求及注意事项,提醒幼儿在活动中遵守游戏、活动规则,不能放任幼儿四处奔跑。对幼儿进行安全防范意识的教育,让他们不拉拽对方的胳膊,不乱投石块,不多人牵手跑动。组织幼儿玩大型玩具时,主班和副班要成对角线站位,密切关注所有幼儿,及时纠正幼儿不正确的玩法。及时帮助幼儿解决活动中出现的不安全因素。户外自由活动时,教师要站在孩子活动群的外围。严禁教师聚在一起闲谈、议事而忽视幼儿的安全。保教人员要保证所有幼儿在自己视野中,防止走失等。及时提醒和帮助幼儿根据气温随时增减衣服。观察到情绪有异常的幼儿时,要及时询问并采取相应的措施。活动结束时,主班教师要对大型玩具和活动场地进行检查,清点人数,做好记录,并与上次清点人数作比较,确保不遗留幼儿。发现问题应及时处理。教师要组织幼儿将材料放回原处,幼儿搬不动的,可由副班教师将活动材料放回原处。

组织大型活动(人数较多、外出活动、集体参观等)时,安全问题也应该放在首要地位。外出游玩活动总是令幼儿兴奋不已,能使他们获得难忘的教育经历,然而外出游玩活动给幼儿及其所在园所都增加了危险系数,因此,托幼园所应该制订周密的安全计划以及预警机制。

托幼园所应该准备书面的活动组织程序和步骤,要报请园领导或上级主管部门审批后才能组织进行。组织幼儿外出活动时,要选择安全保障设施齐备的地方或场所,应先派相关人员进行实地考察,确认无安全隐患后方可活动。教师要向幼儿交代清楚安全要求,活动过程中要照顾好全体幼儿,随时清点人数,确保幼儿的安全。每次外出活动都应该事先通知每个幼儿家长,并事先获得家长的书面认可。通知中应该说明目的地、出发以及返回托幼园所时间。随团人员中至少应该有一位保教人员受过急救和心肺复苏培训。急救包和手机应该随身携带。每个幼儿身上可以挂一个写有托幼园所名称和电话的小牌子,但不要写幼儿的姓名,以防坏人叫出幼儿的名字,引诱他们离开团队。教师要随身携带全体幼儿的紧急联系信息表,包括家长的联系电话、急救服务的电话(如救护车、火警)。在外出之前应该组织全体教师对外出活动流程及注意事项进行讨论。

十一、服药环节的安全

婴幼儿带药应由家长填写服药单(标注儿童姓名、性别、班级、服药日期、药品名称及剂量、服药时间、服药次数、注意事项、家长签字)。

保健医生或教师给幼儿服药时应做到"三查"(服药前查、服药时查、服药后查)、"五核对"(核对姓名、核对药名、核对时间、核对剂量、核对用法)、"二注意"(注意用药后反应、注意交接幼儿用药填写清楚)、"一清空"(每天清空药箱)。按照正确方法给幼儿喂药,避免误入气管造成严重后果,做好服药登记。服药袋、药瓶、服药登记条保留三天。药品应妥善存放,不让婴幼儿随便拿取到。按照新《规程》,未经监护人委托或者同意,幼儿园不得给婴幼儿用药。特别要注意的是,教师的个人药品不得带入班内。

十二、离园环节的安全

幼儿离园的时候,园内行政人员和相关教师应按时到达指定区域维持离园秩序;保安及门卫应按要求做好幼儿离园的相关工作,确保离园工作安全、有序。离园前10分钟应清点人数,做好记录。逐一检查幼儿的衣服、鞋子是否整齐。离园前检查幼儿身体情况,及时与家长沟通。两位教师要分工明确,一位教师组织婴幼儿活动时,另一位教师可以接待家长。

离园时,教师应组织幼儿排好队,严格按照要求凭接送卡交接幼儿,做到既认卡又认人,主班教师要亲自将班级每一位幼儿交到家长手里,确保交接安全。忘带卡的家长等到本班大部分孩子离园后,再让孩子确认并经家长签字,主班教师签字后方可放走幼儿,时间注明上、下午;代接幼儿的情况发生时,必须与家长联系确认并经幼儿确认(问孩子这个人是谁)后方可领走,代接幼儿且没带卡的情况更要特别注意做好确认工作,同时落实好签字手续。其他人长期代接的要有婴幼儿家长的书面资料,如《代接、代送委托书》,一份留园,一份班级保留。中途来接婴幼儿的,要让家长电话联系班主任或主班教师,确认后,由副班教师送至大门口,按手续交接,主班教师要在人数清点中特别注明,时间精确到分钟,做到有据可查,严禁冒领现象发生。

教育幼儿上下楼靠右行,不从楼梯扶手上往下滑。保教人员要一前一后看护好幼儿。教育幼儿耐心等待家长,不跟陌生人离园。密切关注每一个幼儿,防止幼儿自行离园、走失。离园时,由于幼儿和家长过于密集,告诉家长尽可能在接到幼儿后尽快离园。教师与家长约谈要有计划,接孩子高峰不与家长约谈。对家长和幼儿做好接送安全教育。教师或者保育员下班前要关好门窗,关闭所有电源(消毒灯开关除外)。护园队做好清园工作,巡查园内各班级、操场,发现安全隐患应及时汇报并排除。

表 2-2　入园和离园环节家长签字表

幼儿姓名	星期一,5 月 28 日		家长签字
	到园时间	离园时间	
李思宜	7:45	17:25	
王雨涵	7:52	17:35	

十三、留园环节的安全

留园值班教师应按时到达留园班值班。主班教师要将留园幼儿送到留园班,与值班教师做好交接工作。主班教师对离园后未按时接走的幼儿,要留下家长的联系方式,与接班教师认真做好交接。接班教师一定要核准接收幼儿人数,并在《留园值班记录》上填好交接时间、班级、教师姓名及幼儿姓名等信息。落实好签字手续,没有幼儿需要交接的,也要签字,在交接人数栏填上"0"。

值班教师要严密注视幼儿,防止幼儿走失。值班教师要有序组织幼儿开展活动,安抚有焦虑情绪的孩子。值班教师应仔细询问接孩子的家长,确认后,请家长在《留园值班记录》上签字。等最后一个孩子安全离园,值班教师整理好留园班方可下班。

十四、其他安全事项

(1) 教师要有"防患于未然"的安全意识和高度的责任感,多观察,善发现,发现隐患或问题自己能处理的要及时处理,自己不能处理的要及时上报。要随时关注所有孩子,随机进行安全教育。对问题要有预见性,如大风时关好门,教育幼儿进门、如厕时,在拐角处不跑不跳,防止撞伤等。

(2) 严禁体罚和变相体罚幼儿。要加强职业道德修养,关爱每一个孩子,尤其是有特殊教育需要的幼儿。

(3) 要妥善处理与家长的关系。密切关注特殊家庭的孩子。

(4) 上班时间不做与工作无关的事情(如聊家常、上网闲聊等),不串岗,不会客,特殊情况来人访问一律安排到门岗,一般不能领进教学楼。

(5) 主班教师负责并严格管理补卡手续,严防出现一个孩子两张卡的现象。

(6) 遵照幼儿园卫生和消毒制度,做好饮用水设备、玩具、各种物品的消毒卫生工作。

(7) 有意外发生时,主班教师和副班教师应根据情况迅速作出处理,报告园领导或送医院处理,主班教师要根据情况及时通知幼儿家长,事后要有"事故调研和分析记录"。

(8) 下雪及结冰天气要做好防滑措施,以防滑倒。

（9）教职工应熟知托幼园所常见事故急救与处理流程。

（10）每班每月要进行一次安全隐患检查；托幼园所每月要进行一次安全隐患检查；发现隐患立即解决。

（11）各班级每学期制订幼儿安全教育计划，对幼儿进行安全教育，让幼儿学会自救和逃生的常识。

（12）全园每学期都要组织幼儿进行逃生演习训练，给幼儿示范正确的逃生方法。

（13）托幼园所每年应该与班级人员层层签订安全目标责任书。

十五、出缺勤的安全管理

对婴幼儿出缺勤进行记录是托幼园所安全常规管理的一部分内容。教师需要在婴幼儿到园之后记录到园人数，以及因各种原因中途离园的人数。教师在与婴幼儿接触的每一天都应该随时清点婴幼儿人数，以确保所有出勤的幼儿都在活动现场。幼儿从托幼园所一个活动场地到另外的活动场地之时，更要注意清点人数。例如，从教室到户外活动场地，或者在外出游玩时下车之后都要清点人数。

婴幼儿如果有事无法上幼儿园，家长应该提前告知教师。如果因为疾病或者其他预料不到的原因不能到园，要通过电话、短信、电子邮件或者其方式告知教师。了解婴幼儿缺席的原因有助于教师了解传染病的传播情况，提醒其他教师潜在的安全问题。

如果有婴幼儿缺勤，家长却没有通知教师，教师应该给家长打电话询问缺席原因。如果多个幼儿因为疾病缺席，教师应该加强消毒，或者采取其他预防措施防止传染病的传播。

教师应该特别留意中途离园的婴幼儿。托幼园所经常会有婴幼儿迟到或者早退的现象，例如有的孩子要去看病，可能中途才来托幼园所；或者因为参加一些培训、演出以及其他活动等等会暂时离开班级，教师都应该加强出缺勤记录。教师可以把出勤婴幼儿的数量写在黑板上，以便于随时清点婴幼儿的数量。

十六、来访者的安全

来访者（客人）能够给婴幼儿和老师带来帮助或者特殊的技能，但是他们也可能会打破托幼园所的安全常规，因此教师需要对来访者进行管理。教师要向来访者说明他们的角色、责任以及教室里的安全常规。教师也要把来访者介绍给婴幼儿，向他们说明这是老师许可进入教室的陌生人，他们是班级的临时成员。教师最好能给来访者分配具体的工作，例如陪孩子们剪纸、讲故事等。他们可能是志愿者、来听课或者观察婴幼儿的研究者，也可能是实习生。但是永远不要让来访者独自与婴幼儿接触，教师应该一直监督他们与婴幼儿之间的互动。

有的时候，托幼园所也可能出现可疑的陌生人，教师应该主动询问其进园的目的，如果发现其目的不纯，或者没有正当理由，应该及时请他离开。如果教师需要帮助，可以叫保安、其他教师或者园长。

◆ **学生实训**

实训地点：托幼园所

实训内容：

1. 去托幼园所实地参与幼儿到园、离园环节的组织接待工作，结合本书内容，列出幼儿到园环节安全注意事项。

2. 选择一所托幼园所，参加一次托幼园所的大型户外活动方案的设计与组织工作，了解注意事项。自己为托幼园所设计一次大型户外活动方案，列出注意事项。

模块二　托幼园所环境安全

任务导入

1. 学生 3 人一组，把托幼园所环境安全的各个因素整理成一个表格，进入一个托幼园所进行调查，边调查边填写表格，了解该托幼园所的环境安全哪里做得好，哪里还需要改进。

2. 如果托幼园所允许可以拍摄一些照片，回到课堂与班级同学进行讨论。

工作任务二　环境、设备安全

◆ **实践操作**

安全的托幼园所环境能够减少教师的紧张感。没有潜在危险的教育环境和活动场地能够使教师集中精力组织活动，鼓励儿童积极进行游戏，更好地监护婴幼儿。在托幼园所为儿童创设安全的环境能够从根本上减少事故发生的可能，因此托幼园所在建筑、环境设计以及购买设施的时候都要充分考虑婴幼儿的安全。

（1）大门、楼梯口应有适当的缓冲空间，并注意是否有逃生方向指示标志，所有路径是否通畅无阻；路径上的设施，如扶手等是否已固定、不易松动或倾倒。

（2）室内通风应保持良好，若设置空调，应有换气装置，以保持室内空气对流。

（3）电容量应满足设备所需负荷，避免因负载不足造成断电或走火，在这方面可请专业技师代为评估设计。

（4）设置有效的消防器材及火灾预警装置。

（5）建材规格良好，可减少破损及腐坏；地面铺设应平顺且防滑；防水层施工良好可延长建筑寿命，减少维修频率。

（6）由于自来水系统的主要运输管线已由主管机关不断汰旧换新，而饮水品质问题往往发生在支线、蓄水池及建筑物本身的水管，故应定期清理蓄水池及饮水机，减少水污染的可能。

（7）游戏空间地面及设施应符合安全标准，并与四周围墙、花台、路肩保持安全距离。

（8）室内地面要防滑，最好采用木地板，户外活动场地要平整。

（9）幼儿出入的门应向外开，不宜装弹簧；应在门缝处加塑料或橡皮垫，以免夹伤手指、脚趾。

（10）窗户、阳台、楼梯应有栏杆，栏杆应采用直栏，高度不低于1.1米，栅栏间距不大于11厘米，中间不设横向栏杆，以免幼儿攀登。

（11）活动场所应有安全通道和出入口，应有消防灭火装置和报警装置。

（12）托幼园所房舍应远离马路、江河、危险品仓库、加油站等，以免发生车祸、溺水等。

（13）裸露的金属薄板设备（例如，游戏场地的滑梯和平台、下水道盖子、黑色的或者吸热的材料覆盖的表面）会造成严重烫伤，这些薄板设备对于那些可能会被"凝固"或者"粘"在高温物体表面的学步儿来说尤其危险。

（14）所有柱、墙、门及家具应采用圆角或斜角设计，以免跌伤和发生碰伤。家具应该靠墙摆放，否则容易倒下来砸伤幼儿。

（15）幼儿用床应有床栏。

（16）冬天使用的烤火炉应具备安全设施，如烟囱、通风窗等，同时注意烟囱接头是否漏气，并定期清扫，以防堵塞而引起煤气中毒。炉子旁应有护栏，暖气应加防护罩，以免烫伤婴幼儿。

（17）室内电器插座应安装在婴幼儿摸不到的地方（要放在1.7米以上的地方），使用拉线开关或用插座绝缘保护罩，电线应用暗线，以免婴幼儿接触。要经常检查电器、电线是否漏电。

（18）热水瓶、热锅、家用电器、火柴、打火机、剪刀等应放置在婴幼儿接触不到的地方，以免发生烫伤、触电、割伤。

（19）沙箱内应尽量使用幼儿专用玩具沙。建筑用沙里面可能含有有害物质，例如石棉，因此不宜给幼儿使用。户外沙箱下面要有下水通道，避免积水。托幼园所每天要清理沙箱，检查里面是否有蜘蛛、石块、小棍、昆虫以及尖锐的物品。在用完沙箱之后，应尽一切可能将其覆盖住，否则在儿童玩沙之前要检查里面是否有动物粪便。要经常清扫沙箱外的地面,特别是过道,以防止幼儿滑倒。

(20)托幼园所的游泳池或者戏水池能够为户外游戏区增加很多乐趣,然而它们需要格外小心地监管,要特别注意安全和卫生问题。每个教师都应该熟悉涉水安全的程序以及急救程序,班级中至少应有一名教师具有心肺复苏技术证书。在任何特定时间都要限制涉水活动儿童的数量,这样能提高教师的看护能力,提高安全系数。无论在何种涉水游戏中,都不应该在无成人看护的情况下让幼儿玩水,包括喷壶、戏水池、水箱、水坑、水沟、喷泉、水桶,或者厕所。水池、地下水管道、水沟的地面出口均应加盖,以免幼儿失足落入。

(21)在幼儿游泳之前要对游泳池内的水进行消毒,以预防疾病的传播。游泳池用品商店能够买到价格低廉的水质量检测剂。永久性的游泳池和天然的水塘要有围栏,并且要安装自动上锁大门。大门报警器、游泳池安全罩、运动警报器以及漂浮设备和救援设备都有利于减少溺水事故的发生。不要把婴幼儿独自或者在无人监管状态下留在水域附近,哪怕是一分钟也不可以。

(22)托幼园所宜种植无飞毛、无刺、无落果的植物。能致生命危险的植物有:夹竹桃、大花曼陀罗的花蜜和种子、紫荆花及叶、瑞香的浆果、一串红的花束、圣诞红的树枝、苹果的树叶和大剂量种子、一品红全株、鸡蛋花的汁液、马铃薯的绿色表皮、龙葵的绿色果实、马缨丹的绿色果实、苏铁的种子、水芋的全株;会引起某些严重疾病或是导致一时或一生痛苦的植物有:常春藤的全株(尤其是其浆果)、八仙花的花朵、枇杷的大量种子、水仙花的花和叶(尤其是其球茎)、软枝黄蝉的果实、马蹄莲的叶子、家菊的全株、万年青的叶子、风信子的全株(尤其是其球茎)、郁金香的花朵、月季花的花朵、冬珊瑚的果汁。此外,向日葵的全株、铁线莲的全株、彩叶芋的全株、凌霄花的花粉、含羞草的叶子及麒麟花的树叶等,都会引起皮炎或水疱。百合花、兰花、菊花、夜来香、松柏类的香味,久闻也会引起眩晕、失眠或亢奋、头痛等现象。

(23)有些托幼园所为了提高幼儿对科学探究的兴趣,培养幼儿爱护动物、保护动物的精神,饲养一些小动物作为宠物。但是托幼园所要注意宠物和幼儿的双重安全问题,确保宠物没有疾病。长有尖嘴的鸟类以及能够把沙门氏菌传染给人的动物都不应该在托幼园所中饲养,例如乌龟、青蛙、蜥蜴、小鸡等。宠物旁边应该张贴喂养宠物的规则。还应该防止那些过于调皮的孩子因用力过度而误伤小动物。幼儿在教室、动物园或者宠物农场触摸动物之后要认真洗手,因为动物常常是传染病的携带者。被宠物咬伤后要及时报告教师或者家长,如果需要注射疫苗,应立即就医。

教师应该说明与宠物互动的规则。例如,让幼儿围成一个圆圈坐在地板上,教师宣布具体规则,当幼儿知道这样的规则后,才能够保证幼儿和小动物的安全。

(24)噪音能够给婴幼儿造成压力、使人听力丧失、精神失常,带来心血管疾病和学习成绩下降低等危害,长期处在噪音环境中会造成耳朵内部和中枢神经系统的永久性损伤。为减少噪音污染，可以在室内安装反声材料（例如高反射的瓦、墙、天花板）和吸音材料（如地毯、挂布、音响材料），安装隔声围墙、密封缝隙或缺口来减少噪音。为避免户外噪音，要把托幼园所设置在远离噪声源的地方。此外，带有景观建筑的托幼园所可以通过山坡、篱笆和浓密的植物帮助缓冲噪音或者使其改道。比起事后努力补救，设计建造安静的设施和器材更经济有效。

 拓展阅读 2-1 >>>

概述：CPSC 公共游戏场地安全手册

手册的范围：手册分别详述了把 2～5 岁和 5～12 岁儿童的游戏分隔开的游戏区域。

指南制定的来源

指南根据 EISS 提供的受伤数据、专家观点、公众评论和研究数据而制定。

监管

监管者应该理解游戏安全的基本原理。

学前儿童比年龄稍大的儿童需要更专心的监管。

监管者应该了解游戏设备适合哪个年龄使用（参照张贴的标志）。

选择、购买和安装设备

确认设备符合 PSC 标准［例如，选择经国际游戏设备制造商协会①（IPEMA）认可的设备］。

选择有经验的安装者。遵从 CPSC 的要求和保障措施。

检查设备的耐用性和完工情况。

遵循制造商的组装和安装指导。

在安装过程中和安装之后要由有资格的游戏场地检查员来检查设备和游戏区。

铺设表面

不可以使用混凝土、沥青、泥土、结构紧密的地面和草地。

可以使用恰当测试过的橡胶材料——整体、松散填充的。

可以使用恰当挑选的松散填充材料——木屑、工程木屑、沙子、细砾和切碎的轮胎。

材料的厚度取决于可能的掉落高度、材料的类型和科学的检测（参见 CPSC 临界高度列表）。

极冷或极热的气候要求特别注意器材表面的类型。沙子会冻成固体，但是细沙和一些人造表面不易冻结（不在 CPSC 的公共游戏场地安全手册中）。

松散填充的表面不应该安装在混凝土或者沥青上面。

铺设表面应该按照指定的面积铺设在设备下面和周围，并定期维护。

---

① 注：International Play Equipment Manufacturers Association

固定设备的使用区域(弹性材料铺设的区域)应该往四周扩展至少6英尺。参见手册中关于秋千、滑梯、移动设施以及多功能区等使用区域的内容。

指南中并没有提到室内设备,但是1995年5月的CPSC安全提醒(可见于www.cpsc.gov)警告消费者永远不要把儿童的攀爬设备放在室内或户外坚硬的地面上,包括木质的或者铺地毯的地面上。

安全和维护

制订一个综合的维护计划。

经常检查所有的设备和游戏区。

遵循CPSC手册和制造商对设备维护的建议。

使用检查清单,立即修复并做好记录。

检查保护性表面材料是否有高度降低、收缩以及异质材料出现等情况。

检查头被卡住的危险(大部分的元件不应该形成3.5~9英寸的空隙;详情可参阅CPSC公共游戏场地安全手册)。CPSC标准并没有明确提到极端的气候情况,但是结冰可能会导致卡住头的情况,而一旦融化,冰块也可能从游戏结构顶部掉落。

检查悬吊的危险

检查可能会套住脖子的绳子或钢索。

从CPSC规定的维度(高度、宽度、直径、标高、转换过渡区、护栏、保护性栅栏等)检查所有设备。

检查太阳直射下的薄板金属(例如滑梯和平台)。

检查锋利的尖儿、遗失的或者损坏的部分、凸出的部分,这些地方有钩住幼儿衣服的危险(裸露的S形钩子和螺栓)或会绊倒幼儿。

检查铁锈、腐烂、裂缝和碎片以及白蚁(探查地表下)。

检查破损或者丢失的游戏元件、篱笆、长椅和标志。

检查所有的设备是否已经牢固固定。

检查松散的扣件和磨损的连接物。

检查磨损的秋千吊绳和移动设备的轴承。

检查排水区,尤其是在器材使用较多的区域(例如秋千下面)。

检查含铅油漆和裂开、缺口和剥落的油漆。

检查有毒材料(木材防腐剂、杀虫剂、农药和除草剂)。

检查全部区域内的废弃物。

检查全部区域内损坏的或者丢失的部件、标志和篱笆构件。

检查所有设备的结构稳定性、过度使用和损坏情况。

(资料来源:《游戏与儿童发展》,唐晓娟、张胤、史明洁译,机械工业出版社,2016,p350-351.)

◆ **学生实训**

实训场所: 班级(实训室)

实训内容

1. 学生两人一组分别模拟教师和幼儿,练习如何向幼儿说明托幼园所饲养宠物的安全规则。

2. 学生分组,到一个公共游戏场所,按照 CPSC 公共游戏场地安全手册检查哪些地方存在安全隐患。

模块三 玩具、食物、着装和交通安全

 任务导入

1. 全班学生分为四组,去托幼园所分别调查托幼园所玩具、食物、着装和交通安全注意事项。

2. 经过托幼园所许可,拍摄一些照片制作成 PPT,全班一起讨论。

工作任务三 玩具、食物、着装和交通安全

◆ **实践操作**

一、玩具安全

托幼园所里的玩具安全是不容忽视的内容。

(1)托幼园所应该经常对所提供的玩具进行检查,如果玩具出现破损、裂口、脱漆等情况应该及时抛弃,更换新玩具,避免将幼儿刺伤、夹伤,或因油漆误入口中对幼儿造成健康威胁。

(2)托幼园所购买的大型户外玩具既要考虑可利用的游戏空间、是否适合幼儿的年龄及其发展、能否为幼儿提供多种多样的经验,还要考虑玩具的质量与安全。大型玩具应该定期检查,如果发现螺丝松动,攀爬架、绳梯等处的绳子即将断裂等情况,及时通知托幼园所相关部门进行修理或更换。在恢复安全状态之前,应该设立警示标志,严禁使用。游戏场地和运动设施上裸露的 S 形钩子和凸出的部件会挂住儿童的衣服或者首饰

并引起窒息。

（3）婴幼儿从家里带到托幼园所的玩具要满足以下条件：玩具的外表面要光滑，不容易摔碎，无容易脱落或者可拆卸的小配件。气球、塑料袋等容易堵塞呼吸道的玩具，最好不要带到托幼园所。

（4）此外，过于细小的物品不能带入托幼园所。这些东西体积过小，放入口中会不慎吞下，或者被误吸入气管造成窒息。例如，珠子、扣子、别针、图钉、硬币等，如果将这些物品不慎塞入耳朵、鼻子之中可能会引起刺伤、割伤及中毒等。幼儿教师应该严格执行晨检制度，防止这些小物品带入托幼园所。

（5）儿童在骑乘有轮玩具的时候，应该佩戴尺寸合适的安全帽。但是，在游戏设备上玩耍时，不要戴安全帽，以防止套住或者勒住脖子，发生危险。应该划出指定的骑行区域，远离其他游戏中的幼儿，减少危险事故的发生。还应该与儿童共同制定骑行规则，以避免发生冲撞以及相应的伤害。鼓励全体幼儿按照同一个方向骑行。每辆自行车每次仅限一名幼儿使用。

（6）秋千和跷跷板是幼儿最喜欢的户外玩具。但是如果使用不当，或者监管不力，幼儿在使用这些玩具时容易出现意外事故。笨重的木质的、塑料的或者金属的秋千，尤其是那些有凸出螺栓的秋千，会因为撞击对儿童造成严重的甚至致命的伤害。美国有许多州已经禁止在公共游戏场地安装秋千和跷跷板。如果托幼园所装有秋千，尽量使用塑料或者橡胶的座椅，以减少幼儿受伤的可能。如果用轮胎做秋千，应该在轮胎上打孔，防止积水，防止蚊子的繁衍。

（7）蹦床是孩子们喜欢的玩具，但是幼儿掉到蹦床未被覆盖的框架上或者周围没有保护的地板或地面上会导致严重的伤害。由于越来越多的儿童在玩蹦床的时候受伤，美国儿科研究专家建议学校（包括托幼园所）不要在体育课或者锻炼活动中使用蹦床，这一点也值得中国的托幼园所借鉴。

（8）轮滑中的安全问题也越来越值得注意。4岁以后，教师和家长可以先让孩子学习骑三轮车或两轮的小自行车，让孩子逐渐掌握平衡能力后，再过渡到学习轮滑。轮滑运动中，幼儿需要戴好头盔、护肘和护膝等圈套保护设备。对初学者而言，要选择障碍物少、尽可能空旷的水泥地，如广场、操场等。由于空间所限，有的托幼园所在教学楼的顶部开辟出轮滑场地，但要注意加装安全护栏，避免幼儿坠楼。如果有可搬动的障碍物，要事先帮孩子清除；如果障碍物为花坛、栅栏等不可搬动的物品，教师和家长应面对孩子站在障碍物前，保护孩子，确保孩子不会因减速而撞上障碍物。

（9）艺术材料的安全。教师一定要保证幼儿艺术活动材料的安全，如颜料、胶水、蜡笔、橡皮泥等。幼儿可能会把干豆子、浆果、小珠子等小物品塞到耳朵、鼻子里，甚至可能吞下去，教师在艺术活动中应该避免使用这些东西。幼儿在使用牙签以及类似的尖锐物品时，教师也要格外注意。有些含有安全隐患的艺术材料可以用其他安全材料替代。如果艺术活动区的地面坚硬或者经过高度抛光,教师应该格外注意安全问题。洒落的水滴、颜料,或者其他液体,甚至豆子、大米、木屑等干艺术活动材料也可能使地面很滑,造成幼儿摔倒,因此应该及时清扫。

(10) 儿童的玩具枪要有鲜艳的颜色,避免被误认为是真枪。

(11) 绝不允许儿童玩烟花。供各年龄段人观赏的烟花表演最好由专业人士来燃放。不要购买能够射弹的飞镖枪之类的玩具。

二、食物安全

为防止发生食物中毒,托幼园所应切实加强食品卫生管理。幼儿食品应严格选择,保证新鲜无毒。有毒、腐败变质以及过期的食品不能食用。黏稠度太高的食物最好不要给幼儿食用,因为它们很容易黏在幼儿的咽喉、食管等部位,给幼儿造成吞咽困难。幼儿在彼此打闹,或者哭闹的时候食用比较小的、圆形光滑的水果,像葡萄、龙眼、荔枝、樱桃、红枣以及果冻、坚果类食品,可能会发生没来得及咀嚼食品就误入气管造成窒息的情况。

因此,教师要密切注意哪些幼儿对哪些食物易过敏,如果有的幼儿对某些食物严重过敏,应严格禁止其他幼儿将含有此类物质的食物带进托幼园所,以防在教师没注意的情况下分给其他过敏幼儿食用。有食物过敏的幼儿,应该为他们单独制作食物,减少过敏可能带来的危害。

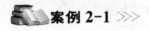 **案例 2-1** >>>

牛奶过敏导致的幼儿死亡

这是一个真实的案例。北京某幼儿东东(化名)对牛奶过敏,老师和父母平时都比较注意。但有一次,奶奶在给他热粥时使用熬过牛奶但未洗净的锅,结果造成他呼吸道肿胀,出现呼吸困难,送到医院抢救时东东已经窒息而死。

案例分析:哪怕是极为少量的儿童过敏食物都可能对他们造成致命的威胁,抢救不及时就可能死亡。这位奶奶在余生中将会多么内疚和自责,幼儿园教师也对东东的去世深感痛惜,可是什么都无法挽回活泼可爱的小东东了。这个案例充分说明无论是家长还是教师对婴幼儿过敏都要极为重视,不能掉以轻心。它留给我们的启示就是一定要对婴幼儿的过敏源非常小心!

三、着装安全

婴幼儿的着装安全应该引起教师的高度重视。在指导家长为幼儿选购服装方面做好工作。婴幼儿着装不当也会在托幼园所发生安全事故。童装的主要隐患存在于帽子、绳带、饰物等处。

幼儿的服装应比较宽松,便于活动,大小合身,便于孩子自己穿脱。为方便幼儿从小学会自理生活,服装尽可能在前面开襟,纽扣、拉链在幼儿能看到和摸到的地方;服装应便于分辨前后,最好有口袋和装饰图案;服装的式样与衣料的花色、质地不宜过于精致,背带裤不适合幼儿集体生活时穿着。家长应尽量避免给幼童(7岁以下)购买脖子或帽子上带有绳带的童装,如已购买,可以把绳带取下来后再给孩子穿。而腰部绳带超出服装底边的童装、绳带超出裤脚底边的裤子等,家长可以将其剪短后再给孩子穿上。帽子或绳带可能导致幼儿被挂在滑梯的夹缝或者栏杆上,造成儿童受伤或死亡。

　　小班幼儿的鞋子应选择不系鞋带的,以免孩子被鞋带绊倒。若买回了有鞋带的鞋子,可把鞋带换成松紧带,既免去了幼儿系鞋带之苦,也便于孩子自己穿脱。中、大班幼儿应学会系鞋带的方法。童装上面的装饰物,特别是金属饰物也会对孩子造成安全威胁,例如纽扣、颗粒状珠子、假钻石、亮片,有图案、印花的部位不能含有可掉落的粉末和颗粒以及其他尖锐物等。女孩子发卡之类的小饰品可能导致孩子在穿戴过程中发生危险,比如误食、刮伤、窒息等。戴着首饰(戒指、耳环、项链)的幼儿在游戏场地上玩耍可能会使其被挂在凸出的设备部件上,造成手指截肢、脖子或耳朵受伤。

 拓展阅读 2-2 >>>

《童装绳索和拉带安全要求》国家标准出台

　　国家标准化管理委员会和国家质检总局共同发布,2009年8月1日开始实施的《童装绳索和拉带安全要求》中规定,14岁以下儿童服装拉带不允许有自由端,也就是不能两头松动。《儿童上衣拉带安全规格》也明确规定,7岁以下幼童服装风帽和颈部不得设计、生产或使用拉绳和索带。

　　(资料来源:《童装绳索和拉带安全要求》国家标准出台 http://www.tnc.com.cn/info/c-014001-d-477564-p1.html2009年9月30日)

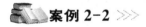 **案例 2-2** >>>

着装不当造成的幼儿死亡

　　据媒体报道,9月11日,周口太康县一幼儿园发生一起悲剧,3岁的浩浩在滑滑梯时突然晕倒,送到医院抢救无效死亡,而元凶竟是浩浩身穿的一件带后帽的卫衣。原来,浩浩向下滑滑梯时,卫衣帽上的绳子扭结在一起勒住了浩浩的脖子,以至于食管反流,食道内的东西反流到食管里,浩浩因此被呛死。

　　案例分析:

　　浩浩的死与他所穿卫衣帽子上的绳子有关。这个案例说明服装厂在设计儿童服装时要严格按照国家标准,不要带有绳子和拉带,以免上述悲剧再次发生。家长在给孩子选择衣物时也要格外小心。教师在发现幼儿衣物上的绳子和拉带存在危险时要提醒家长尽快更换衣物,或者取下危险的绳子和拉带。

四、托幼园所交通安全

学校交通安全管理应由专门领导负责，相关部门共同组织实施。托幼园所内应禁止骑自行车。机动车未经允许不得进入托幼园所。允许进入校园的机动车辆，必须按规定线路慢行，并在规定地点停放，避免在校园内发生交通事故。机动车辆均不得进入师生活动密集的教学、运动及生活区域。外来车辆除执行任务的消防车、救护车、工程抢险车、供电车、警车、押运车、邮政车等特种车辆外，禁止在校园内通行。接送学生的车辆不得进入校托幼园所内。

进入校园的机动车辆在校园道路内要慢速行驶，在托幼园所内十字路口或大门口注意避让幼儿。支线车让主线车先行，转弯车让直线车先行。单位、部门临时开展各类活动不得占用机动车道（学校大型活动除外）。

学校组织师生外出等集体活动包车要到主管教育行政部门和公安交警部门备案，由主管教育行政部门和公安交警部门审核登记车辆、驾驶员情况。托幼园所应该将有关交通事宜告知家长，内容包括：详细的地址、儿童乘坐交通工具离开和返回时间、交通方式、外出活动时负责幼儿安全的教师及其联系方式。教师对幼儿乘坐的车辆要密切注意，让幼儿远离如图 2-2 所示危险区域。

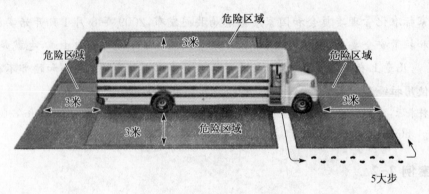

图 2-2　车辆周围的危险区域

◆ **学生实训**

实训地点：托幼园所

实训内容：

1. 学生选择一家托幼园所，对园内的户内外玩具安全现状进行调查，列出需要改进的地方。

2. 学生选择一家托幼园所，对幼儿的着装情况进行调查，列出一个清单，指出幼儿的着装存在的安全隐患，为家长和教师提出一些建议。

3. 设计一个宣传海报，说明托幼园所的交通安全需要注意哪些事项。

模块四　幼儿的安全教育

 任务导入

1. 学生分小组到托幼园所进行实地调查，了解幼儿安全教育的内容有哪些。

2. 去托幼园所观察幼儿户外活动，观察户外活动前后幼儿教师的安全教育言语有哪些，每组制作 PPT，回到班级与同学一起讨论。

工作任务四　幼儿的安全教育

◆ 基础知识

幼儿活泼好动，认知水平较低，缺乏自我保护意识，不知道哪些事能做，哪些事不能做，因此，极易发生意外伤害事故。所以，对孩子进行初步的安全知识教育和安全自救技能培养极为重要。同时，对幼儿进行安全教育必须根据幼儿的身心发展水平和特点来进行。

为了使安全教育能够持久地进行下去，教师需要带领幼儿制定全体幼儿都需要遵守的规章制度。教师应该邀请幼儿一起讨论安全制度，经过幼儿同意之后，教师应该以简洁清楚的语言向幼儿陈述并加以解释。当幼儿理解了为什么制定这些制度之后，他们会更愿意执行。一旦制定了某个制度，教师就要一以贯之地去执行，否则儿童就会发现这些制度是毫无意义的。但是教师在执行制度的时候不能威胁儿童，不要让儿童产生恐惧感。在儿童遵守制度做出适当的安全行为时，教师应该对他们表示认可和鼓励。

教师在规范幼儿行为的时候应该使用鼓励的言语，尽量避免使用"不要""不许""不能""不行"这样的字眼，除非孩子在危险即将发生的关键时刻。例如，教师可以这样认可幼儿的行为："果果，我喜欢你刚才骑自行车时小心地绕过在那边玩耍的小朋友的行为""佳宁，你在站起来准备离开桌子前记得把剪刀放在桌子上，这样做很好"。

有些幼儿偶尔也会错误地使用游戏设施，或者不遵守安全制度。例如，一个幼儿在滑梯上还有其他幼儿时就迅速从滑梯滑下去，结果撞到下面的那个幼儿。这时候，教师要对他进行善意的提醒。但是，如果这种方法不起作用，幼儿继续表现出不当行为，教师必须将此幼儿从此项活动或者游戏区域隔离开，简单而坚决地对他说，"你这样滑滑梯是很危险的,我不允许你撞到其他幼儿",让他知道这是不被接受的行为。等幼儿意识到自己的行为存在危害性之后,再让幼儿回到此区域进行游戏,这样表示教师相信该幼儿能够遵守安全规则。

一、幼儿安全教育的途径

对幼儿进行安全教育的途径主要有如下几种:

1. 安全主题教育活动

教师可以在托幼园所中开展有关安全的主题活动,并将其纳入正常的教学内容,开展整合式的安全教育课程。教师要设计好教学计划、活动教案,对教育过程要进行记录,及时进行教学总结和反思。在教育过程中教师应采用儿歌、故事、童谣等形式,结合实际使幼儿系统地学习、掌握安全自护教育的内容。

2. 安全游戏模拟活动

游戏是幼儿最喜欢的活动,将自我保护的学习内容融入游戏之中能使幼儿在轻松、愉快的氛围中学习、巩固生活技能。如:表演游戏可以使幼儿懂得在车站等车时,要站在站台上,不要站在马路沿台阶下等车;乘坐公共汽车时,注意不带宠物上车,不吃棒棒糖、冰棍等食物,不往车上车下乱扔东西,不把手和头伸出车窗外等。教师还可以组织角色游戏,教育幼儿独自在家时,不要让陌生人进入;当发生小偷撬门偷东西时,要赶快打电话报警等。

3. 安全案例分析

教师可以通过电视报道、网络视频等形式让幼儿了解自我保护的重要性。例如:如何躲避坏人、不跟陌生人走、不吃陌生人提供的食物等。

4. 实地参观进行安全教育

教师可以带领幼儿去消防机构进行参观。让消防员给幼儿讲解防火、防灾等常识以及安全自救的技能。通过"火灾逃生自救演练"教育幼儿遇到紧急情况时不要慌张、不怕危险,使幼儿掌握基本的逃生自救的方法,避免拥挤踩踏。

5. 家长、社区参与安全教育

教师可以将消防员、警察或者家长请到班级开展安全讲座,帮助幼儿理解安全的重要性以及逃生和自我保护的方法,培养幼儿自我保护意识和爱惜自己生命的情感等等。

二、《3～6岁儿童发展与教育指南》中关于幼儿安全教育的内容

《3～6岁儿童发展与教育指南》在生活习惯与生活能力目标方面对幼儿安全教育做出详细规定,详见表2-3:

表 2-3　3～6 岁儿童应具备的基本安全知识和自我保护能力

年龄	3～4 岁	4～5 岁	5～6 岁
安全知识和自我保护能力	1. 不吃陌生人给的东西,不跟陌生人走 2. 在提醒下能注意安全,不做危险的事 3. 在公共场所走失时,能向警察或有关人员说出自己和家长的名字、电话号码等简单信息	1. 知道在公共场合不远离成人的视线单独活动 2. 认识常见的安全标志,能遵守安全规则 3. 运动时能主动躲避危险 4. 知道简单的求助方式	1. 未经大人允许不给陌生人开门 2. 能自觉遵守基本的安全规则和交通规则 3. 运动时能注意安全,不给他人造成危险 4. 知道一些基本的防灾知识

《指南》中提供的教育建议:

1. 创设安全的生活环境,提供必要的保护措施

(1) 要把热水瓶、药品、火柴、刀具等物品放到幼儿够不到的地方;阳台或窗台要有安全保护措施;要使用安全的电源插座等。

(2) 在公共场所要注意照看好幼儿;幼儿乘车、乘电梯时要有成人陪伴;不把幼儿单独留在家里或汽车里等。

2. 结合生活实际对幼儿进行安全教育

(1) 外出时,提醒幼儿要紧跟成人,不远离成人的视线,不跟陌生人走,不吃陌生人给的东西;不在河边和马路边玩耍;要遵守交通规则等。

(2) 帮助幼儿了解周围环境中不安全的事物,不做危险的事,如不动热水壶、不玩火柴或打火机、不摸电源插座、不攀爬窗户或阳台等。

(3) 帮助幼儿认识常见的安全标识,如:小心触电、小心有毒、禁止下河游泳、紧急出口等。

(4) 告诉幼儿不允许别人触摸自己的隐私部位。

3. 教给幼儿简单的自救和求救的方法

(1) 记住自己家庭的住址、电话号码、父母的姓名和单位,一旦走失时知道向成人求助,并能提供必要信息。

(2) 遇到火灾或其他紧急情况时,知道要拨打"110""120""119"等求救电话。

(3) 可利用图书、音像等材料对幼儿进行逃生和求救方面的教育,并运用游戏方式模拟练习。

◆ **实践操作**

托幼园所应定期进行火灾、地震等自然灾害的逃生演习。

幼儿教师可以根据《指南》以及托幼园所的实际情况对幼儿进行如下安全教育:

一、玩具的安全教育

游戏是孩子的天性,玩具是孩子的最爱。孩子在托幼园所的一日生活与活动中,几

乎有一半时间是在和玩具打交道。因此,对孩子进行玩具安全教育十分重要。孩子玩不同的玩具,应有不同的安全要求。在玩大型玩具时,如滑梯,要教育孩子不拥挤,前面的孩子还没滑到底及离开时,后面的孩子不能往下滑;孩子不能拿玩具和同伴打闹,更不能抓、咬、打同伴;不能从太高的地方往下跳,更不能从运动的玩具上往下跳,在运动或游戏时应听教师的安排,遵守纪律,有序活动,避免互相追打、乱跑碰撞;玩秋千时,要注意坐稳,双手拉紧两边的秋千绳,只有成人可以推秋千,等秋千完全停稳了才能上下秋千,要远离正在飘荡的秋千;玩跷跷板时,除了要坐稳,还要双手抓紧扶手等等。玩中型玩具游戏棍时,不得用棍去打其他孩子的身体,特别是头部。玩小型玩具玻璃球时,不能将它放入口、耳、鼻中,以免造成伤害等等。用积木搭高楼的时候,高度不应超过幼儿的身体高度,不要让幼儿站在椅子上搭积木。

二、食品卫生的安全教育

孩子爱吃零食,也喜欢将各种东西放入口中,因而容易引发食物中毒。托幼园所除了在食品采购、储藏、烹饪等环节把好关外,还必须教育孩子学会分辨腐烂的、有异味的食物。孩子在托幼园所误食有毒有害物质的情况更是多种多样,如园内投放的各种花花绿绿的毒鼠药、因教职工工作失误而误放在饮料瓶中的消毒药水,等等,都可能被孩子误食。因此,在平时要教育孩子不随便捡食和饮用不明物质。另外,目前幼儿服用的药品大多外观漂亮,口感好,深受孩子喜欢,有的孩子甚至把药品当零食吃,因此,要教育孩子不能随便吃药,一旦需要服药,一定要按医生的吩咐在成人的指导下服用。饮食安全教育的另一方面是饮食习惯的培养。如教育孩子在进食热汤或喝开水前必须先吹一吹,以免烫伤;吃鱼时,要把鱼刺挑干净,以免鱼刺卡在喉咙里;进食时不嬉笑打闹,以免食物进入气管等。

三、消防安全的教育

对孩子进行消防安全教育,主要包括:要让孩子懂得玩火的危险性,让孩子掌握简单的自救技能。如教育孩子一旦发生火灾要马上逃离火灾现场,并及时告诉附近的成人;当发生火灾,自己被烟雾包围时,要用防烟口罩或干、湿毛巾捂住口鼻,并立即趴在地上,在烟雾下面匍匐前进。带孩子参观消防队,看消防队员的演习,请消防队员介绍火灾的形成原因、消防车的作用、灭火器的使用方法及使用时应注意的事项等。另外,可以进行火灾疏散演习,事先确定各班安全疏散的路线,让孩子熟悉托幼园所的各个通道,以便在发生火灾时,能在教师的指挥下统一行动,安全疏散,迅速离开火灾现场。

四、交通安全的教育

据有关部门统计,全国交通事故平均每50秒发生一起,平均每2分40秒就会有一个人丧生于车祸。更让人痛心的是,因交通事故死亡的少年儿童占全年交通事故死亡人数的10%,且有逐年上升的趋势。因此,对孩子进行交通安全教育不容忽视。交通安全教育主要包括以下几个方面:了解基本的交通规则,如"红灯停、绿灯行",行人走人行道,上街走路靠右行,横穿马路要走斑马线;认识交通标记,如红绿灯、人行横道线等,并且知道这些交通标记的意义和作用;在没有交通民警指挥的路段,要学会避让机动车,不与机动车争道强行;不把道路当游戏场,不在道路上踢球、打球、做游戏、玩滑板车、追逐打闹。教育幼儿要自觉遵守幼儿园作息时间,放学后不准在校内或校外逗留、玩耍。

集体外出时,要列队行走。禁止翻越道路中央的安全护栏和隔离墩。教育幼儿及家长乘坐汽车时,不得乘坐报废车、故障车、农用车、超载车和无牌无证车。乘坐公交车上班、上学或下班、放学的师生,要等车靠站停稳后有秩序上下车,并自觉购票,做文明乘客。乘车时不能把爆竹等危险物品带入车内,不要把头、手、胳膊伸出窗外和向外扔杂物。幼儿在乘坐小汽车时应使用儿童专用座椅,并系好安全带,以防止安全气囊对幼儿造成伤害。

五、文具使用的安全教育

教育幼儿不要玩铅笔和钢笔,玩铅笔和钢笔容易摔断笔尖,而且容易扎伤自己。更不要用嘴去含咬铅笔,因为铅笔表面的彩色漆里含有铅,误食后容易造成"铅中毒"。另外,如果铅笔被小伙伴不小心碰撞到,还会挫伤自己的口腔;很容易折断的塑料尺子不宜作为玩具来玩耍,会碰到别人或划伤自己的手;小刀等文具非常尖锐锋利,应妥善放置,不应拿着这些尖锐的东西奔跑,一旦不小心跌倒,可能使自己受到伤害;虽然有些橡皮味道香甜,但其中的化学物质对人体有害,因此不能用嘴去啃它。

六、上下楼梯的安全教育

教育幼儿在公共场所上下楼梯时,要遵守上下行的方向,否则会撞到别人,这样很危险;上下楼梯时,千万不要打闹或推挤排在自己前面的小朋友,这样很容易使前面的小朋友跌倒受伤;不能把楼梯的栏杆当成滑梯,滑着冲下去,这样做非常危险,容易跌伤,也容易撞伤他人;上下楼梯时,应该一个台阶一个台阶地走,而不是一步迈两个台阶或更多,那样很容易把脚扭伤;上下楼梯时,不要乱跑乱跳,应该用手扶着护栏慢慢地走,并且要遵守秩序,相互礼让,靠右行走。

七、使用剪刀的安全教育

教育幼儿千万不要使用带有锋利尖头的剪刀,应该用钝口、圆头的儿童专用剪刀,以免剪伤或戳伤自己;使用剪刀时,一定要集中精神,眼睛应看着剪刀,不能一边说笑,一边剪东西,小心戳伤手和眼睛;手里拿着剪刀时千万不要乱晃动手,以免碰伤其他人;也不要拿着剪刀四处奔跑,如果不慎跌倒,剪刀很可能会伤害到自己;在离开桌椅前,应该先把剪刀放在桌子上,再起身离开;剪刀在使用过后一定要放在安全的地方,如果放在插袋里,剪刀头应朝下;如果放在抽屉里,剪刀头应朝里;将剪刀递给他人时,应将剪刀把朝向对方。

八、用电的安全教育

教育幼儿在室外玩耍时,千万不要爬电线杆,遇到落在地上或垂在半空的电线时,一定要绕行,因为那可能是带着高压强电的电线;在家时千万不要用湿手直接去开灯、关灯或接触其他电源开关等;不要随便安装开关、插座,更不要摆弄、修理电器或电力设备;千万不能用手指、小刀和钢笔去触、插、捅多用插座;不要在电线上晾晒衣物;雷雨天时不要在空旷的田野里行走,也不要在大树或变压器下避雨,这样做很容易触电。

九、攀爬的安全教育

教育幼儿千万不要攀爬高墙或栅栏等。攀登到高处时,身体的平衡度不容易把握,很容易摔下来受伤;许多栅栏的顶端多是尖锐的铁刺或碎玻璃,攀爬时,稍有不慎就会被刺伤;不要攀爬到没有安全设施的高处,如小山坡、悬崖等,一旦失手、失足坠落下去,轻者会把胳膊或腿磕破、流血,重者则会骨折、瘫痪,甚至危及生命;在攀爬的过程中,如果抓扶的物体突然松动了,幼儿会从高处摔下来,或者被掉下来的东西砸伤;看到其他小伙伴攀爬时,一定要及时劝阻,如果他不听劝告,应尽快告诉大人,加以制止;在玩攀爬设备的时候,要双手抓牢攀爬架,在从攀爬架向下跳的时候要看准地面是否有其他物体或者小朋友;在雨雪天或者有露水的时候要格外小心设备湿滑。

十、下雨天的安全教育

下雨的时候,路上非常滑,匆忙地跑步最容易滑倒,所以教育幼儿要小心慢行。走坡道时,更要特别小心;打雨伞时,千万不要让雨伞挡住了视线,要注意看着前方行走;不要拿着雨伞嬉戏,更不要将伞收起来当作刀剑,相互打来打去,或是在别人面前突然把伞撑开,这些行为都是很危险的;下雨天,开车的人常常看不清行人,幼儿应该穿戴颜色鲜亮的雨衣、帽子、雨鞋或者撑起颜色鲜亮的雨伞,这样可以引起驾驶员的注意;刮强风下大雨时,最好穿雨衣上学,因为幼儿个头比较小,力量较弱,在狂风大雨天不好控制雨伞;不要在马路上形成的水洼中踏水,或放小船玩,这样都非常危险。

十一、用火的安全教育

教育幼儿不要玩火柴或打火机。一旦起火控制不住火势,火苗不仅会烧到自己,还会引燃其他物品甚至整个房间,造成火灾;不要拿蜡烛在床上、床下、衣柜内或楼阁内等狭小的地方找东西,这样做很容易引起火灾。另外,点燃的蜡烛应远离易燃易爆物品,更要注意蜡烛及烛台的平稳;夏天,使用蚊香时,一定要放在金属支架上或金属盘内,并远离桌、椅、床、蚊帐等可燃物品,切忌把蚊香直接放在木桌、纸箱上;不要在家中、阳台、楼道里玩火、放烟花爆竹,如果看到有人这么做,要上前及时制止;另外,拧动天然气、煤气罐开关都是大人的事情,幼儿还无法控制火候,所以不应乱动。

十二、汽车上的安全教育

教育幼儿在公共汽车上不要玩耍或大声说话,更不要不停地换位子,或在车内跑跳嬉戏,以免撞到其他乘客,或是吵到别人;不可将空罐子或垃圾丢出车外,这样不仅会破坏环境整洁,而且很容易砸到路上的行人或其他车辆,给自己和别人带来不必要的麻烦;有座位时,应双手扶住前面座位的椅背,以免急刹车时撞到头部或从座位上跌下来;没有座位时,千万不要站在车门边,要牢牢抓住车内扶手,以免紧急刹车时摔倒或车门突然打开时被甩出车外;看到急需座位的老人、残疾人或孕妇等,要记得让座给他们;不要将头、手伸出窗外,防止被车外的东西刮伤或划伤;更不要在车上掏耳朵或咬舌头等;婴幼儿在乘坐小轿车时应该使用安全座椅,不要坐在副驾驶的位置。

十三、幼儿生活的安全教育

家长与幼儿园应该配合对幼儿进行生活方面的安全教育。为了孩子的安全,成人要教育孩子不随身携带锐利的器具,如小剪刀等;在运动和游戏时要有秩序,不拥挤推撞;在没有成人看护时,不能从高处往下跳或从低处往上蹦;要告诉幼儿不爬树、爬墙、爬窗台;推门时要推门框,不推玻璃,手不能放在门缝里;不轻信陌生人的话,未经允许不跟陌生人走,更不要让陌生人碰自己的身体,告诉孩子,只有家长、医生、护士才能触摸他(她)的身体,如果陌生人要这么做,一定要尽快逃开;不独自玩烟花爆竹;不逗弄蛇、蜈蚣、蝎子、黄蜂、毛毛虫、狗等动物;到野外旅行或散步时不得随便采摘花果、抓捕昆虫,更不应该放入口内,以防意外;到公共场所参加游览、外出散步或户外活动时,教育幼儿要远离变压器、建筑工地等危险的地方。

十四、自然灾害中的自救教育

中国是世界上自然灾害最多的国家,地震、洪水、泥石流、台风、海啸、雷电、浓雾、冰雹都时有发生。教师和家长应该培养幼儿的自救意识。震时就近躲避、震后迅速撤离到安全地方,是应急避震较好的办法。避震应选择室内结实、能掩护身体的物体下(旁)、易于形成三角空间的地方,开间小、有支撑的地方,室外避震应选择开阔、安全的地方。洪水到来时,要就近迅速向山坡、高地、楼房、避洪台等地转移,或者立即爬上屋顶、楼房高层、大树、高墙等高的地方暂避。在雷雨天,应尽量留在室内,不要外出,关闭门窗,防止球形闪电穿堂入室,尽量不要靠近门窗、炉子、暖气炉等金属的部位,也不要赤脚站在泥地或水泥地上,脚下最好垫有不导电的物品坐在木椅子上,在外不要在孤立的大树、高塔、电线杆下避雨。冰雹来时尽量不要外出,不得已要出门时,应注意保护好头和面部。

十五、身体保护的安全教育

教育幼儿保护自己的生殖器,让幼儿懂得男女有别及其主要特征(穿衣、发型、身高、声音、生殖器等);教育幼儿不要随意玩弄自己的生殖器,以免造成细菌感染;要告诉幼儿遇到别人让自己看他们身体的时候,不要紧张或害怕,更不要大叫,尽可以装作没看见,尽快离开这个地点,并向教师或者家长报告。不论男孩还是女孩都不能让别人随便看、触摸自己的身体,特别是背心、裤衩所覆盖住的部位。遇到他人侵犯自己的身体时,要及时把事情的经过告诉家长和教师。

制定规则对幼儿进行安全教育永远也不能代替教师对幼儿细心的照料和监督。幼儿很快就会忘记规则,特别是在他们忙于游戏,玩得很兴奋的时候,因此需要教师经常提醒他们。教师应该在安全与冒险之间把握好尺度,制定的规则既应该切实可行,还要在安全的限度内给幼儿足够的自由进行探索。如果限制过多,幼儿可能会失去探索和实验的勇气和兴趣,变得畏首畏尾,胆小怕事。

 拓展阅读 2-3 >>>

教师进行安全教育可利用的绘本

《多纳快回家》 黄清春

《"鳄鱼大王"历险记》 郭雅倩

《热狗狗去哪了》 曾芳

《好叔叔,坏叔叔》 勇敢的苍蝇

《我想当大英雄》 黄清春

《当心!饼干兔》 黄清春

《要是陌生人摸我的身体》 (韩)流星雨

《苹果猪触电了》 刘小涵

《巧克力熊遇到地震了》 刘小涵

《小狗咬伤牛奶兔》 刘小涵

《氢气球烧伤花生猫》 刘小涵

◆ 学生实训

实训地点:托幼园所(教室或实训室)

实训内容：

1. 教师请消防队员带学生进行火灾演习。学生再模拟托幼园所教师与幼儿一起进行火灾逃生演练。

2. 学生每人使用绘本设计一个安全教育活动，模拟师生讲授该活动。

模块五 灾害与突发事件管理

任务导入

1. 学生分别到一所公立和一所私立托幼园所调查托幼园所突发自然灾害应急处理机制，与同学讨论二者之间的差别。

2. 学生分组调查几所托幼园所应对地震时的紧急处理措施，整理出一份完整而又切实可行的方案，与同学分享。

我国幅员辽阔，地理环境复杂，是一个自然灾害多发之国。我国的自然灾害分为气象灾害、海洋灾害、洪水灾害、地震灾害、农作物生物灾害、森林生物灾害和森林火灾。据统计，我国七成以上的城市、一半以上的人口分布在自然灾害严重的地区。自然灾害给我国人民造成的损失极其严重，但是如果采取有效的防范和应对措施可以降低自然灾害给人类造成的损失。除自然灾害之外，可能发生的突发事件还包括化学品泄漏、恐怖袭击事件、人质事件、枪击事件等等。幼儿自救自护能力弱，无法应对各种突发的灾害与突发事件。托幼园所对婴幼儿负有教育、管理和保护的职责，应努力建立健全本园的自然灾害预防与应急处理制度，保护幼儿的生命安全，使他们免受威胁。

工作任务五 托幼园所突发自然灾害应急处理机制与措施

◆ 基础知识

为了建立健全托幼园自然灾害应急处置体系和运行机制，规范应急处置行为，提高应急处置能力，迅速、有序、高效地实施应急处置，最大限度地减少自然灾害中托幼园所师生的生命和财产损失，各个托幼园所应当按照规定制定本园的突发自然灾害应急预案，建立本园的突发自然灾害应急处理机制。

根据教育部编制的《教育系统自然灾害类突发公共事件应急预案》的规定，托幼园所突发自然灾害应急处理预案应当包含以下几个方面的内容：

1. 应急处置工作领导机构及其职责

托幼园所应设立自然灾害应急处置工作领导小组,其职责主要包括:制定和完善本园自然灾害应急处置预案,并负责本园自然灾害应急处置工作;开展防灾、减灾宣传教育和应急演练以及培训活动;做好灾害隐患排查整改工作,加强灾害信息报告和预警措施;组织开展园内先期应急处置行动,协助相关部门开展应急处置和恢复重建工作;及时向上级教育主管部门请示报告。

2. 预警预防

托幼园所应加强应急反应机制的日常性管理,在实践中不断演练和完善应急处置预案,并做好应对自然灾害类突发公共事件的人力、物力和财力方面的储备工作。根据有关规定,在政府发布自然灾害预报后,各级教育行政部门即可宣布预报区进入预警期。自然灾害可能造成严重的人员伤亡和财产损失,当大量人员需要紧急转移安置或生活救助时,教育系统应当根据当地政府统一部署,做好防灾应急准备工作或采取应急措施。

3. 灾情报告

发生灾情后,托幼园所应立即(最迟不得超过事发后的半小时)通过电话或其他快速通信方式报上级教育行政部门。信息内容要客观、翔实、全面,不得主观臆断,不得缓报、漏报、瞒报、谎报。发生特别重大事件(Ⅰ级)后,托幼园所可直接报教育部。

◆ 实践操作

在即将发生突发事件、自然灾害的时候或者在突发事件、灾害过后,教师通常应该做到如下几点:保持冷静;检查潜在的危险设施;对受伤幼儿进行急救;收听广播,服从指挥;判断应该进入避难场所、实施一级防范措施还是进行紧急疏散;采取行动。

教师采取的应急安全行动常常包括带领幼儿进入应急避难场所、进行一级防范、疏散儿童。具体采取哪种措施要根据托幼园所领导以及应急指挥部的统一安排,如果与上述部门无法取得联系,教师要与教室里的其他教师根据突发事件可能造成的后果共同商量,迅速做出判断。突发事件发生过后,教师应该提交报告,记录下保证幼儿安全的措施及经过,以及还需要采取哪些预防性的措施,以备未来参考。

一、进入避难场所

如果遇到风暴、台风、龙卷风等灾害时,教师应该带领幼儿进入临时避难所,特别是建筑物内地理位置较低的地点,如地下室。对于化学品泄漏或者空气中夹带的危险物质造成的突发事件,教师应该将门、窗户以及任何空气通道用塑料布或者多功能防水耐热胶布密封关闭。如果需要进入避难所,教师应该尽快把儿童和在园的来访者集合起来带进避难所;带上急救包和水;锁上通往户外的门和窗户;如有必要,覆盖住空气通道;让幼儿保持冷静,让他们进行安静的游戏,如读书、用操作材料做游戏;看电视,收集网络新闻,或者听收音机获取消息;待在避难所,直到安全才离开。

多数情况下,教师和儿童只需要待在避难所几个小时。然而,如果待在避难所时间较长,教师应该启用紧急储备物资照料并安抚儿童。

二、实施一级防范措施

在托幼园所遇到外来入侵者、枪击或者人质事件,儿童受到威胁的时候,需要实施一级防范措施。教师应该组织幼儿待在室内避难。采取一级防范措施时,教师应该使用本园的内部暗号或者其他方式表明应该实施一级防范措施;组织儿童待在内室或者教室中的安全角落;可以找柜橱作为避难所,也可以让儿童躲在书架的后面,或者把桌子放倒,桌面朝外,让儿童躲在里面,以此保护儿童;保持安静,不要动;拨打110向警方汇报情况;清点幼儿,确保全体幼儿都在场;一直采取一级防范措施,直到警方宣布平安无事。

托幼园所发生的需要实施一级防范措施事件往往不可预料,令人恐怖。教师需要与儿童一起避难几个小时。在避难场所储备瓶装水和小玩具能够安抚幼儿,直到一级防范措施解除。教师应始终保持冷静,给幼儿心理安慰。

三、疏散与安置

托幼园所在遇到突发事件时,教师应该迅速将幼儿集合起来,安全转移到事先确定的、临近的安置地点。安置地点在步行能够到达的距离之内,该地点应该适合短期避难,直到与家庭取得联系,接走幼儿。如果该地点遭到破坏或者很危险,可以将幼儿转移,进行重新安置。这个地点也应该事先选定,并且能够进行较长时间的避难。事先应该准备好一个第二避难所的标记,在离开第一个避难所时迅速放置在该避难所明显地位置,以便于家长或者救急人员按照标记与教师取得联系,寻找幼儿。一旦发生需要紧急疏散的事件,社区救急人员会指挥托幼园所将婴幼儿转移疏散到避难场所。当需要疏散时,教师应该做好以下几项工作:

(1)迅速组织幼儿紧急集合,有序离开教室到安全地带。

(2)清点幼儿人数,确保全体教师和幼儿都在一起。每个幼儿由具体的教师负责。

(3)如果时间允许,在每个孩子的衣服上贴上一个写有幼儿姓名、地址和电话号码的不干胶贴。

(4)携带急救箱,带好儿童和教师紧急联系电话本。

(5)贴好疏散避难场所的标记。

(6)紧急疏散路线及顺序基本参照出操的路线以及顺序(参照各班逃生路线)。

(7)收听广播,听从指挥。

(8)幼儿就餐或午睡期间遇到突发事件时,当值教师应迅速组织幼儿停止就餐,迅速起床,有序地离开教室,疏散到安全地带。

由于灾害性的紧急事件常常无法预料,紧急疏散的时候能否得到帮助也存在很多的不确定性因素。有时候很难与救援人员取得联系,在关系到幼儿生死的紧要关头,教师应该结合疏散演练中获得的经验,鼓起勇气,迅速做出正确的判断。

四、应对自然灾害

1. 地震

地震往往发生得很突然,令人措手不及。教师可以带领幼儿看地震演练视频,让幼儿讲解地震逃生顺序、逃生技巧及要求。但是一旦发生地震,教师首先要注意以下几点:

(1) 先保持镇定,告诉幼儿听从自己的指挥,一直不停地对幼儿喊话,让他们不要害怕,让幼儿感觉到老师一直和他们在一起,这样对幼儿是最大的心理安慰。

(2) 如果正在上课时发生了地震,教师要组织幼儿迅速躲到课桌下,用书包护住头部,等待地震停止(图2-3)。地震发生时的保护方法:双手抱头,蹲在户外空旷安全地带或室内桌子下面,千万不要在窗下或横梁下躲避。不能慌张、哭闹或随意乱跑,不大声叫喊,保持体力等待救援。

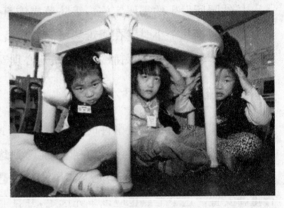

图2-3 地震演习中的幼儿

(3) 地震发生时,正在室外的人员把幼儿集中到操场中间空旷场地或集中在树木周围;正在室内的人员根据情况选择向室外疏散或室内躲避(及时躲到两个承重墙之间最小的房间,如洗手间、厕所等;可以躲在桌与桌、区域玩具柜之间;可以躲避在房间内侧的墙角)。地震停止后要将幼儿疏散到户外空旷地带,以防止余震的发生。

(4) 如果正在进行户外游戏时发生地震,绝不能带领幼儿跑进建筑物中躲避,应远离墙壁、窗户和电线,带领幼儿疏散到空旷地带。

(5) 如果地震后被埋在建筑物中,应先设法清除压在自己身上的物体,特别是腹部以上的位置;告诉幼儿用毛巾、衣服等捂住口鼻,防止烟尘窒息;要注意保存体力,设法找到食品和水,创造生存条件,等待救援。

表2-4 地震演习时间表(样表)

时间	活动
上午8:15	假装地震。幼儿躲到桌子下面。教师检查幼儿躲避的情况然后走到门口。教师模拟建筑受损阻碍行走。教师尽量让幼儿保持冷静、安静。

时间	活动
上午 8:25	进入室内。清点幼儿人数,点名。讨论计划,每个幼儿都分配给指定的教师管理。用纸胶带进行急救,粘贴伤口。模拟切断煤气、电和水
上午 8:35	整理应急生存包和应急消息。假装清理现场,幼儿清理小东西
上午 8:45	幼儿远离窗户继续进行正常生活和学习。教师模拟余震。儿童躲到桌子下面,教师站到门口。尽量安抚并使儿童保持冷静和安静
上午 9:00	儿童洗手(用很少的水模拟洗手的动作)。从应急生存包里拿取一些零食给幼儿吃,分配果汁给幼儿喝。讨论地震,逃生计划,加以改进
上午 9:15	演习结束

(资料来源:D. Certo, Helping Children and Staff Cope with Earthquakes. Child Care Information Exchange. 1995.3.)

表 2-5 突发事件或者灾害事件应急物品清单

◇ 灭火器
◇ 急救箱
◇ 手电筒和备用电池
◇ 用于关闭煤气/水的扳手或管钳(如果需要)
◇ 锹、螺丝刀、绳子
◇ 每个儿童 4 升水,每个成人 8 升水
◇ 胶带、塑料布
◇ 便携式收音机和电池,用于收听灾害事件广播
◇ 每人足够 3～4 天的干粮或者罐头食品,手动罐头开盖器,包括能量棒和果汁
◇ 纸盘、塑料餐具、纸杯、纸巾
◇ 烹饪用燃料、火柴
◇ 毯子、备用衣服
◇ 包废弃物和垃圾的旧报纸
◇ 装垃圾和废物用的大塑料垃圾袋
◇ 足够 3～4 天用的卫生纸
◇ 足够用 3～4 天的婴儿用品:纸尿裤、配方奶粉、食物
◇ 足够 3～4 天的宠物食品
◇ 有特殊需要儿童的基本药物(治疗哮喘的喷雾式吸入器等)
◇ 安全的取暖设施(非电动的)以及燃料,例如木柴或者柴油

2. 洪水

教师应该注意收听或收看洪水警报。洪水来临之前,如果时间允许,让家长接回幼儿,关闭托幼园所。如果幼儿待在托幼园所,那么要注意:

(1)如果托幼园所可能会发生洪水灾害或者山洪暴发,尽可能将幼儿疏散到安全地带。

(2)如果时间允许,要确保托幼园所的安全;将设备移动到高处,关闭煤气以及其他

公用设施。

3. 暴风雨

注意天气预报和暴风雨预警。若 24 小时内影响本地区，一般会发布蓝色或黄色预警。若 12 小时内影响本市，会发布橙色预警。若 6 小时内影响本市，将发布红色预警。如果可能尽量关闭托幼园所。如果时间允许，让家长把幼儿接回家。如果必须待在托幼园所，那么要准备好应急物资。将幼儿转移到室内靠里边的位置，远离高高的窗户。待在避难场所直到暴风雨过去。如果需要，要紧急疏散儿童。

4. 飓风、台风

教师应该注意收听飓风和台风警报，密切注意收音机、电视台、网络、手机上的天气信息。如果有足够的时间，尽量让家长把幼儿接回家去。应对台风的措施有：关闭窗户，尽可能保持托幼园所的安全；关闭天然气或者煤气设施，拔掉非必需的电器设备插头；躲在室内靠里边的位置或者远离窗户的走廊；躺在桌子或者其他牢固设施下的地板上；待在室内直到飓风和台风过去；听从应急指挥人员的指挥进行疏散。

5. 对科技危险的处理

各种各样的科技危险都可能对托幼园所造成威胁。包括公共设施遭到破坏、化学物质以及其他有毒物质的泄漏等等。

(1) 公共设施中断。如果水、电，供暖、电信等公共设施中断时间较长，应该关闭托幼园所。如果没有提前告知，突然中断，教师应该将幼儿聚集在一个有足够光线且保暖的安全地点，让幼儿感到安全舒适。通过手机或者无线电子邮件通知家长将儿童接走。

(2) 化学物质及有毒物质的泄漏。根据情况选择一个避难的方案，不要打开或关闭任何电器开关。如果足够安全的话，应尽量向上风向的位置疏散远离危险区域，否则躲在避难所。带儿童到靠里边的房间躲避。覆盖住窗户、门和通风口。使用移动电话或者无线电子邮件与救急人员取得联系。待在内室，直到救援指挥人员宣布安全之后才可以离开。

(3) 袭击或威胁事件。袭击和威胁事件常常毫无征兆，突然发生。教师需要在很短的时间内迅速做出判断，采取适当的行动保护幼儿的安全。

(4) 爆炸事件。发生爆炸事件，要躲避坠落的碎片，尽快疏散幼儿，保持冷静。

(5) 火灾。发生火灾时将身体降低，逃到户外，待在户外。如果衣服着火，应该停下来，脱掉衣服，就地打滚，用手捂住眼睛。

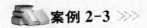 **案例 2-3** >>>

雷击造成的安全事故

2007 年 5 月 23 日下午 3 时许，重庆开县境内开始狂风大作，道道闪电撕破厚厚的乌云，暴雨铺天盖地袭来。下午 4 点 30 分左右，雷暴袭击了位于义和镇山坡上的兴业村小学。当时该小学四年级和六年级各有一个班正在上课,一声惊天巨响之后,教室里腾起了一团黑烟,烟雾中,两个班共95名学生和上课的老师几乎全部倒在了地上,有的学生全身被烧得黑糊糊的,有的头发竖起,衣服、鞋子和课本碎屑撒了一地。一片狼藉的现场让闻讯赶来的其他老师震惊万分,7个孩子已经死亡,轻、重伤者共有39人。据介绍,兴业村小学房子属于砖瓦结构,房盖是用木头做的横梁。接到报告后,相关部门立即展开抢救,并迅速将轻伤的学生和没有受伤的学生转移现场,避免遭遇二次雷击。

案例分析:

是什么原因导致此次雷击事故? 有关专家认为有以下几种可能:一是该小学位于一个山坡上,位置高而遭遇雷击;二是教室里可能有容易导电的电线或者其他金属,引发雷击事故;最后一种可能是教室比较陈旧,房盖的横梁腐烂,容易产生白蚁,而白蚁是最容易引发雷击的。平时托幼园所应该根据本地区气候和天气以及地理环境特点多进行安全检查,谨防意外灾害事故的发生。

(资料来源:《华西都市报》,2007年5月24日)

◆ **学生实训**

实训地点:实训室

实训内容:

1. 讨论灾害来临时托幼园所应该准备的物品,列出清单与同学分组讨论。

2. 用角色扮演法模拟突发事件,轮流扮演伤员和找到伤员的教师。分组讨论教师在演习中的行为是否恰当。

3. 本地可能发生的自然灾害有哪些? 针对这些灾害制定一个自然灾害应急处理预案。

模块六　受虐待儿童和受忽视儿童的安全与保护

 任务导入

1. 学生分组搜索一个家庭虐童案,分析该案件产生的原因,与小组成员讨论如何对该儿童进行保护,之后在全班进行讨论。

2. 学生搜索一个托幼园所虐童案,分析该案件产生的原因,与小组成员讨论如何对该儿童进行保护,之后在全班进行讨论。

3. 全班同学分成两组进行辩论,讨论发现儿童有受到虐待的迹象后,教师是否应该向有关部门报告,向哪个部门汇报? 法律关于受虐儿童保护是如何规定的,是否该修改该法律？如何修改法律才更有利于受虐待儿童的保护？

工作任务六　防止幼儿受虐待的保护性措施

◆ **基础知识**

一、虐待儿童

法学专家认为，"虐童"的定义其实很宽泛，除了身体虐待外，儿童营养不良、缺乏适当的住所、照顾和监督不够、忽视儿童的基本医疗保健、使儿童失学、剥削儿童劳力或者工作过度、精神虐待与疏忽等等，都有可能涉嫌"虐童"。

1981 年，国际儿童福利联合会曾把"虐童"分为如下四类：①家庭成员忽视或虐待儿童；②有关机构忽视或虐待儿童；③家庭以外的剥削（童工、卖淫等）；④其他虐待方式。其中，虐待又分为躯体虐待、精神或心理虐待、性虐待。忽视又分为躯体忽视、心理忽视、医疗忽视和教育忽视。

中国历来有家长严厉教育子女的传统，因此出现"棍棒底下出孝子"的古训。在学校教育中也有"教不严，师之惰""严师出高徒"等教育理念。家长和教师常常以爱孩子之名，行虐待孩子之实。还有的家长和教师忽视幼儿，造成儿童营养不良、身心受伤甚至死亡的现象。教育工作者应该与其他社会成员一起以法律为武器，精诚合作，共同保护幼儿免受身心虐待。

据不完全统计，仅 2014 年上半年，国内媒体曝光的虐童案就有 104 起。其中父母虐童案有 51 起，占虐童案总数的 49％。55 名儿童受到父母虐待伤害，其中 24 名儿童被虐致死。据《西安晚报》报道，2014 年 4 月 9 日，一个 13 岁女孩疑因受继母长期虐待，跳楼身亡。据中新网报道，2014 年 6 月 11 日，石家庄一名 6 岁男童在家中遭继母殴打，双手被捆绑吊起长达 3 小时，导致手臂截肢。据网络数据显示，约有 1/3 以上的儿童虐待未被发现或报案，夫妻暴力中 50％以上伴有儿童虐待现象。四川省未成年人保护委员会的一项调查表明，42.9％的未成年人被父母或监护人辱骂殴打、罚站、罚跪、罚做事、罚不许吃饭等，带有侮辱、虐待性质的暴力行为，挫伤孩子的上进心，阻碍其健全人格的形成。"对儿童暴力"的行为，如开水烫、锥子扎、钳子夹、斧子砍等施暴手段之残忍更是令人发指，肉体上的虐待和攻击给孩子幼小的身体和心灵留下了暴力的创伤。

因工作的特殊性，作为幼儿在托幼园所的主要看护者，幼儿教师成为虐童案的重要主体。据不完全统计，2014 年上半年，全国共发生教师严重虐童案 14 起，占虐童案总数的 13.5％。其中，殴打儿童 9 起，幼儿园给孩子喂药 4 起。还有被披露的某些教师对学生性侵犯案件等。2014 年 6 月，北京顺义 9 岁女童茜茜在张红霞举办的免费"国学班"接受封闭式教育时,遭张红霞多次殴打致全身骨折。她还逼迫某些孩子吃厕纸,甚至用长针扎孩子的指甲缝。2014年4月,北京市朝阳区,某幼儿园一班级21名孩子,在长达1年时间里遭幼师刘某不同程度殴打、恐吓。班里多个孩子身心俱伤,有的半夜还哭喊"别伤害我",有的女孩下体还被塞硬币。这些弱小的生命惨遭父母或者教师的摧残,凡此种种,令人触目惊心。

二、相关法律

实际上,我国在保护受虐待儿童有很多法律可依。

《中华人民共和国未成年人保护法》(简称《未成年人保护法》)第十条规定:父母或者其他监护人应当创造良好、和睦的家庭环境,依法履行对未成年人的监护职责和抚养义务。禁止对未成年人实施家庭暴力,禁止虐待、遗弃未成年人,禁止溺婴和其他残害婴儿的行为,不得歧视女性未成年人或者有残疾的未成年人。

《中华人民共和国预防未成年人犯罪法》第四十一条规定:被父母或者其他监护人遗弃、虐待的未成年人,有权向公安机关、民政部门、共青团、妇联、未成年人保护组织或者学校、居委会、村委会请求保护。被请求的上述部门和组织都应当接受,根据情况需要采取救助措施的,应当先采取救助措施。

《婚姻法》第四十三条规定:"实施家庭暴力或虐待家庭成员,受害人有权提出请求,居民委员会、村民委员会以及所在单位应当予以劝阻、调解。对正在实施的家庭暴力,受害人有权提出请求,居民委员会、村民委员会应当予以劝阻;公安机关应当予以制止。实施家庭暴力或虐待家庭成员,受害人提出请求的,公安机关应当依照治安管理处罚的法律规定予以行政处罚。"

《刑法》第二百六十条规定:"虐待家庭成员,情节恶劣的,处二年以下有期徒刑、拘役或者管制。犯前款罪,致使被害人重伤、死亡的,处二年以上七年以下有期徒刑。第一款罪,告诉的才处理。"此外还对伤害罪、猥亵儿童罪、遗弃罪等相关罪名做出了司法解释。

但是,目前中国现有保护未成年人的法律,其原则性大于操作性,加之缺乏配套的监护体系,在司法实践中,以虐待罪处罚虐童行为的案件很少。首先,在家庭虐童案件中,我国《未成年人保护法》规定,父母侵害子女合法权益,屡教不改的,人民法院依申请,可另行指定监护人。由于剥夺监护权的规定太过简单笼统,且我国并没有建立相关监护配套机制,剥夺虐童父母的监护权很难实施。其次,虐待罪的适用范围仅限于共同生活的家庭成员,这就将学校老师、儿童托管机构的保育员等排除在外,无法处理儿童在家庭外受到的虐待伤害事件,所以对于校园虐童案件中的教师,往往只能按寻衅滋事罪处罚或给予行政处罚。第三是入罪门槛高,必须达到"情节恶劣"的程度,即"虐待动机卑鄙、手段残酷、持续时间较长、屡教不改",现实中一般很难符合这个标准。第四,刑事诉讼法把虐待罪规定为自诉案件,"告诉的才处理",即被害人要向法院主动提出控告,法院才处理,不告诉就不处理,除非虐待致人重伤或死亡,才能由自诉转为公诉。然而,由于儿童的行为能力不健全,不知道或没有能力告诉;其他人或社会组织在这方面的角色定位还不明确,无法代表儿童提出有效控诉,司法机关难以介入,难以对儿童形成有效救济。

令人欣喜的是2014年12月最高人民法院、最高人民检察院、公安部、民政部联合下发《关于依法处理监护人侵害未成年人权益行为若干问题的意见》(简称《意见》),父母或者其他监护人出卖、遗弃、虐待、暴力伤害未成年人,有吸毒、赌博、酗酒等恶习,或胁迫、诱骗、利用未成年人乞讨等7种情形,都可被剥夺监护权。尽管一年内原监护人可申请恢复监护权,但有性侵害、出卖未成年人等行为的,将不得恢复监护权。《意见》明确,任何组织和个人都有权劝阻、制止或举报,并对公安、民政、法院、检察院的工作职责做出规定,明确了公安机关在紧急情况下的带离制度、民政部门的临时监护制度、人民法院做出人身安全保护裁定的程序和内容、当事人申请恢复监护人资格的程序,以及检察机关全面监督制度等。根据《意见》,监护侵害行为可能构成虐待罪的,公安机关应告知未成年人及其近亲属有权告诉或者代为告诉,并通报所在地同级人民检察院。未成年人及其近亲属没有告诉的,由人民检察院起诉。至此,儿童受家庭虐待而无法剥夺其监护权的问题得到了解决,儿童的自诉变成可以公诉。《意见》的出台在很大程度上保护了儿童的权益。

它山之石,可以攻玉,我们还可以借鉴美国等世界上儿童保护制度比较成熟国家的法律保护儿童。从1974年开始,美国相继出台《儿童虐待预防和处理法》《儿童虐待和疏忽报告法》《儿童虐待预防及执行法》等一系列法案。这些立法为儿童保护工作的开展提供了切实可行的法律依据和制度保障。

世界卫生组织对虐待儿童的定义:虐待儿童是对18岁以下儿童的虐待和忽视行为。它包括在一种责任、信任或有影响力的亲密关系中的各种身体和(或)情感虐待、性虐待、忽视、疏忽、商业或其他剥削,这给儿童健康、生存、发展或尊严造成了实际伤害或潜在伤害。遭受亲密伙伴的暴力有时也被列为一种虐待儿童行为。

三、虐待儿童的种类

1. 躯体虐待

对儿童进行躯体虐待是最常见的一种儿童虐待形式,包括罚跪、罚站、殴打、针刺、鞭笞、火烧等。其典型特征是一系列可见的,非事故性的创伤,如割伤、烧伤、鞭伤、骨折、抓伤等。躯体虐待还包括逼迫儿童服毒,包括喝下大量的水或者泻药等。家庭在解释这些受伤原因时,常常与儿童的年龄不符合,无法自圆其说。在治疗过程中,往往出现旧伤未去,又添新伤的情况,说明儿童受到反复性的肢体虐待。在观察儿童时,伴随受伤同时发生的有害羞、恐惧、被动、愤怒、攻击或者忧虑等情绪反应。

2. 精神虐待

当教师或者家长反复或者毫无原因地批评、口头攻击、忽视或者蔑视儿童的行为或者成就时,就造成了情感或口头虐待。他们的要求和期望常常不切实际,与儿童的年龄和发展水平不符合。如过分限制孩子的行动、自由，诋毁、嘲讽、威胁和恐吓、歧视、排斥、谩骂、挖苦以及其他烦乱型的语言或行为，与之相伴的常常是躯体虐待行为。口头或情感虐待的影响往往要等到多年之后才被发现，而这种影响对其人格和心理的发展往往是终身的，很难得到理想的干预效果。很多儿童在以后的生活中会把这种受虐待的方式不当地应用到自己的子女以及他人身上，出现反社会行为，甚至出现精神错乱、自杀等状况。

3. 性虐待

儿童性虐待是指对未成熟儿童或青春期少年进行的性行为，包括猥亵、抚弄性器官、强奸、向儿童暴露性活动、向幼儿暴露淫秽图片等，是一种违犯社会及家庭法规的虐待行为。性虐待施虐者往往是家庭成员、熟人，很少是陌生人。性剥削是利用强迫儿童从事色情服务赚取利润的虐待行为。性虐待的对象不仅仅是女童，受虐的男童可能处于羞愧和耻辱感，不敢告诉别人，因此男童受到的性虐待往往更隐蔽，不容易被发现。性虐待经历所造成的行为后果，近期儿童多表现为社会退缩、成绩下降、离家出走、焦虑、抑郁、自杀等；远期多表现为性别角色冲突、异性化行为以及多种行为问题。性早熟行为是性虐待受害者最具特征性的行为表现，另一个行为后果是性杂乱或卖淫。

四、对儿童的忽视

国际上对于忽视儿童的定义是指家庭等在具备完全能力的情况下，在儿童的健康、教育、心理发育、营养、庇护和安全的生活条件等方面未能提供应有的帮助，且多为放弃或忽略了应尽责任和义务而造成的"不作为"。忽视存在于包括家庭扶养教育、学校受教、国家和社会保护等各个方面。也就是说，所谓忽视就是在儿童成长的全过程中，对其生理和心理权益的不规范和不负责任的行为。其表现和种类有以下几种：

1. 情感上的忽视

情感忽视是指监护人未能给儿童提供一个适宜的成长环境，如限制孩子的行动，歧视、排斥以及其他类型非躯体的敌视等，情感忽视较为隐蔽，对孩子冷漠与忽视对他们造成的伤害比打骂还要严重。情感忽视不仅仅发生在家庭之中，任何与婴幼儿相关的行业都可能发生，如教育、医疗、幼儿救助机构等。我们一定要学会观察儿童，他们的表情写满了成长的密码，随时要和孩子进行情感交流。情感忽视发生面最广、概率最高，也最不受人所重视，与身体虐待相比较，它更容易对儿童造成不良的负面影响，对儿童有长期的严重影响，容易造成边缘性人格和创伤后适应障碍(PTSD)。

2. 身体上的忽视

身体忽视是指忽略对孩子身体的合理照顾(如衣着、食物、住所、环境卫生等)，它也可能发生在儿童出生前(孕妇酗酒、吸烟、吸毒等)。如：城市儿童中众多的"小胖子"现象就是由于忽视儿童身体而导致的。

3. 医疗上的忽视

医疗忽视指忽略或拖延儿童对医疗和卫生保健需求的满足。如孩子的牙齿健康、视力、注射疫苗以及吃药的问题等，没有得到人们足够的重视。很多家庭因为对孩子的照顾不当造成终身残疾，例如儿童误服了药物造成听力丧失等。还有些家庭在儿童发病早期，例如发烧没有及时送医，结果造成失聪或者死亡。

4. 教育上的忽视

在教育上，家长没有尽可能为儿童提供各种受教育的机会，忽略了儿童智力开发和知识、技能学习，一些家庭在资源有限的情况下，忽略和放弃对女童的教育。教育上的忽视还包括对有特殊教育需要的儿童未能满足其教育需要。

虐待和忽视给儿童及家庭造成痛苦，并可能产生长期不良后果。虐待会导致精神紧张，这与早期大脑发育受到损害有关。极度紧张有可能损害神经和免疫系统发育。其结果为：曾经受过虐待的儿童成人后，出现行为、身体和精神卫生问题的危险性增加，如：施加暴力或沦为暴力受害者，重复性的恐惧、愤怒或者拒绝，低自尊，很难与他人形成长久的关系（如友谊、婚姻），孤独、寂寞，向其他儿童寻求爱，缺乏信任，高危性行为、早婚、早孕，产后抑郁症，冲动倾向，对压力容忍度低，吸烟、肥胖、酗酒和滥用药物（吸毒），解决问题能力低下，等等。虐待所造成的这些行为和精神卫生方面的后果，会成为日后罹患心脏病和癌症以及导致自杀和性传播感染的一种诱因。虐待儿童不仅造成健康和社会方面的后果，它还会对经济产生影响，比如住院治疗、心理健康治疗、儿童福利和长期医疗保健等费用。虐待和忽视的情况多种多样，很可能同时发生，例如，身体虐待、精神虐待、情感忽视等。它们对儿童的身心造成摧残，是儿童成长中的安全隐患。

五、幼儿被虐待的因素

1. 儿童个体因素

父母可能会将孩子的性别、脾气，甚至相貌等，成为期望的标准，由此产生对孩子好恶的感觉。儿童出生后的生理与智力情况是否让父母满意，会影响到他们以后是否被虐待。这些因素不仅包括孩子给父母增加的压力，还包括孩子对他们感情上的重要性。部分受虐儿童智力和躯体发育迟缓，或出生前后有脑损害、早产、难产、先天畸形、生产性受损及低出生体重的病史，致使被父母视为负担，增加父母虐待孩子的可能性。一些儿童在气质上属于养育困难类型，易激惹、哭闹无常、难于安抚和纠缠母亲等，容易导致父母的厌烦情绪而遭忽略或打骂、排斥。孩子常会因为哭闹、尿床、吃饭太慢、大小便训练困难，以及学习走路时经常摔跤等问题而遭到呵斥，甚至打骂。1岁以后具有多动、顽皮、攻击性行为等特征的儿童也易招致父母打骂；入睡困难、睡眠不宁、遗尿、抽动性问题、慢性疾病的儿童亦容易遭到虐待。反过来，那些受虐儿童可能造成心理和生理上发育不成熟或发育异常，进而给抚养造成困难，容易形成负性亲子关系，导致受虐的继续发生。甚至一些司空见惯的儿童行为，如不按时起床、喂饭困难、弄脏衣服（特别是父母的衣服）、深夜哭闹也容易招致父母（或养育者）的厌烦和打骂。

2. 家庭因素

家庭生活方式的突然变化,如家庭成员的死亡、父母失业、搬家,不期(非计划内)怀孕、家庭经济情况欠佳、社会地位低下、过频的应激事件、家庭破裂或夫妻不睦等可成为父母或监护者虐待儿童的直接原因。许多虐待儿童的父母控制冲动的能力较差,或应付生活事件的能力有限,当遭受挫折时易将怨恨转嫁到孩子身上;家庭出现危机时(如夫妻吵架、婆媳不睦、失业、同别人吵架、与上司矛盾等),父母更难于忍受儿童哭闹或纠缠,容易对儿童施暴。另外,多数施虐父母(或养育者)本身在儿童期就有被虐待的经历;此外,一些施虐父母存在智力偏低,有酗酒、吸毒、人格和情绪异常等精神和行为障碍;低自尊,对孩子缺乏依恋之情,缺少情感支持;与大家族中的其他人、朋友、邻居缺乏或者没有联系;对儿童发展知识的欠缺,对儿童能力的期望过高;例如认为儿童是小大人。值得一提的是,近年来家庭保姆虐待儿童事件有上升趋势,其原因较复杂,包括不耐烦儿童哭闹、报复其父母(因受冤枉、克扣工资、强奸)、个人素质差等问题。虐待孩子的家庭,可能存在持续的历史特征,一代代重复虐待、忽视孩子,缺乏做父母的爱心。虽然没有确切的证据表明,孩提时代受到虐待的父母一定会虐待自己的孩子,但似乎虐待孩子的父母行为来自于他们幼年形成的生存威胁,而无助的孩子总是希望自己成为强有力的父母。那些虐待孩子的父母都害怕这样的威胁,他们对任何实际或想象的拒绝所做的快速而强烈的反应,正说明其内在的害怕心理。

3. 社会因素

社会环境、文化模式以及宗教信仰都对儿童虐待有重要影响。如美国的阿米什人相信传统的宗教力量,不相信现代医学,拒绝送患病儿童就医而导致患儿死亡,就属于医疗上的忽视;一个母亲听信算命者的话,认定自己的女儿是父母和兄弟的"克星",为此不断毒打这个孩子直至伤害或死亡,这属于封建迷信导致儿童被虐待致死。历史传统也是造成儿童受虐待的原因之一。在中国,从古至今都以"不打不成材,棍棒出孝子"的教育方法来教育儿童,因此家长与老师体罚儿童被认为是正常的现象。风俗习惯等也对儿童躯体虐待有着重要的影响。受传统性别歧视观念的影响,一些偏僻农村地区目前仍有丢弃女婴、虐待女童的现象存在。在印度,女儿出嫁时要花费大量钱财,因此许多家庭因贫穷常将女婴淹死以减轻日后巨大的经济负担。近年来,在日美等国家校园内暴力(霸凌)事件和虐待(欺侮)同学事件日渐增多,导致受虐儿童逃学、离家出走、拒绝上学、报复性凶杀、自杀等事件时有发生。

六、儿童受虐待和忽视的警示性信号

虐待儿童事件常常不容易被发现,因此教师需要通过学习一些常见的警示性信号尽早发现问题,并使儿童和施虐者获得必要的帮助。越早发现,越有可能进行有效的干预,拯救儿童。上述身体虐待、精神虐待、性虐待和忽视分别对应着相应的警示性信号,教师

要有发现这些信号的意识。当然,发现警示性信号并不意味着确有儿童遭受虐待。当教师发现蛛丝马迹时,有必要深入挖掘,找到虐待行为的模式和更多的警示性信号。

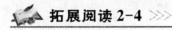 **拓展阅读2-4** >>>

躯体受虐待儿童的警示性信号

1. 儿童身体的信号

身体反复受伤,或是无法解释的瘀伤、划伤等痕迹,旧伤未去又添新伤;

物品烫伤、打伤的印痕,如香烟、手印、木勺;

拉拽头发导致的秃发;

无法解释的骨折;

儿童报告显示被家长打伤。

2. 儿童行为的信号

走路一瘸一拐,或保护身体某些部位;

经常述说自己头痛、肚子痛或者有其他疼痛;

该回家的时候,孩子却表示抗议,对父母很害怕;

穿不合适的衣服来掩盖身体的伤痕,比如在大夏天穿长袖上衣;

儿童行为变得更内向或者更具有攻击性;

总是处于警惕状态,好像在等待坏事情的发生;

伤痕好像有规律,比如都是手或者皮带造成的;

与人接触时过于小心,害怕父母和其他成人;

不愿意离开幼儿园;

过于顺从;

自我概念差。

3. 家长行为的信号

家长解释不清楚儿童身上的伤痕原因,其解释不具有说服力或者前后矛盾;

家长说孩子自己受的伤;

家长对孩子不感兴趣或者不担心;

家长告诉老师要对孩子严加管教。

 拓展阅读2-5 >>>

精神虐待儿童的警示性信号

1. 儿童身体的信号

儿童身体、智力或情感发育迟缓;

重复性、持续性、有节奏的行为习惯,如摇晃身体、吮指;

自我伤害行为,如撞头;

常见的破坏性行为;

面无表情;

年龄较大的儿童仍然尿床或拉裤兜;

言语或语言混乱。

2. 儿童行为的信号

极度恐惧或担心做错事情;

行为极端(极度抱怨或苛刻,极度被动或主动);

对父母或抚养者并不表现出依恋;

冷漠并压抑:情绪低落,空洞的面部表情;

行为特别成人化(照顾其他小孩);

对他人残忍;

取笑别人的疼痛;

对权威人物言听计从;

睡眠混乱;

破坏性或者反社会行为;

精神或者情感发育晚于同龄人。

3. 家长行为的信号

家长藐视自己的孩子;

家长排斥自己的孩子;

家长对孩子的担心达到最小值;

家长对孩子的要求或者期望值不切实际。

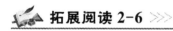 **拓展阅读 2-6** >>>

<hr>

性虐待儿童的警示性信号

1. 儿童身体的信号

生殖器或者肛门附近出现无法解释的疼痛、瘙痒、伤痕、红肿、撕裂、流血;

坐、行走困难;

内裤被撕破、出现污物或者血污;

阴道或者尿道有异样排出物;

尿痛或排便时疼痛;

性疾病或怀孕,特别是小于 14 岁的孩子。

2. 儿童行为的信号

展示出与年龄不相符的对性行为的兴趣;

要求别人进行性行为,或者引诱他人进行性行为;

对男性或者(女性)表现出过度恐惧;

不想在别人面前换衣服,也不愿参与有身体接触的活动;

离家出走;

儿童自己报告说受到性虐待;

同伴关系不良;

低自尊或自我形象感较差;

行为突然发生很大改变,如大吃、嗜睡或者学业表现发生突然变化;

过于黏人或者出现不恰当的依恋;

用黑色和红色画出恐怖的图画。

3. 家长行为的信号

家长在控制儿童或者对他人表示出嫉妒;

家长独来独往或者很神秘。

 拓展阅读2-7 >>>

受忽视儿童的警示性信号

1. 儿童身体的信号

穿着不合身、肮脏或不合天气的衣服;

卫生状况持续较差(不洗澡、油腻暗淡的头发、明显的体臭);

患病未治,牙病不医,身体伤痕;

生长缓慢或者停止生长发育;

经常无人监管,独自一人,或父母允许他到危险的情境中去玩;

常常迟到或旷课。

2. 儿童行为的信号

偷窃或乞求食物;

储藏食物;

疲倦或者精神萎靡;

儿童渴望关心,甚至通过破坏性行为引起负面的关心;

不适当的依恋;

漠然无情;

承担成人的角色,表现得过于负责任。

3. 家长行为的信号

家长对孩子漠不关心,不感兴趣;

家长很压抑或者很冷漠;

家长不对儿童提供与其年龄相符合的长期监督；

家长早送孩子,晚接孩子；

家长吸毒或者酗酒。

在美国,有五分之三的幼儿虐待案件是由一些专业人士报警的,包括医生、护士、牙医、验光师、心理治疗师；法律工作者、取得合法执照的儿童养护中心以及幼儿教育机构的雇员；教师以及其他学校的雇员；社会工作者,咨询师以及治疗师、牧师、律师；其中主要是教育和法律工作者。目前,中国的法律还没有对虐待儿童实行强制性举报制度,尽管如此,教师还是应该对虐待儿童的行为勇敢说不,对儿童加以保护。由于教师每天花大量的时间与孩子待在一起,与幼儿接触较多,对孩子的情况比较了解。教师应该根据上述各种信号注意观察儿童的身体是否有被虐待迹象,幼儿的行为以及家长的行为是否正常,如果长期反复发生异常情况应该尽快报警。教师的职业道德准则和公平正义感要求教师有责任用法律武器维护受虐儿童的正当权益。

在教师观察到幼儿被虐待或者忽视之后,或者根据儿童的表现说明虐待已经发生的时候,教师需要做出冷静的反应。教师应该向儿童说明自己会确保他的安全,要让儿童充分表达自己的恐惧、担心和任何与个人经历有关的情感。教师应该多使用肢体语言,例如拥抱和轻拍表达对他们的关心,同时交谈时话语和表情应该充满温情和鼓励,应该让孩子感到老师相信他所说的话。尽快把孩子所说的内容写成书面报告,立即向警方报警。

教师不要对孩子所说的任何话提出警告或者表示失望。对孩子的话语和措辞不要进行纠正和批评,只要接受孩子叙述的信息即可。不要对孩子所说的内容表示怀疑或者试图引导孩子不要继续讲下去。不要问很多问题,应迅速报警,启动保护儿童的机制。不要怂恿儿童进行揭发,如果儿童停止讲述,不要试图用奖励的办法让儿童说出更多的负面消息。教师无需进行调查,只要记录好信息,调查的事情由警方来完成。

◆ **实践操作**

预防儿童受虐待措施

预防是减少虐待儿童最有效的方式。对于教师来说,需要理解虐待和忽视儿童的危险,并且能够在幼儿园中采取预防措施。教师应帮助儿童及其家庭提高保护幼儿的能力,降低儿童受虐待的风险,在社会上倡导抵制虐待儿童的现象。

1. 教室中的预防性措施

托幼园所可以采取很多措施预防幼儿受虐待,包括谨慎聘请幼儿教师及其他工作人员,进行特殊的环境设计和布置,对儿童的需要保持敏感,注意规避教师虐待儿童的风险。

托幼园所要聘任安全的幼儿教师。托幼园所虐待儿童的事件频频曝光,主要就是因为幼儿教师不具备幼教资质,缺少必要的能力,无法正确理解和对待幼儿的行为。因此,托幼园所招聘教师的时候一定要严格把关,招收有资质、有爱心的幼儿教师。

托幼园所要严格审查教师的教育背景及工作背景,考核其幼儿教育能力。面试时注意观察了解其脾气和性格特点,判断其是否适合从事幼教工作。在决定聘任之前要调查其是否有犯罪记录。在试用期内观察其对待幼儿的态度及工作能力。

 拓展阅读 2-8 >>>

托幼园所教师是否有虐待倾向的面试题

托幼园所在招聘教师的时候可以面试如下问题,以发现其是否有虐待倾向:

① 你为什么喜欢幼师工作?

② 你如何描述自己的孩子?

③ 你如何理解纪律?

④ 你觉得体罚幼儿(打孩子)有效吗?

⑤ 儿童的行为是否曾经使你很生气?

⑥ 你如何表达自己的愤怒?

⑦ 其他一些与愤怒和纪律有关的"如果……你会怎么做"问题。

⑧ 你缓解压力的方式有哪些?

教室环境的合理设置能够有效减少虐待事件的发生,如摆放各种设施的时候,要确保每个角度都能看见室内和户外的所有空间,不留死角。

2. 托幼园所预防虐童的安全性措施

托幼园所也应该制定一些制度保证幼儿的安全,减少幼儿受虐待的可能。教师需要理解并遵守这些制度。例如有的托幼园所要求教师和志愿者永远不要单独与幼儿待在一起。

许多托幼园所制定了与幼儿接触的相关规定,以减少虐待儿童事件的发生。美国有些托幼园所禁止教师把儿童抱起来放在腿上,或者拥抱儿童,还有些托幼园所规定禁止"触碰儿童"。实施禁止"触碰儿童"的制度以减少虐待儿童事件发生的做法属于极端的措施,特别是因为在照顾幼儿的过程中,身体的接触是与儿童互动以及进行回应必不可少的行为。还有更多指导幼儿教师触碰幼儿的方式需要托幼园所根据自身的实际情况加以规定。与儿童拉拉手,拍拍他们的后背或者一只手臂搂着儿童的肩膀都是一些教师通过安全的接触表达对儿童关心的方式。教师也必须记住接触儿童身体时的文化差异。此外,教师尊重儿童也是很重要的,儿童有权利说出他们的想法。

有时候,即使是经验丰富的教师也难免会感到沮丧,很难管理儿童的行为。经常表现出沮丧以及管理能力较差的教师可能会有虐待儿童的迹象。例如,因幼儿犯错误而对他们大吼大叫或者蔑视儿童;对儿童的逆反行为作出的反应不适当,例如,从儿童手中夺取或者猛拉物品等;向儿童表达自己的沮丧心情;对某个特定儿童表现出非同寻常的或者不适宜的兴趣,或者试图单独与某个孩子待在一起。

托幼园所应允许家长任何时间都可以来园探视或者接走孩子。制定换尿布、帮助儿童上厕所、换衣服等的步骤。规定禁止教师未经家长许可而将儿童带离托幼园所。制定步骤,描述管理儿童逆反行为的适当方法。外出活动中应尽量使成人与儿童独处的机会降到最小。建立事故报告及处理程序,以减少托幼园所可能发生的虐待事件。监管者应该密切注视上述照料儿童过程中的不恰当行为,并在需要的时候进行干预。

对教师进行在职培训是减少虐待儿童发生的有效方法。在中国,很多幼儿园虐童事件都发生在私立幼儿园,主要原因在于,很多没有幼儿教师资格证的教师既没有接受过职前专业教育,也没有机会经常参加在职培训,因此欠缺幼儿心理、教育、教法等方面的常识,在待遇很低、面临各方面的压力、管理幼儿的能力低下、与同事关系不和等情况下,无法缓解自己的紧张情绪,只好将愤怒、沮丧等负面情绪释放在幼小的儿童身上。教师在道德和法律的层面上应该负责辨别虐待儿童的早期迹象。然而,为了取得显著成效,他们必须接受良好的教育和再教育。经常、有效的教师培训能适当降低教师虐待儿童的风险。因此,不断参加在职培训,获得必要的知识和技能成为完成上述职责的必要手段。为防止虐待儿童事件的发生,教师在职培训的内容应包括:解释相关的法律法规;教师的职责与权力;如何辨别虐待与忽视儿童的行为;托幼园所如何制定规章和程序处理可疑的虐童事件;教师和职员对虐待与忽视儿童行为的研究;明确社区有哪些资源和服务;有哪些可以在教室中使用的策略能够帮助被虐待和被忽视的儿童;减少压力和管理时间的方法。总之,教师在保护儿童的权利和身心健康方面以及在推广法律、制度中扮演着重要角色。

3. 家庭中虐待儿童的预防性措施

履行家长一职有时候需要面临巨大的挑战和压力,当儿童做出令人不快、使人愤怒的举动时,家庭中虐待儿童的行为就可能发生。家庭的变故、家长工作的变动、家长缺乏心理支持、经济状况欠佳、家长有曾经被虐待的历史,以及教育儿童的错误理念等都可能导致虐待儿童现象的发生。教师的重要职责之一是帮助家长了解到家长的虐待会给儿童身心带来不良的后果,以及如何预防并解决虐待儿童的问题。

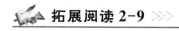 **拓展阅读 2-9** >>>

家长避免跟孩子生气的技巧

教师可以告诉家长:当孩子使自己很生气时,可以尝试下列技巧:

先深呼吸,在采取行动之前先彻底考虑一下前因后果。

离开房间。"暂停"一会儿,再重新控制自己的情绪。

考虑一下该种情形或者儿童的行为是否真的值得自己心烦意乱,结果是否会影响你与儿童的长期关系。

告诉儿童导致你心烦意乱的原因。

避免与儿童进行长篇大论的解释和争论。当陈述很简短并直指要害的时候儿童更容易理解。

意识到自己的容忍极限以及什么行为最容易使你心烦意乱。

事后要对孩子说一些他的优点,这能够帮助儿童理解虽然他做出不可接受的行为,但你还爱着他。

教师应该在托幼园所为幼儿提供支持性的环境。教师在帮助儿童理解应对虐待和忽视儿童带来的影响方面起着重要作用。他们必须成为积极的角色榜样,无论对哪个儿童都要接纳,倾听他的诉说,不要做出评判,鼓励他做出的努力,表扬他的成功之处。对于许多儿童来说,教师可能是他们生活中唯一没有威胁、能够无条件接纳他们并对他们的身心良好状况表示关心的人。

随着儿童与教师信任关系的建立,他们可能开始敞开心扉说出自己的个人感受。游戏治疗对于幼儿来说可能特别有效,给他们提供机会,让他们表演出自己与受虐待行为相关的愤怒、恐惧和焦虑。娃娃家活动、布偶以及娃娃游戏都是能够达到治疗目的的理想活动。例如,与儿童谈论当布偶或者娃娃(儿童)受到不恰当对待的时候他们的感受如何,能够有助于了解该儿童的真实情感。同时,教师能够为儿童示范有效的抚育技能,例如恰当的谈话、待人接物以及照料布偶或者娃娃等行为。

艺术活动是鼓励儿童表达情感和焦虑的有效手段。例如,自画像能够夸张地展示身体某些部位或者儿童经历的某些情境。图画也可以描述儿童经历不同寻常事件,例如被绑起来,被锁在衣橱里或者被其他物品击打。然而,当试图解释儿童的艺术作品时需要格外小心。儿童不成熟的绘画技巧以及缺乏理解能力很容易引起经验不足的观察者错误地解释或者得出虚假的结论。因此,最好是把儿童绘画中的事物看做额外的线索,而不是作为绝对的受虐待或者忽视的迹象。

教师教会儿童学习如何管理自己的愤怒情绪,以他人能够接纳的方式表达自己的情感非常重要。例如,教师帮助孩子使用礼貌用语时,可以说:"瑞瑞,如果你想再要一块饼干,你可以说:请问我能再来一块饼干吗? 可是,如果你只是哭泣的话,没有人明白你是什么意思。"教师也可以说:"你可以问鹏鹏,我们可以以轮流玩自行车吗?"

教师也可以帮助儿童发展对待虐待行为的修复能力。与儿童建立起信任和尊重的关系是培养他们自尊和自我概念的第一步。

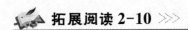 **拓展阅读 2-10** >>>

教师帮助受虐待儿童的方法

教师可以通过如下方法帮助受虐待幼儿:

① 以前后一致并支持性的方式回应儿童。

② 设立一个儿童认为归自己专用的私密空间。

③ 对可以接受的行为设定一个逐渐的限制条件;制定一日常规和流程,在儿童的生活中建立秩序,取消那些常常导致混乱的事情。

④ 让儿童知道,每当他们需要某人的时候,总是能够得到他们的帮助,无论是陪伴、额外的关注还是获得一种安全感。

⑤ 花一些时间培养儿童,使他们获得一些经验;事先告知儿童你对他的期望,强化他们在所处的环境中获得的安全感。

⑥ 鼓励儿童谈论自己的情感、恐惧以及担心。

此外,教师还可以利用一些书籍、材料以及网络资源帮助儿童提高自我意识,对虐待行为作出反应。

◆ 学生实训

实训地点:实训室

实训内容:

1. 学生两人一组模拟教师和幼儿,练习发现受虐待或受忽视儿童之后,如何与他谈话,对他提供帮助。

2. 全班一起讨论男童是否会遭受性虐待,如果有,家长向你寻求帮助,作为教师如何应对?

工作任务七　婴幼儿生活中其他形式的暴力

◆ 基础知识

幼儿的行为模式以及解决问题的办法多数来自于他的所见所感。如果他周围的环境让他感到愉快、友好、安全,他也会用同样的方式去对待他人。反之,如果儿童所在的家庭、社会以及所接触的媒体充斥着暴力,儿童不知不觉中就会模仿那些暴力方式对待他人,误以为这就是解决问题的唯一办法。这些暴力行为会对幼儿造成终身的影响,可能会把他们送进监狱,也可能给他人的生活带来不幸。

暴力行为是幼儿生活中的一个不安全因素,在探讨幼儿安全的时候,这个话题常常被忽略。按照幼儿可能接触暴力行为的场所,可以将暴力行为分为家庭暴力、媒体暴力和社区暴力三种形式。

1. 家庭暴力

父母是孩子人生中的第一任教师,家庭中如果发生暴力行为,如父母吵架、酗酒、有暴力行为,就会在儿童幼小的心灵中留下阴暗的影子,很可能使他们的心理逐渐产生变化。随着年龄的增长,这些负面效果很可能慢慢扩大。长大以后,他们很可能在自己家庭中复制这种家庭暴力,形成恶性循环。如果孩子曾经被殴打,则他们长大后也会如法炮制,殴打他人,误认为暴力就是解决问题的有效方法。如果夫妻有一方在儿时曾受到过暴力对待,那他(她)也会效法父亲或母亲的方式对自己的配偶施暴。如果父母对子女过于严厉,在自己不顺心的时候迁怒于子女,拿孩子撒气,等自己当了父母之后,他们很可能也会对自己的孩子施加暴力。因此,家长处理问题时要冷静,多与亲人进行情感交流,为儿童树立良好的榜样。

2. 媒体暴力

几乎每一个孩子都无法避免以某种方式接触媒体,如电视、电影、网络、电子游戏和音乐等等。暴力不一定指枪战或血腥场面,而是指任何带有暴力倾向的行为。幼儿最喜欢的动画片中充斥着暴力的镜头,其中被崇尚的英雄们往往都会使用身体或精神上的力量去胁迫或恐吓他人,这就是媒体暴力的一种形式。很多隐蔽性的攻击性行为出现在儿童节目中,不易被人发觉,经过长期累积就可能改变儿童的行为模式。有些电视节目尤其是有情节的动画片对孩子很具吸引力,但这些情节中往往却穿插着权力的斗争。虽然有时儿童没有观看成人正在观看的电视节目或者电影,但是音乐中的暴力声音也能够弥漫在儿童的生活之中,对儿童产生不利影响。电子游戏中的人物被暴力致死之后还会复活的场面会误导幼儿,让他们以为真人也可以死而复生。中国就曾经出现过一个小学生因为受电子游戏的影响,误以为同学会死而复活而将其杀死的悲惨案例。

1992年,美国心理协会公布了最近20多年关于媒体暴力的研究成果,发现媒体暴力对孩子的影响大致可以分为以下三类:①孩子可能对他人承受的痛苦或苦难变得不太敏感。②孩子们会对周围的环境增加更多的恐惧感。③孩子们在与他人相处的过程中更容易呈现侵略性、攻击性。研究人员通过大量的调查和研究发现,经常接触大众媒体的孩子不仅行为上容易显得好斗,而且更容易相信这个世界是卑鄙的、可怕的。受到媒体暴力的影响,儿童可能会经常做噩梦、睡眠中惊醒,甚至出现抑郁等症状。

3. 社区暴力

有些幼儿居住的社区比较复杂,特别是一些大城市的城乡结合部,或者居民流动性比较大的区域容易发生暴力事件。流氓团伙寻衅滋事、打架斗殴、贩毒、破坏公物、暴力事件等也会对幼儿造成不利影响,严重影响幼儿的生活安全。暴力行为如果不幸被幼儿目睹会使他们产生恐惧感,对他们的心灵造成创伤。国外的研究表明,14个月大的幼儿已经能够模仿暴力行为。长期生活在暴力环境之中,长大后会不自觉地模仿大孩子、成人的暴力行为。这样的不安全社区也可能会发生暴徒袭击学校、托幼园所事件,使幼儿受到惊吓、恐惧,甚至不敢与父母分离。有些幼儿在目睹了暴力事件之后会出现创伤性心理混乱,类似于战争地区儿童经历过战争之后的反应。

目击暴力事件会干扰大脑的正常发育。幼儿及学龄儿童由于不能理解暴力行为的目的,常常会因为恐惧而无法集中注意力。无法对其所在的环境产生安全感的儿童,常常会产生退缩行为,无法建立安全的社会依恋。他们也可能与周围的环境格格不入,最终失去对他人进行关怀和同情的能力。这些经历会阻碍他们的情感发展,最终对幼儿的学习能力产生负面影响。

◆ 实践操作

一、预防幼儿受到暴力伤害的措施

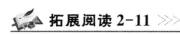

拓展阅读 2-11 >>>

教师帮助受暴力伤害儿童的技巧

教师可以采取一些措施帮助这些受到暴力伤害的儿童,例如:

1. 给孩子一盆肥皂水和一个结实耐洗的东西,让他尽情地搓洗玩耍。

2. 难度适中的拼图。一方面需要孩子花费一定的时间,另一方面又不至于让孩子失去耐心。

3. 吹泡泡能够减轻孩子的压力,这是所有孩子都喜欢的活动。

4. 给孩子喜欢的玩具,这些玩具每天只在特定时间给他玩。

5. 沙子也是孩子百玩不厌的,可以在托幼园所为孩子准备一个沙箱。

6. 同样,橡皮泥也是不错的选择,配上一些小模具就更好了。

7. 给孩子准备一张大白纸,让其画水粉画,也可以画水彩画,不一定要画出一幅怎样的图案,可以让他尽情地去想象、去涂鸦。

8. 给孩子听音频故事或音乐,这种活动操作性强,而且还能丰富孩子的想象力。如果孩子爱上这项活动,一般可以沉浸其中,全神贯注于故事或是跟着节奏载歌载舞。

9. 为孩子准备一些娃娃家道具,让他们把日常生活表演出来,如做饭、清扫及购物等。

10. 给孩子开辟一个空间,让他搭积木,直到孩子不想再玩了才拆掉积木。

11. 通过儿童文学作品和小组讨论探索儿童的情感世界。

12. 让孩子画、描述或者写出一个故事,讲述一个孩子如何解决问题,帮助他们获得力量和信心。

被暴力行为侵害的儿童可能经历过情感危机或者正在试图摆脱被他人控制的命运。他们需要获得支持以重新获得信心和能力。教师应该给他们提供机会,让他们学习如何正确解决问题,例如,可以给他们选择的机会,引导他们合理解决问题,获得成就感。教师可以给儿童提供挑战体能的机会,例如玩沙包时给 1~3 岁儿童提供一个有趣的新目标,给 3～4 岁的儿童在平衡木上提供各种适当的挑战。在阅读的时候由儿童自己挑选图书。

教师可以为家长提供一些信息帮助他们取得相关社会服务机构的支持,还可以在托幼园所通过创设安全的环境,帮助儿童获得积极的生活体验。教师可以把相关的社区服务机构、咨询机构、法律机构以及志愿者服务电话等联系方式列出清单张贴,以方便提供给家长。教师可以帮助家长保持亲子关系和日常作息的一贯性,帮助幼儿在人际交往中培养协调沟通的能力,建立正向的情绪疏解通道。

教师在帮助受到暴力伤害幼儿的时候情绪上也会受到影响,例如在了解整个经历的过程中会情不自禁地产生愤怒、恐惧、抑郁、伤心和焦虑的情绪,出现头痛、胃痛、筋疲力尽等症状。教师一方面要帮助幼儿应对暴力经历;另一方面还要帮助他们管理自己的负面行为,例如冒犯他人、过度依赖他人、如厕以及语言发展中的退行性行为等。因此,教师在帮助幼儿的过程中,也需要从他人那里得到支持,例如可以向幼儿园园长寻求帮助。

二、幼儿游戏主题中的暴力

幼儿游戏中可能会涉及暴力的主题,特别是儿童本身经历过暴力事件。儿童也可能很容易受到媒体中所描述的强壮人物的吸引,例如超级英雄,并可能被追逐的场景所吸引,用玩具武器进行激烈的游戏。儿童会用游戏来探索并理解周围的事物,涉及暴力主题的游戏可能在治疗情境中有一定的价值。然而,在幼儿教育机构中,教师会担心暴力主题的幼儿游戏可能会对儿童有害。教师担心一旦暴力游戏开始,就很难停止,使儿童不易控制;看到暴力游戏的时候,一些儿童可能会被吓到,或者形成创伤。游戏中对暴力行为的模拟会强化暴力行为,可能使儿童变得更加暴力。一遍又一遍地扮演相同的、幻想中的角色可能会影响儿童与其他儿童的社会联系,影响儿童其他技能的发展。没有一种简单的办法既能满足儿童的需要,又能解决教师的顾虑。然而,有些基本的策略适合各年龄段的幼儿。教师要做一个有心的观察者,充分理解幼儿通过游戏所探索的内容。单纯地拒绝儿童玩类似主题的游戏可能剥夺幼儿发展的机会。并且,这样可能根本起不到效果,甚至恰恰相反,儿童可能掩盖自己游戏的主题,甚至对自己所进行的游戏向老师撒谎。教师应该提供更加有趣的、具有挑战性的游戏,转移儿童的游戏兴趣,引导幼儿不进行暴力游戏,探索更多的方法,满足儿童的需要。例如,教师可以把各种各样的沙包放在操场上,给儿童设置一个新目标,让他们去挑战自己。

有时候,涉及暴力内容的游戏可能会吓到其他幼儿。因此教师要为所有幼儿的安全考虑,要与全班一起制定安全守则。教师要教给幼儿如何向他人表达自己不想玩恐怖游戏的方法。教师需要有计划地设计活动,给儿童提供一些适当的方式探索恐怖的主题。例如,在暴力事件中受过创伤的幼儿可以通过绘画、玩橡皮泥、讲故事等形式可以表达出自己的情感,与让他们讲述自己的经历相比,这种方式更容易被他们接受。教师可以经常更换游戏区的玩具和材料,确保孩子能找到感兴趣的玩具,而不至于因无聊又去玩那些暴力游戏。

教师可以教给孩子一些解决冲突的办法以避免暴力行为的发生。学会以积极的方式解决分歧,这有助于幼儿处理未来所遇到的困难。解决冲突的有效方法能够替代那些用暴力方式解决问题的粗暴方法。例如,教师可以阅读一些儿童如何解决问题的故事书;用玩偶表演幼儿所遇到的挑战;设计一些需要解决问题的活动,例如,四个儿童一组进行剪纸和粘贴活动,只给他们两把剪刀,两瓶胶水。教给孩子如何恰当地使用语言解决冲突,例如,说出问题,说出几条可能的解决办法,选择一个双方都同意的解决办法。蒙台梭利教育中解决冲突的办法非常值得学习。教师在教室中设置一个和平桌,桌上放着一个花瓶,幼儿在教室中遇到冲突时两个人坐在和平桌旁,谁持有花瓶谁拥有发言权,每个幼儿轮流发言,直至冲突得到解决。

◆ 学生实训

实训地点:教室(实训室、托幼园所)

实训内容:

1. 学生分别模拟师生练习如何帮助受暴力伤害的儿童,注意使用的语言和交流方式。

2. 学生分成小组,每组设计一个解决暴力冲突的游戏活动,带领全班同学一起活动。

◆ 项目小结

意外事故是导致幼儿死亡的最主要原因,因此幼儿教育机构、教师和家庭应该尽最大努力将幼儿的安全事故降低到最低程度。本项目主要学习托幼园所各环节的安全管理以及环境安全的注意事项,玩具、食物和着装安全。学习掌握幼儿安全教育的途径和方法,如何防止幼儿被虐待以及如何帮助被虐待儿童。学习如何应对灾害及突发事故。教师如何帮助那些可能被虐待或忽视的儿童,以及如何帮助可能遭受暴力伤害的儿童。

◆ 项目测评

一、课后练习

1. 托幼园所哪些环节需要进行安全管理?

2. 玩具安全有哪些注意事项?

3. 幼儿安全教育的途径有哪些?

4. 托幼园所突发自然灾害应急处理预案应当包含哪方面的内容?

5. 幼儿被虐待的因素有哪些?

二、课内外实训

1. 为教师或家长制作一个检查清单,供他们检查托幼园所户外游戏区的危险状况。用你的清单检查两个托幼园所的室内各个区域(一所公立,一所私立),对发现的问题加以总结。

2. 为教师或家长制作一个检查清单,供他们检查托幼园所室内各区域的危险状况。用你的清单检查两个托幼园所室内的各个区域(一所公立,一所私立),对发现的问题加以总结。

3. 收集本县、本市或本省虐待及忽视儿童的案例,与本组同学讨论如何避免该类事件的发生以及如何帮助这些儿童。

4. 为广播或者电视台写一篇 2 分钟的发言稿,提醒社会关注虐待和忽视儿童的问题。

5. 为 3～4 岁儿童制作一个小册子,宣传自我保护的技能。在该年龄段儿童中使用该手册,评价他们的反应。

6. 你所在的社区能够帮助受虐待和受忽视儿童的机构有哪些? 如果没有相关机构,你认为可以建立哪些机构? 这类机构应该为受虐待和受忽视儿童提供什么样的服务?

7. 去图书馆、书店或者利用网络资源查找并分别列出可供家长和幼儿阅读的防止虐待和忽视儿童的书目。

8. 回顾你看过的动画片或者儿童电视节目,与同组的人讨论含有暴力内容的动画片对儿童的影响。你认为幼儿教师能够如何减少这些暴力信息对幼儿的影响?

三、拓展练习

1. 邀请一位花农或者花卉研究者带来有毒植物的样本或者鲜切花。通过实物、标本或者照片学会辨认至少 5 种不同的有毒植物。

2. 要带幼儿到野外旅行,为了保证他们的安全,你会采取哪些做法?

3. 如何确保婴儿和学步儿远离危险的玩具?

4. 何时应该使用安全头盔? 请举例说明。幼儿骑三轮车时也要戴头盔吗? 为什么?

5. 利用网络资源,检索一篇探讨目前托幼园所安全问题的文章。

6. 为托幼园所某班选定一个户外游玩的地点,事先去参观一下,列出潜在危险事物的清单。说明你在当地如何能够保证幼儿安全。

7. 组织一场家长会,向家长宣布班级里的安全管理规定,向他们解释这些规定如何在保证幼儿安全的同时还能让幼儿进行探索和学习。

项目三

婴幼儿常见意外伤害的预防与处理

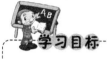

学习目标

- 了解托幼园所常见意外伤害；
- 具备对意外伤害进行紧急处理的能力。

模块一 婴幼儿意外伤害的预防

任务导入

将全班同学分成 3 组,进入不同的医院,通过与儿科医生的交流,总结出幼儿常见的意外伤害有哪些,并提出相应的预防和解决措施,以 PPT 的形式与大家分享。

工作任务一 婴幼儿意外伤害的处理方法

◆ **基础知识**

一、概念

意外伤害是指突然发生的各种事件或事故对人体所造成的损伤,包括各种物理、化学和生物因素。

急救是指在人们突然发生急病或遭受意外伤害时,为抢救其生命、改善病情和预防并发症所采取的紧急救护措施。

幼儿发生意外伤害事件的主要原因有车祸、跌落、烧伤、溺水、中毒和自杀等。幼儿的意外伤害虽然是突发事件造成的,但是如果家长、教师或者其他监护人采取适当的有效措施就能够预防并控制意外伤害事件发生的概率。

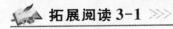 **拓展阅读 3-1** 》》》

判断幼儿受意外伤害程度的方法

根据幼儿症状判断意外伤害的程度：

- 失去意识或者反应越来越小。
- 呼吸困难或者不会说话。
- 在头部受伤之后,思维混乱、头痛或者呕吐。
- 出现骨折迹象。
- 出血不止。
- 吐血或者大量便血。
- 疼痛越来越剧烈。
- 脱水,眼睛凹陷,昏睡。

(资料来源 Based on *Caring for Our Children*: *National Health and Safety Performance Standards*: *Guidelines for Out-of-Home Child Care Programs*, 3rd ed. , 2011)

二、婴幼儿常见意外伤害与急救

意外事故的急救能够保存生命,避免受伤程度加重,有助于康复。托幼园所的意外事故一般比较轻微,例如跌伤,简单的处理和包扎即可解决,通常不必就医。托幼园所教师进行基本的急救处理时要通知家长,以方便家长做出是否就医的决定。

但是有些意外伤害比较复杂,需要高级的紧急救治,例如心肺复苏术,在发生骨折的情况下,需要对患处进行固定。如果发生上述危险情况,教师应该立即拨打 120 电话,叫救护车,在等待救护车的同时应该进行急救。进行急救的教师或者保健医生需要接受过培训,以减少对患儿造成进一步的伤害,避免造成残疾或者死亡。下面介绍一些常见的意外伤害和急救措施。

◆ **实践操作**

一、烧(烫)伤

1. 原因和症状

烧烫伤是指皮肤接触沸水、蒸汽、热汤(饭)、热油、高温、火、曝晒或化学性药物(强酸、强碱)引起的局部或大面积组织损伤。婴幼儿皮肤细嫩,接触 60 ℃水 1 分钟即可形成一度烫伤;高于 80 ℃水 15 秒钟即可形成二度烫伤。一度烫伤外观皮肤变红,出现疼痛、火辣辣的感觉。二度烫伤外观皮肤变红,肿胀起来,有水流出,出现非常疼痛、被烧灼的感觉。三度烧伤外观干燥硬化,失去弹性,颜色苍白(有时呈焦炙状),出现几乎感觉不到的疼痛,对皮肤的刺激没有感觉。

2. 处理

脱离烧(烫)伤源,立即用大量流动冷水浸冲局部,降温5～10分钟,随即脱掉被热源浸透的衣服。如衣服和皮肤粘在一起时,切勿撕拉,只能将未粘着部分剪去,粘着的部分留在皮肤上由医生处理,再用清洁纱布覆盖伤处,以防污染。

轻度烧(烫)伤可用火烫膏、京万红软膏涂局部。不得涂紫药水等有色外用药,不可以涂油和油膏,除轻度灼伤外均应送医院处理。烧烫伤面积较大时,不要随便涂药,可用消毒纱布或干净床单、衣服包裹婴幼儿,将其送往医院治疗。强酸、强碱灼伤,立即脱去被浸渍的衣服,用大量清水冲洗20分钟以上,或者用1∶2 000高锰酸钾液冲洗后送医院处理。

二、鼻出血(鼻衄)

1. 原因及症状

幼儿鼻黏膜血管很丰富,有些地方汇集成血管网,血管弯曲扩张,在鼻部外伤以及打喷嚏时,都可使曲张的血管破裂而出血。鼻出血的常见原因是外伤,如跌打、暴力等,此外,还有内科疾病如风湿热、疟疾、伤寒、麻疹等,血液病、血友病、白血病、血小板减少性紫癜等,还有维生素C、K、B等缺乏症,可见鼻出血除了局部原因外还要注意全身性疾病。鼻出血时可见血液从鼻腔滴落或流出,因鼻腔和口腔相连,有时会流入口腔。

2. 处理

幼儿发生鼻出血时,因紧张或大哭、用力揉擦鼻子等均会加重出血,应立即将幼儿抱起,取半卧位,大龄儿童可采取直立式直坐位,或向前倾斜身体,但不要低头或者呈后仰位。弄清楚是哪侧鼻腔出血,用消毒棉球蘸1%的麻黄碱或0.5%的肾上腺素塞进出血侧鼻腔。再用手捏紧两侧鼻翼,让幼儿用口呼吸,数分钟后即可止血。用冷水毛巾或毛巾内包冰块放在前额部,双脚浸入热水中,都是有利于止血的方法。

若因跌伤致鼻出血,经上述方法处理后仍血流不止应及时就医。经过上述方法处理后无法止血的,也应立即送往医院进一步检查是否患有其他疾病。如每次出血量不多,但经常发生鼻出血,则应在出血时或出血后立即去医院检查。出血后数小时或数日内,鼻黏膜尚未愈合,要避免剧烈运动或挖鼻。

三、鼻异物

1. 原因和症状

儿童鼻腔异物多因好奇,玩耍时将花生米、豆粒、纽扣、塑料小玩具、纸团、果核、被子里的棉花等塞入鼻腔内,或因小昆虫突然飞进鼻腔内所致。常常会出现异物塞入鼻腔后自己取不出来,又怕受责备不敢告诉家长与教师,过后又忘了。当发现儿童一侧鼻腔有臭味时才引起注意,鼻腔异物为植物性异物,如豆、花生米、纸团等,放入鼻孔内吸收水分发生腐烂,会产生臭味,还会经常流鼻涕并带血。如为金属异物或塑料玩具等,可出现一侧鼻孔不通气或通气不好,长期刺激会产生炎症、流鼻涕,甚至脓涕。

2. 处理

若发现孩子将异物塞进鼻孔,可当即嘱咐孩子用手按紧无异物的鼻孔,用力擤鼻,将异物排出。如年龄小的幼儿不会做,可用纸捻刺激鼻黏膜,使其打喷嚏,将异物排出。如果卫生纸、棉花之类异物处在浅表位置时,也可以用镊子夹出,但是如果是圆形的小珠子、豆类等镊子夹不住的异物,反而可能使其越陷越深,还有可能因落入气管引发危险,这时必须到医院由医生用专门取异物的工具取出。

四、耳异物

1. 原因及症状

因为好奇,儿童玩耍时可能将异物置入自己耳内,也可能因为儿童互相嬉闹将异物放在对方耳内。耳部异物多为豆类、纽扣、珠子、塑料小玩具等;也可能是动物性异物,如蚊子、飞虫、苍蝇等突然飞进或爬进耳内。耳部异物常引起耳鸣、有异物感。动物性异物可因动物爬动刺激鼓膜而引起疼痛;植物性异物遇水膨胀后可继发引起外耳道炎。体积大的异物可影响听力,引起反射性咳嗽等。

2. 处理

植物性异物,如体积较小,可嘱咐儿童将头歪向异物侧,单脚跳,使其自行脱落;动物性异物,可用手电筒放在耳边诱昆虫自行爬出,如效果不好,应去医院取出。体积大的异物,要去医院取出。

五、眼异物

1. 原因及症状

幼儿常见的眼异物是灰尘、沙土、谷皮等。异物进入眼结膜,引起流泪、不适、异物感。如异物嵌入角膜时,因刺激,疼痛症状更为严重。

2. 处理

幼儿眼部出现异物时,教师应嘱咐幼儿千万不要用手揉眼睛,以免擦伤角膜。眼睛进异物应立即用生理盐水冲洗眼睛,再滴眼药水,将异物冲出;或翻开眼睑用消毒棉签蘸生理盐水或冷开水,拭去异物。异物嵌入角膜时,应立即送往医院处理。

六、咽部异物

1. 原因及症状

幼儿咽部异物以鱼刺、碎骨类为多见,常嵌入扁桃体及其附近,可引起吞咽疼痛或不能进食,大的异物可能造成呼吸困难,声音嘶哑。

2. 处理

幼儿被异物卡住后,让他张大嘴,将舌头压下,用镊子轻轻夹出,如是鱼刺,可用米醋饮服,若无效,送医院处理。鱼刺卡住喉部后,不要给孩子吃馒头、饭团等,因为这样做有可能将刺扎入更深的位置,更不易取出。较大异物卡在咽部,可造成呼吸困难,发现有声音嘶哑、呼吸困难时,应立即将小儿倒转,低头拍背使异物咳出或改变位置,并立即送医院处理。

七、手扎刺

1. 原因及症状

竹、木、铁、玻璃、植物都可能扎入幼儿手部,刺伤皮肤。扎刺后,首先要将刺挑出,然后要消毒防感染。

2. 处理

幼儿手扎刺后,将伤周围皮肤擦洗干净,把镊子或缝衣针在火上烧一烧(用打火机或火柴),并顺扎入方向将刺挑出或拔出,然后用手挤一挤,挤出几滴血,再擦些酒精。如刺扎得很深或很脏,要请医生处理,并注射抗破伤风预防针。

八、擦伤、磕碰伤

1. 原因及症状

幼儿皮肤受粗糙物擦伤,引起表皮擦痕或略有出血的现象称为皮肤擦伤;幼儿活泼好动,对事物好奇,喜欢登高、奔跑,因此头部和四肢也容易出现磕碰伤,常出现局部破皮或者淤血。

2. 处理

若幼儿患处只见擦伤,将伤口清洗干净,消毒即可。若擦伤出血可迅速采用冷敷的方法,防止皮下继续出血,以达到止血、消肿、止痛的目的。具体操作方法为:用毛巾包上冰块、冰棒,或蘸冷水冷敷 5～10 分钟,然后将清油(生)涂在患处。患处出现破皮时,先清创并检查伤口深度,一般浅表性破皮处理用生理盐水清创,然后敷创口净(CTZ),这样的处理方式没有刺激感,幼儿不会因为跌倒后惊慌、疼痛再加上药物刺激而大哭不止。

九、割伤

1. 原因及症状

幼儿受针刺、碎玻璃划伤或小刀割伤,伤口小且深,呈直线状为割伤。

2. 处理

处理幼儿的割伤应该带上乙烯基或者橡胶手套。首先要用无菌纱布覆盖住伤口,压迫止血。让幼儿坐着或躺着,将受伤部位抬高,超过心脏的位置。如果血液浸满纱布,就多加几层,不要取走纱布,这样不利于正在凝结的血块形成。血止住之后用水清洁伤口,消毒。用绷带包扎时,不可用带棉或有绒毛的布块直接盖在伤口上。包扎后的伤口不要再沾水,第二天可打开看一看,发现伤口周围红肿,请医生处理。如果受伤部位较深或者比较脏,也要请医生处理。

十、骨折

1. 原因及症状

骨折分为开放性骨折和闭合性骨折。由于幼儿大脑对肢体的控制能力有限,又活泼好动,所以容易造成骨折。在湿滑的地面上行走、奔跑,从高处跌落到坚硬的地面上,平时幼儿之间的打闹、体育活动、交通事故,将手插入门窗的缝隙中,伸手摸电风扇,把脚伸到护栏外面扭旋,坐在自行车后座上,脚伸进行驶的车轮,被动物踢伤、撞伤、咬伤等都可能造成骨折。

一旦发生骨折,骨折处会出现程度不同的疼痛和压痛,以骨折处疼痛最明显。由于骨折处尖端可刺伤周围组织的血管、神经,所以活动时疼痛加剧。骨折还常常引起周围组织损伤、肿胀和瘀血,皮肤可出现青紫色瘀斑,但位置较深的骨折,如股骨、颈骨骨折局部肿胀则不明显。骨折端因受外力作用、肌肉牵拉、肢体或骨本身重量的影响,可发生明显的移位,使伤肢发生相应的畸形。如用手摸,常感到凸凹不平,压之则产生剧烈疼痛。由于骨的正常连续性中断,软组织损伤,肿胀疼痛,功能明显产生障碍。如上肢骨折时几乎不能抓提物件;下肢骨折时,人站不起、走不动,活动明显受限。骨折常常伴随着软组织损伤,这些合并损伤造成的严重后果往往超过骨折本身,如头颅骨骨折合并脑组织损伤或颅内血肿。

2. 处理

幼儿跌倒或者发生其他意外事故后,身体某部位着地,并且不能立刻爬起来时,教师要了解着地部位及当时详情,让他自己试着起来,并注意观察受伤部位,如腿脚等部位是否发生骨折,幼儿不能站立行走时,不要牵拉或强行抱起幼儿,检查幼儿呼吸道是否畅通,是否还有呼吸,有无呕吐、昏迷、出血等症状。急救人员可以先将幼儿受伤的肢体加以固定,尽量限制受伤肢体活动,以免断骨再刺伤周围组织。如有出血,应包扎、止血后再固定。应该立即拨打急救电话,并通知家长。

十一、头部受伤

1. 原因及症状

头部受损伤如摔伤、碰伤、撞伤等都可发生脑震荡、颅内出血,甚至死亡。轻度脑震荡可出现暂时性意识障碍、轻度休克、面色苍白、脉缓、躁动不安或喊叫、恶心、呕吐,然后嗜睡数小时,逐渐清醒,不会留下后遗症。重度脑震荡出现意识丧失、昏迷、休克,恢复后伴有躁动不安、头痛、恶心、呕吐或晕眩等,还可并发脑出血或脑水肿。

2. 处理

即使幼儿在头部受伤后可能很快又开始玩耍,但是一旦幼儿发生头部受伤应该尽快通知家长,以便他们做出判断,是否需要送往医院。幼儿头部受伤以后,应该将幼儿放平,头部高于脚部,观察幼儿的眼睛,观察是否出现瞳孔扩散、昏迷等症状。使幼儿保持冷静,不能摇晃儿童。头部摔伤后,虽然意识清醒,没有明显脑震荡症状,但也要注意观察 24 小时,发现异常情况,应随时送往医院诊治。

十二、中暑

1. 原因及症状

夏季气温高,儿童在户外活动过度,或者在太阳下暴晒时间较长,消耗水分过多,都可导致中暑。如果幼儿保暖过度,衣服穿得太多,体液减少,盐分丢失,细胞脱水,也容易发生中暑。幼儿在炎热的环境中饮水量不足也会中暑。

幼儿在中暑之后会看起来焦躁不安,哭闹不停,接着可能发生抽搐或昏迷;活动力变差,食欲减低或呕吐,体温明显升高,甚至可高达 40 ℃以上;肤色红润,但是没有出汗,皮肤干燥,呼吸及脉搏跳动加快,昏迷,意识不清;严重的中暑可能导致死亡。

2. 处理

先将孩子移至阴凉的通风处,接着解开孩子的衣物。如果是在室内,用电扇或冷气降低室内的温度。用湿毛巾擦拭孩子的身体,或者直接在身上浇一点清水。擦干孩子的身体后,以湿毛巾或凉被覆盖,让他继续待在冷气房中休息。为孩子补充水分,喝一些清凉的饮料。立即拨打急救电话,检查是否有其他并发症。

十三、休克

1. 原因及症状

受伤、过敏反应、感染、中毒以及其他原因都能够引起休克。休克是身体在同疾病斗争的反应。

休克患者常常脉搏微弱,皮肤苍白、湿冷,呼吸困难。

2. 处理

让患儿平卧,解开衣服、领扣、裤腰带。在对幼儿不会造成伤害的情况下,尽量把头放低,脚抬高。患儿周围要保持空气流通,环境安静。让幼儿保持冷静、舒适、温暖。可针刺或用手指甲压嘴唇上方正中间(人中穴)使之苏醒,必须刻不容缓地将患儿送到医院急救。

十四、癫痫

1. 原因及症状

癫痫是由多种病因所引起的大脑功能障碍综合征。是大脑皮层或皮层下细胞群的超同步异常放电而引起的突发性、一过性脑功能紊乱。由于异常放电的部位及类型不同，临床表现多种多样。最常见的症状是惊厥和意识障碍。患病的幼儿会突然晕倒，丧失意识，口吐涎沫，双目直视，四肢抽搐。此病发作过后即可苏醒，醒后跟正常人一样。癫痫病患儿的共同特征是反复发作，突然发作又突然停止。

2. 处理

为保护幼儿免受伤害，不能强行制止患儿的发作或按压患儿的四肢，以免引起骨折。患儿发作的时候，要有专人守护，应立即用一双筷子缠上布塞入上下牙之间，以防止咬舌致伤；解开上衣，将头部转向一侧，以防止呕吐物或分泌物吸入气管引起窒息。大多数患儿可在短时间内完全清醒，如抽搐不断，或15分钟后仍未清醒，呼吸困难或身体受伤，则要拨打120急救电话寻求医生的帮助。如果班级中有这样的孩子，平时要留心观察，摸索规律，注意避免促成患儿发作的原因，如过度疲劳、情绪激动、进食过量、高声、强光、感冒等。午休时更要加强巡视，注意观察，有许多癫痫疾病常在睡眠中突然发作。

十五、溺水

1. 原因及症状

在造成儿童死亡的意外事故中，溺水占第二位。幼儿因不慎落入水池、水桶、水缸、浴缸、游泳池，或在野外游泳等都可能造成溺水。溺水者可能会伴有头痛、视觉障碍、剧烈咳嗽、胸痛、呼吸困难、咳粉红色泡沫样痰等症状。溺入海水者口渴感明显，最初数小时可有寒战、发热等症状。

2. 处理

发现幼儿溺水时，成人应该在保证自身安全的情况下，将幼儿从水中救出。检查幼儿呼吸是否正常，如果需要，应尽快实施心肺复苏术。同时，立即呼叫救护车。注意保持幼儿身体温暖，如果体温过低或休克应该进行相应的治疗。不要放弃救治，曾经有幼儿在冷水中溺水一个多小时，经救治成功复活的案例。即使幼儿经过救治已经复苏，还需要防止感染、呼吸问题以及其他复杂情况的发生。

十六、触电

1. 原因及症状

造成幼儿触电的原因有很多，幼儿用手触摸损坏的电灯开关或灯头、插座、插头可引起触电。各种原因造成的电线拉断坠落，幼儿接触断端或绝缘层破损部位，或进入跨步电压区域。工业或农业临时用电,有时未安装保险,或电线接头未缠绝缘胶布,或电闸箱未上锁等原因,幼儿不知其危害,靠近电源而触电。幼儿对电器使用不当,或者不慎将手指、金属棒等插入电插孔等都可能造成电击。当人体接触电流时,轻者立刻出现惊慌、呆滞、面色苍白,接触部位肌肉收缩,且有头晕、心动过速和全身乏力等症状。重者出现昏迷、持续抽搐、心室纤维颤动、心跳和呼吸停止。电灼伤会使皮肤呈灰黄色焦皮,中心部位低陷,周围无肿、痛等炎症反应。

2. 处理

当幼儿触电时,不要触碰幼儿的身体;要冷静对当时的情景进行分析、判断;如果可能要切断电源,用纸板或者塑料等非导体将电器从幼儿身体上移开;如果电压过高或者无法切断电源,应拨打火警电话请求救援;如果儿童已经离开触电的电源,观察幼儿的呼吸和心跳;可以用人工呼吸恢复幼儿的自主呼吸,如果已经停止呼吸要实施心肺复苏术;如果已经休克,可以将幼儿放平,把腿部抬高;如果幼儿出现心跳停止、心律不正常、呼吸停止、肌肉抽搐,疼痛或者意识不清等症状,应该尽快拨打120急救电话。

十七、牙外伤

1. 原因及症状

学龄期的儿童年纪偏小,活动性较强,运动能力、反应能力都处于发育阶段,容易摔倒或撞到物体上造成外伤,特别是在剧烈运动或玩耍时,很容易发生碰撞、跌倒等,造成不同程度的牙周和牙神经的损伤,其中最常见的是牙脱位。

2. 处理

牙齿脱位后可再次植入牙槽骨,植入时间和离体操作直接影响再植的效果。牙齿脱出牙槽骨的时间越短,成功率越高。牙齿完全脱出后的储存条件非常重要,生理盐水被公认为较好且较易得的储存液体。因此牙齿脱出后,可以将牙齿用水冲洗干净,但不要搓洗,或刮洗。可以将牙齿放入牙槽之中,用干净纱布覆盖后让幼儿咬住纱布或者用手托住牙齿,使其复位。如果牙齿无法放入牙槽之中,可以将脱位的牙齿置于生理盐水中就诊。其他液体如组织培养液、牛奶或唾液等也可作为储存液。在条件简陋,找不到储存液的情况下,可将脱位的牙齿直接含在口中使其浸泡在唾液环境中,及时就诊。由于唾液中含有细菌,可能对再植牙愈合产生影响,因此唾液保存时间不应超过2小时。

十八、咬伤

1. 原因及症状

随着年龄的增长,幼儿活动范围逐渐扩展,接触周围事物的机会逐渐增多,但是对危险的识别能力不足,被动物咬伤的事件可能发生。咬伤也是幼儿最多发的意外伤害之一。咬伤可能来自动物、人类以及昆虫。咬伤后会出现疼痛、红肿、流血等症状。

2. 处理

被蛇等有毒的动物咬伤后的处理措施：一定不要惊慌失措，首先把幼儿和动物分开，不要活动患侧，以免加快血液循环使毒素迅速扩散，立即用止血带在伤口上扎紧，以防毒汁向全身扩散。结扎的时候不能勒得太紧，每隔 30 分钟就要放开止血带 1～2 分钟，防止远端肢体坏死。尽量把毒汁挤出，若有合适的药物要立即用药，同时将受伤的肢体放松。与此同时，立即对伤口进行清洗消毒，然后尽快去医院进行处理。

被狗、猫等咬伤后的处理措施：要用流动水和肥皂水反复清洗，时间不得少于 15 分钟，然后尽快到医院就诊。局部伤口原则上不包扎、不缝合、不用粉剂、不涂软膏以利于把带有狂犬病毒的血液排出。若患儿伤口深大，伤及大血管，要密切观察其生命体征的变化，同时准确及时地做好观察记录。对四肢肿胀的幼儿一定要抬高患肢。在进行各项治疗护理操作时动作要轻柔、准确，防止粗暴、剧烈动作引起或加重患儿的疼痛。要及时（越早越好）足量接种合格的狂犬病疫苗。

被人类咬伤后的处理措施。幼儿之间相互打闹被咬伤后可能传播有害的细菌和病毒，如果咬伤刺破皮肤也会传播病原体，增加感染的风险。对人类咬伤进行处理时可以先使用无菌纱布压迫伤口止血，然后用皂液和清水清洗伤口 3～5 分钟，再用干净的绷带包扎。

十九、气管异物急救

1. 原因及症状

幼儿常将小球、硬币、钮扣等小东西放入口中含着玩，抑或在吃瓜子、花生米、糖果等零食时，因逗笑、叫喊或哭闹等原因，将这些异物呛入气管。患儿脸色常憋得发紫、咳嗽不断、喉喘鸣、声音嘶哑、呼吸困难。若不及时抢救，异物完全堵塞气管，超过 4 分钟就会危及生命，即使抢救成功，也会留下瘫痪、失语等严重后遗症。如果仅堵塞部分气管，但又咳不出来，就可能发生肺不张。较小的异物，如小钮扣、小弹珠等，不足以阻塞支气管，没有任何症状，但经过数周或数月后，可导致肺部发生病变，这时幼儿可能反复发热、咳嗽、咳痰，出现慢性支气管炎、慢性肺炎、支气管扩张等病症。

2. 处理

1）海姆立克急救法

幼儿气管发现异物时，可用海姆里克急救法救治。从发生气管异物者身后将其抱住，双手互握在其腹部正中顶端（剑突下），然后突然向其上方用力压迫（注意不要弄伤其肋骨），这样，一股气流猛然从气管中冲出，可能会使异物排出。究其作用机理，是因为突然增大了腹内压力，使得横膈上抬而推挤胸腔，迫使肺泡余气经气管冲向喉部，卡在气管内的异物由于突然产生的气流冲击作用，被"驱逐出境"。因此，这一急救方法又被称为"余气冲击法"。

"海氏法"还可以用来自救，成人若不慎气管进入了异物，周围又无旁人，可将上腹部靠在椅背顶端或桌子的边缘,然后猛力向腹部上方施压,气管异物也可被冲出。

当1岁以下的婴儿出现异物呛入气管的情况时,教师千万别惊慌失措,不要试图用手把异物挖出来,可采用以下的方法尽快清除异物:让婴儿脸朝前、屁股朝后趴在救护者前臂上,同时用大腿撑住胳膊,注意要使婴儿头的水平位置比整个身体更低些。用一只手的小拇指一侧的手掌(小鱼际肌)对准婴儿的两个肩胛骨之间的脊椎部位连续拍击5至8次,注意拍击要有一定的力量,但不要用力过猛,是"拍击",而不是"捶打"。这样通常会帮助婴儿咳出异物,如果婴儿咳得不像开始那么厉害,可以正常呼吸了,就可以扒开他的嘴看看,如果看见异物在他的嘴里或咽喉部,可以用手指夹出来。

上述方法未奏效时,应分秒必争尽快送医院耳鼻喉科就医,在喉镜或气管镜下取出异物,切不可拖延。如患儿出现呼吸停止,应迅速给予口对口人工呼吸。

2)推压腹部法

让患儿仰卧于桌子上,抢救者用一只手放在其腹部脐与剑突之间,紧贴腹部向上适当加压;另一只手柔和地放在胸壁上,向上和向胸腔内适当加压,以增加腹腔和胸腔内压力,反复多次,可使异物咳出。

3)拍打背法(图3-1)

立位,抢救者站在儿童侧后方,一手臂置于儿童胸部,围扶儿童,另一手掌根在肩胛间区脊柱上给予连续、急促而有力的拍击,以利于异物排出。

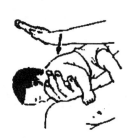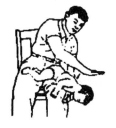

图3-1　拍打背法

4)倒立拍背法

此方法适用于婴幼儿。倒提其两腿,使头向下垂,同时轻拍其背部,通过异物自身的重力和呛咳时胸腔内气体的冲力,迫使异物向外咳出。

若以上方法无效或情况紧急,应立即将患儿送医院就诊,但应注意在送往医院前一定不要吃饭喝水,以便医生能尽早手术。

为了预防幼儿气管进入异物的发生,要避免幼儿在吃东西时哭闹、嬉笑、跑跳,吃饭要细嚼慢咽,同时不要给幼小的孩子吃炒豆、花生、瓜子等不易咬嚼的食物,更不要给幼儿强迫喂药,这些都容易造成幼儿气管进入异物。在幼儿的活动范围内应避免存放小物品,如小钮扣、图钉等。

◆ **学生实训**

实训地点:实训室

实训内容:

1. 两人一组练习如何处理幼儿鼻出血。

2. 以小组为单位练习如何处理幼儿眼异物、咽部异物、耳异物。

3. 学生以小组为单位讨论并演示幼儿在下列情形中的紧急照顾或急救措施,例如:

(1) 在热锅上烫伤几根手指。

(2) 吃爆米花/花生窒息。

(3) 门缝夹住手指头。

模块二　应对婴幼儿意外伤害的常用技能

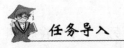
任务导入

1. 学生分成5组,分别查阅资料,每组制作一种止血方法的PPT,与全班分享。

2. 学生查阅心肺复苏术的资料,制作成PPT与全班一起讨论。5人一组尝试用心肺复苏术进行抢救。

工作任务二　**几种应对意外伤害的常用技能**

◆ **实践操作**

1. 一般出血的处理

(1) 指压止血

当小伤口少量出血时,可在伤口处垫上消毒纱布,用手指或手掌压迫出血点上部的血管,即可止血。

(2) 冰块止血

皮肤表面或皮下出血,用冰块敷于出血处,可使血管收缩,减少出血,并促使凝血。

(3) 冷水冲洗止血

若软组织扭伤、挫伤后,立即用冷水冲洗,可加速止血。

（4）止血带止血

上、下肢出血时，可用橡皮带、手帕、布条等在出血点的上部扎紧，压迫血管，即可止血。每隔 15 分钟应放松 1 次。

2. 外伤包扎

（1）马上用干净的纱布按住伤口，尽可能抬高患处，以期迅速止血。

（2）止血后，用生理盐水或清水冲洗伤口，清除污染物，用棉签蘸双氧水轻轻涂在伤口周围，再冲洗一遍，清洁杀菌。

（3）用浸有生理盐水的小纱布覆盖伤口，然后用大纱布包扎。

急救禁忌：不要直接用嘴去止血，这样很容易导致细菌感染；不要用手去挤压伤口止血，这样会对皮肤造成伤害。

动脉受损的出血危害是极大的，在紧急止血的同时，应立即将幼儿送医院作进一步处理。

3. 心肺复苏术

生活中不难见幼儿因窒息而身亡的事例。其实幼儿一旦发生窒息，无论是溺水还是异物窒息，黄金抢救时间只有 4～6 分钟。因此这期间，实施心肺复苏术可为抢救赢得时间，尽快挽救脑细胞因缺氧发生的坏死。

心肺复苏术，简称 CPR（Cardiopulmonary Resuscitation），是进行人工胸外心脏按压和人工呼吸交替进行的急救技术，比例为 15：1，即 30 次心肺扩胸按压和 2 次人工呼吸交替进行，直至救护车来临。

1 岁以下和 1 岁以上儿童心肺复苏术略有不同，区别主要在胸外心脏的按压指法上。下面做简单介绍。

（1）判断幼儿的呼吸状况

轻拍幼儿的脚或肩膀，并呼唤他。用 5～10 秒时间判断幼儿是否有自主呼吸，如果没有反应，马上拨打 120 急救电话，然后快速而轻柔地把幼儿脸朝上放到平稳的桌面上。如果幼儿身上有出血点，先采取措施按压出血部位止血，得到控制之后，再进行心肺复苏术。

（2）打开幼儿的气道

一只手按住幼儿的额头，另一只手轻轻抬起其下巴（婴儿的头不用向后倾斜太多就可以打开气道），帮助幼儿打开气道，快速检查幼儿呼吸状况。

（3）实施 2 次人工呼吸

用嘴包住幼儿的口鼻进行 2 次人工呼吸，缓慢吹气每次持续 1 秒钟，观察幼儿的胸廓是否起伏。如果没反应，再次打开气道，进行人工呼吸。

注意：婴幼儿肺小，吹气过于用力或太快会使气体进入幼儿的胃或伤害到肺。

（4）实施胸外心脏按压 30 次

注意：对婴儿和幼儿的按压指法略有区别。

1 岁以下婴儿：用两三根手指，将指腹放在婴儿两乳头中间胸骨略下位置，指腹垂直按压 30 次。

1 岁以上幼儿：将手掌掌根放在两乳头连线中点胸骨靠下位置，单手或双手在胸外心脏处垂直按压 30 次，以 100 次/分钟的频率快速按压，也就是比秒针速度还要快。压的深度大约 4 厘米，约为幼儿身体厚度的 1/3。需要注意的是，每一下都需回弹至原高度后才继续压。

（5）交替着为幼儿进行 30 次胸外心脏按压和 2 次人工呼吸，直到急救人员赶到。

4. 测量体温

体温主要可以通过腋窝、口腔、肛门、外耳道和额头来测量。正确使用各种测量方法才能准确把握幼儿的健康状况。

（1）腋温的测量

测量腋温是使用最广泛、最传统的体温测量方法。测量时，要先擦干腋下的汗水，再让体温计紧贴皮肤，曲臂过胸，手贴对侧肩部，夹紧，保持 5 分钟。37.2 ℃以下为正常体温。但是过小的宝宝，因为容易随意移动可能会影响准确度。而过胖的婴儿，也可因脂肪过厚而影响准确度。

（2）口温的测量

口温测量是比较方便、准确度较高的一种测量方法。测量口温时，用口含的方法将体温计置于舌头下面保持 5 分钟。37.5 ℃以下为正常体温。但是，温度计使用前必须先消毒干净，而且要确保半小时内没有吃或喝过热或过冰的东西。但是，较小的婴幼儿不建议测口温，以防咬断体温计而造成危险。

（3）肛温的测量

肛温测量因为密闭性好，所以测量值较为准确。37.5 ℃以下为正常体温。但因为小孩容易哭闹扭动，而造成温度计侵入伤害，因此不推荐家庭常规使用，一般只限于在医院由医务工作者操作。

（4）耳温的测量

对于婴幼儿来说，测量耳温兼具快速、准确、安全等特点，所以推荐家庭、托幼园所使用耳温枪式温度计为婴幼儿测量体温。测量前，教师或家长轻轻向外拉直孩子耳朵的外廓，将体温计全部阻塞外耳道，再开启测量，直到测量结果显示出来。37.5 ℃以下为正常体温。但是如果宝宝有耳疾，或外耳道分泌物多，会影响测量准确度。

（5）额温的测量

额温的测量主要是利用红外线器械测量额头的温度。但由于额头的体表温度受外界环境影响大，准确度不是很高，所以使用并不广泛。但是由于其测量速度快，不紧密接触人体,所以常用于公共场所人体温度的普查和初筛,以减少疾病的传染和疫情蔓延,托幼园所可以使用此种测量体温的方法。

除了正确使用各种体温测量方法之外,教师和家长还应该了解,在一整天的时间交替中,人体的体温一般是呈周期性波动变化的。一般凌晨 2～6 时体温最低,下午 1～6 时体温最高,但是变化幅度一般不会超过 1 ℃。

5. 脉搏计数

一般情况下,脉搏的次数与强弱和心搏次数、心肌收缩力一致。故计数脉搏即代表心率,但在心律失常(如早搏、心房纤颤等)时,心率和脉搏会不一致,应分别计数。脉搏数在婴幼儿及儿童时期都易受外界影响而随时变动,一般年龄越小,心率越快(见表 3-1)。

表 3-1　各年龄儿童的正常心率(单位:次/分)

年(月)龄	正常低限	平均	正常高限
新生儿	70	125	190
1～11 个月	80	120	160
2 岁	80	110	130
4 岁	80	100	120
6 岁	75	100	115
8 岁	70	90	110
10 岁	70	90	110

在幼儿出现发热、哭闹、精神紧张等情况或进行体力活动时,由于新陈代谢增加,脉搏数可适当增加。通常体温上升 1 ℃,脉搏加快 10～15 次,睡眠时则减慢 10～20 次。

(1)测量方法

数脉搏时,教师和家长可用自己的食指、中指和无名指按在小儿的动脉处,其压力大小以摸到脉搏跳动为准。常用测量脉搏的部位是手腕腹面外侧的桡动脉,或头部的颞动脉,或颈部两侧颈动脉。测量脉搏以 1 分钟为计算单位。家长可边按脉边数脉搏次数。

(2)注意事项

① 测脉搏前应使小儿安静,体位舒适,最好趁小儿熟睡时检查。

② 检查脉搏时,应注意数每分钟脉搏跳动多少次,脉搏跳动得是否整齐规律和强弱均匀。

③ 由于小儿脉搏数与外界影响因素关系密切,故一般不作为例行常规检查。必要的

检查应以安静状态下为宜。

表 3-2　意外事故报告表

幼儿姓名＿＿＿＿＿＿＿＿＿＿＿　　　出生日期＿＿＿＿＿＿＿

家长姓名＿＿＿＿＿＿＿＿＿＿＿　　　时间上午＿＿＿＿＿＿　下午＿＿＿＿＿＿

受伤状况：

急救或者紧急处理办法：

是否就医？＿＿＿＿＿＿　医生姓名及地址＿＿＿＿＿＿＿＿＿＿＿＿＿＿＿

医生的诊断：

幼儿因受伤缺席天数＿＿＿＿＿＿＿＿＿＿＿＿＿＿＿＿＿

受伤事故发生时负责照料的成人/教师＿＿＿＿＿＿＿＿＿＿＿＿＿

受伤前以及当时的活动、地点、情景描述：

报告人姓名＿＿＿＿＿＿＿＿＿＿＿＿＿＿＿＿＿＿　日期＿＿＿＿＿＿＿＿＿

 拓展阅读 3-2 >>>>

防晒安全

儿童的皮肤对于太阳的紫外线非常敏感，因此他们比大人更需要防晒。婴幼儿的皮肤发育还不健全，而户外活动的时间又是成人的 3 倍，如果户外活动缺乏防晒保护会导致严重的后果，包括引起皮肤癌、皮肤的老化、眼睛损伤、干扰免疫系统发挥正常功能等。

1. 婴幼儿夏天外出活动的时间应选择在上午 10 点之前和下午 4 点之后，选择有遮挡或有树阴的阴凉处作为活动场所。

2. 婴幼儿每天晒太阳 2～3 次，每次 10 分钟就可满足全天对维生素 D 的需要，晒太阳时不要面对太阳直晒，应让太阳照射在背、臀部，最好还能有一些遮挡。

3. 婴幼儿外出活动的服装要轻薄、吸汗、透气性好。棉、麻、纱布等质地的服装吸汗、透气性好、轻薄舒适，便于活动。最好不要给孩子穿背心、吊带或者露背装。另外，穿着长款服装或者尽可能多地把皮肤遮盖起来可以更多地为皮肤遮挡阳光，有效防止皮肤被晒伤。还要给宝宝戴上宽边浅色遮阳帽，使用太阳镜或撑遮阳伞既可以挡住强烈的日光照射，使眼睛、皮肤感到清凉舒适，还能防止中暑。

4. 婴幼儿外出时，应该涂抹宝宝专用防晒品，一般以防晒系数 SPF15 为最佳。外出之前15～30分钟涂抹防晒霜，每 2 个小时要重新涂抹一次，如果宝宝在游泳、出汗很多或者经常用毛巾擦汗时要增加涂抹的次数。皮肤在潮湿的情况下更容易晒伤。不要使用成人的防晒产品。阴天外出时也要使用防晒品,因为即使阴天紫外线的强度也不会减弱很多,对宝宝的皮肤伤害仍然是很大的。

5. 婴幼儿在日光下游泳需要专用的泳衣、泳具,还需要护目镜,因为眼睛也需要防晒。在游泳时最好选择防晒系数 SPF30 及以上的防水型防晒品。如果在湿润或有汗的皮肤上使用普通儿童防晒产品,防晒品会很快随水、汗脱落或失效,不能起到有效防晒的作用。

6. 教师和家长及时给宝宝补充水分也是夏天对宝宝皮肤有效的保护。

轻微晒伤处理:在阳光下,即便宝宝的皮肤只是变得粉红,也说明伤害已经悄悄开始了。因为晒伤的症状一般是在晚上或第二天早晨才显现出来。如果宝宝受到了轻微的晒伤,可以试着给他洗澡或者使用保湿产品。洗澡能让皮肤变凉,并且使情绪平静下来,而保湿产品可以为干燥的皮肤补充水分。另外,应避免让宝宝暴露在阳光下,直到他的伤处痊愈。

同时要记住,不能确定有处理宝宝皮肤的把握时,应及时看医生,使用抗过敏药水外搽,而不要随便乱用其他的药膏。也不要用植物油,因为晒后可能出汗多、皮肤缺水,植物油不但毫无用处,反而可能造成损害形成色素斑。

◆ 学生实训

实训地点:实训室
实训内容:
1. 两人一组练习止血方法。
2. 以小组为单位练习心肺复苏术。

◆ 项目小结

婴幼儿常见的意外伤害的种类包括烫伤、鼻异物、眼异物、手扎刺、擦伤、磕碰伤、割伤、骨折、头部受伤、触电、牙外伤、咬伤、溺水等。需要幼儿教师紧急处理的还有幼儿身体出现的其他一些紧急状况,例如中暑、休克、癫痫等。为了解并能够恰当处理上述紧急情况,教师需要掌握一些常用的急救法,包括气管异物急救、心肺复苏术、止血法等。此外,教师还应掌握量体温、测脉搏等常用技能。

课内外实训:
1. 学生两人一组模拟处理幼儿烫伤。
2. 学生两人一组模拟处理幼儿触电。
3. 学生两人一组模拟处理幼儿溺水。
4. 学生两人一组模拟处理幼儿中暑。

◆ 项目测评

一、课后练习

1. 以小组为单位,讨论为什么幼儿跌倒或者头部被磕碰之后必须密切观测 48 小时,尽管当时可能没有什么症状。

2. 假设你是如下场景中的一位教师,以角色扮演的方式说明你将如何处置下列情形:

(1) 幼儿鼻子出血;

(2) 幼儿似乎出现癫痫症状;

(3) 幼儿因误食从地上拾起的一个珠子而窒息;

(4) 幼儿从几米高的游戏设施上跌落地面,头晕、脸色苍白、皮肤湿冷。

二、拓展练习

1. 以小组为单位,去附近的医院急诊室观察并了解幼儿牙外伤、狗咬伤、擦伤等意外事故的处理方法。

2. 设计一个海报或者招贴画,展示如何对窒息的幼儿进行急救的步骤。将其送给当地一家托幼园所进行展示,以供家长阅读。

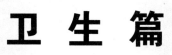

卫 生 篇

项目四

婴幼儿生长发育、评价与教养任务

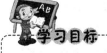

学习目标

- 了解影响婴幼儿生长发育特点的因素;
- 了解婴幼儿语言、动作、认识能力、健康的教养目标;
- 掌握《指南》中 3～6 岁幼儿身心状况与动作发展方面的目标及健康教育建议;
- 了解教师如何进行日常健康检查;
- 了解婴幼儿的视力障碍、听力障碍。

婴幼儿教育机构要负责儿童的养护和照料,因此教师和保育员应该熟悉儿童生长发育过程中身体变化的专业知识,各年龄阶段的典型生长发育特点,能确保教育工作者有效地照顾并教育好婴幼儿。了解婴幼儿生长发育规律的保教工作者在为婴幼儿创设环境、制订活动计划以及进行游戏活动时能够帮助他们获得关键技能。了解婴幼儿生长发育规律有利于教师更好地保护他们的健康,保证他们的安全及营养。掌握婴幼儿生长发育知识还有利于保教工作者及时根据幼儿的生长发育状况尽早发现他们是否存在生长迟缓、障碍或者行为等方面的问题。

模块一　婴幼儿生长、发育与教养

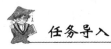

任务导入

1. 学生查阅资料,列出婴幼儿生长发育的年龄分期特点及影响因素。

2. 将全班学生分成 4 组,第 1 组学生将婴幼儿语言发展的一般规律及教养要求制作成 PPT 在班级展示并讨论;第 2 组学生将婴幼儿动作发展的一般规律及教养要求制作成 PPT 在班级展示并讨论;第 3 组学生将婴幼儿认识能力发展的一般规律及教养要求制作成 PPT 在班级展示并讨论;第 4 组学生将婴幼儿与成人和小朋友相互关系发展的一般规律及教养要求制作成 PPT 在班级展示并讨论。

工作任务一 婴幼儿语言的发展与教养

◆ 基础知识

生长是指身体各器官、系统的长大和形态的变化,是量的改变,可由相应的测量值来表示其量的变化;发育是指细胞、组织和器官的分化完善与功能上的成熟,是质的改变。生长和发育两者紧密相关,生长是发育的物质基础,生长量的变化可在一定程度上反映身体器官、系统的成熟状况。人的生长发育是指从受精卵到成人的成熟过程,因此常常把"生长"和"发育"(growth and development)一起讨论。生长和发育是婴幼儿不同于成人的重要特点。

发育成熟是指婴幼儿生长和发育达到一个相对完备的阶段,个体在形态、功能方面达到成人水平。

一、婴幼儿生长发育的年龄分期及特点

人类生命的个体从卵子与精子的结合直到发育成熟,共约 25 年。人们为了便于研究并在卫生、保健、体育、教育等方面采取相应的措施,将生长发育过程划分为若干年龄阶段。各年龄阶段之间相互连续,并无固定的、明显的界线。根据婴幼儿、青少年的平均发育水平划分出数个年龄阶段有利于针对不同年龄时期的身心特点在教养、生活、学习等方面提出合理要求并进行保健指导。

二、常见的年龄分期特点及影响因素

胎儿期——从妊娠开始直至出生为止,以组织和器官的迅速生长和功能渐趋成熟为特点。在胎儿期的最初两周,受精卵细胞不断分裂长大,在胎龄 3～8 周内各系统组织器官迅速分化发育,基本形成胎儿,称为胚胎期,这一时期是小儿发育的重要时期。如受内外各种因素的影响发育受阻,可导致各种先天畸形。孕 9 周至出生为胎儿期,各器官进一步增大,发育逐渐完善,胎儿迅速长大。胎儿完全依靠母体生存。孕妇的健康、营养、工作、环境、疾病等对胎儿的生长发育影响极大。如果孕妇受到物理创伤、营养缺乏、感染、药物等不良因素的侵扰,可使胎儿正常的生长发育发生障碍,引起死胎、流产、早产或先天畸形等不良结果。因此加强孕期保健和胎儿的保健十分重要。

新生儿期——胎儿从娩出结扎脐带开始至生后 28 天,逐渐适应宫外环境,经历解剖生理方面的巨大变化,全身各系统功能从不成熟转变到初建和巩固是这一时期的特点。

新生儿期小儿脱离母体开始独立生活,内外生活环境发生了巨大的变化,但新生儿的生理调节和适应能力不够成熟,易发生体温不稳定、体重下降等各种疾病,如产伤、窒息、溶血、感染、先天畸形等。这一时期,新生儿不仅发病率高,死亡率也高,在发达国家约占婴儿死亡率的三分之二,尤以第一周为高。根据这些特点,在新生儿期应特别强调保健护理,如保温、喂养、清洁卫生、消毒隔离等,坚持母乳喂养,做好疾病的预防和治疗,降低新生儿的死亡率。

婴儿期——或称乳儿期,从出生到 1 岁,这一时期婴儿生长很快,是幼儿出生后生长发育最快的时期。必须供给适量的营养,特别是生长发育所需的热量和蛋白质比成人相对要高,如不能满足,易引起营养缺乏,因此提倡母乳喂养。同时,产妇的合理营养指导十分重要。婴儿期各系统器官迅速发育和完善,而抵抗力较弱,自身免疫力尚未发育成熟,易患传染病和感染性疾病,需要有计划地接受预防接种,完成基础免疫程序。家长应努力培养婴儿良好的卫生习惯。婴儿期一般每 3 个月体检一次。

幼儿期——生后第 2～3 年,生长速度减慢,语言、行为明显发展。随着活动范围渐广,接触周围事物的机会增多,智能发育较前突出,语言、思想和应对的能力增强,可根据其特点有计划、有目的地进行早期教育,加强断奶后的营养搭配,继续做好计划免疫接种。预防常见病、多发病、意外伤害和中毒。

学龄前期——从 3 岁起至 6～7 岁,相当于"幼儿园"阶段。这一时期幼儿体格生长较以前缓慢,达到稳步增长,而智力发育更趋完善,求知欲强。能做较复杂的动作,学会照顾自己,语言和思维进一步发展。应根据这个时期具有高度可塑性的特点,从小培养儿童优良的品质,养成良好的卫生、学习和劳动习惯,为入学做好准备。此时期儿童所接受的教育属儿童启蒙教育,对他们一生中的学习及获得知识的能力、劳动技能的水平都极为重要。系统的启蒙教育有利于幼儿顺利从家庭或托儿生活转入集体、伙伴生活,逐渐适应学校的学习生活。学龄前期幼儿与外界环境的接触日益增多,因此发生的意外事故较多,应根据这些特点做好预防保健工作,每年体检一次。

学龄期——从 6～7 岁起至 11～12 岁。此阶段幼儿体格仍稳步增长,除生殖系统外其他器官的发育已接近成人水平,大脑皮层功能更加发达,对一些事物具有一定的理解能力。进入学龄期的儿童生活和学习方式发生重大变化,以游戏活动为主转变为以学习为主。幼儿从家庭或幼儿园进入学校,这对儿童是一个重大的转折,因此要做好衔接工作,即要做好儿童适应学习生活的心理准备,否则儿童可能出现对学校环境、学习生活环境适应不良。这个时期发病率比前面各期低,但要注意预防近视眼和龋齿,矫治慢性疾病,端正坐、立、行姿势,安排有规律的生活、学习和锻炼,保证充足的营养和休息,注意情绪和行为变化,避免思想过度紧张,每两年体检一次。

青春期——从生长突增开始到生长完全停止,又称发育期。一般女性从 10～12 岁起,到 17～19 岁,男性平均晚 2 年左右;按发育特点又可分为青春前期(女孩月经初潮或男孩首次遗精出现前的生长发育激烈增长阶段)、青春中期(第二性征发育开始后的 3~4年)、青春后期(第二性征已发育如成人到体格发育停止这一阶段)。这一时期的特点为:在性激素作用下生长发育明显加快,体重、身高增长幅度加大,第二性征逐渐明显,生殖器官迅速发育,趋向成熟,女孩子出现月经,男孩子出现遗精。此时由于神经内分泌调节不够稳定,常引起心理、行为、精神方面的不稳定;另一方面由于接触社会增多,遇到不少新问题,外界影响越来越大。在保健工作上,除了要保证供给足够营养以满足快速生长发育所需,加强体格锻炼,充分休息,还应根据其心理、精神上的特点加强教育和引导,使之树立正确的人生观和价值观,培养优良的道德品质,保证青少年的身心健康。应每两年体检一次。

◆ 实践操作

一、婴幼儿语言的发展与教养

1. 引导婴儿笑出声音,从咿呀学语到掌握一定的词汇,并正确发音。
2. 培养婴儿理解语言的能力,使其逐步懂得一些周围事物中常接触的生活知识。
3. 培养婴儿利用语言和大人交往,并表达自己的要求。
4. 通过成年人正确的语言教育,培养婴儿注意观察、思维与记忆能力等,并培养其良好的道德品质。

二、教养内容和要求

表 4-1　婴幼儿语言发展的一般规律

月龄	语言发展的一般规律	教养内容和要求
2个月	有时伴着微笑能发出声音	成人要经常跟婴儿说话,给他唱歌或听一些音乐,发展婴儿的听力。引导婴儿微笑
3~4个月	能咿呀学语,逗引时能大声笑,5个月会拉长声发喉音,能将头转向叫名字的人,跟他说话时,有手脚不断活动的反应	成人在和婴儿讲话时要引导婴儿咿呀学语,手脚不断活动。培养婴儿对声音的反应,能将头转向发音的方向。引导婴儿用发音回答
6个月	能发出比较复杂的声音,用不同声音表示不同反应,能分辨和蔼与严肃的表情和声音	成人用温柔的声音表示鼓励、用严肃的声音表示禁止,培养婴儿分辨声调的能力
7~8个月	能发"爸妈"等音节,有理解简单语言的能力,如能用眼睛找所问的东西。能做简单的回答性动作,如说再见时知道摆手,不要的东西就摇头	培养婴儿理解语言的能力,引导婴儿用语声和动作回答,如指出某一物品,或熟悉的人在哪里,训练婴儿用眼睛找到或用手指出。培养婴儿在成人提醒下做一些简单的动作

月龄	语言发展的一般规律	教养内容和要求
9～11个月	认识常见的人和物,会模仿叫"爸爸""妈妈"	对婴儿进行语言发展的训练,通过日常生活所接触到的物品和动作,使他理解这个单词的意义,并逐步发展对各种声音的模仿。培养婴儿模仿成人的发音,从发单音到随成人重复一些音节,如"爸爸""妈妈""咿咿"
1 岁～1岁 3 个月	会用单词表达要求,会主动叫"爸爸""妈妈"	启发幼儿用单词表达自己的愿望,引导幼儿称呼亲近的人
1 岁 3 个月～1 岁半	会说一些简单的词,如"再见""给我""不要"等,会说出自己的名字,对不会说的词有时会用表情来代替,认识自己的床位和衣服	通过日常生活所接触到的事物,引导婴儿将语言与实物或动作联系起来。利用玩具、看图片及游戏等方式发展语言
1 岁半～2 岁	语言逐渐发展,词汇增加,会说由 3～4 个字组成的短句。2 岁时知道常见物名称,喜欢跟着成人学语。会唱歌,说歌谣,并且爱重复结尾的语句	充实丰富幼儿的生活,使他们对周围环境发生兴趣,引导鼓励他们能简单说出周围成人的称呼、人体某些部位的名称、日常生活中常见物品的名称,认识托儿所,知道 2～3 种常见交通工具名称,知道 2 种常见水果、蔬菜,以及常见动物的名称。培养幼儿正确发音,教幼儿由单词逐步会说由 3～4 个字组成的短句。给幼儿讲故事、看图片、教简单儿歌,发展幼儿的语言。对语言发展较为迟缓的幼儿要做个别指导、启发、鼓励,多提供练习机会,使其语言发展达到一般水平
2 岁～2 岁半	开始会提问题,会说出完整的句子,能说明一件简单的事情,会唱简单儿歌,爱听故事,能唱短歌	启发幼儿提出和回答问题,避免以手势来代替语言,成人要认真回答幼儿的提问,同时注意培养幼儿发音清楚,用词准确。通过一日生活各项活动,发展幼儿语言,要创造条件,扩大幼儿眼界,使他们多听、多看、多说、多问、多想。除必要纪律外不限制幼儿讲话。通过短时间的语言练习、听故事、朗诵儿歌、看图讲述、认识社会环境和自然环境等,发展幼儿的语言
2 岁半～3 岁	已能将词连接成有秩序的语言,语言的内容与结构开始复杂起来,同时语言开始成为交际及认识自然现象和社会环境的主要工具。会用简单的词句表达自己的愿望,并能讲述自己的印象,会讲出故事的简单情节	教幼儿正确运用词汇说出较复杂的句子,鼓励幼儿用语言表达自己的愿望,使语言成为与成人及幼儿相互间交往的工具。成人讲话时语言要正确,尽量使用普通话,教育幼儿要富有感情,使用有表现力的语言,并用语言进行常识教育。会背诵简单儿歌,听完故事能讲出简单情节及主要人物,会表演游戏

◆ **学生实训**

实训地点: 实训室(教室)

实训内容：

1. 学生两人一组讨论 7～8 个月大婴儿语言发展的一般特点，并分别扮演成人和婴儿，模拟成人培养婴儿理解语言能力的场景，让婴儿用语言和动作回答。模拟如何培养婴儿在成人提醒下做一些简单的动作。

2. 学生以小组为单位，讨论 1 岁 3 个月至 1 岁半幼儿的语言发展特点。分别扮演成人和幼儿，模拟成人如何通过日常生活的事物引导婴儿将语言与实物或动作联系起来。利用玩具、图片及游戏等方式发展幼儿的语言。

3. 学生以小组为单位，讨论 2 岁半至 3 岁幼儿的语言发展特点。分别扮演成人和幼儿，模拟成人如何教幼儿正确运用词汇说出较复杂的句子，鼓励幼儿用语言表达自己的愿望。模拟成人如何用正确的语言（说普通话、富有感情、有表现能力）进行常识教育。模拟成人如何教幼儿背诵简单儿歌。模拟成人如何指导幼儿听完故事并讲出简单情节及主要人物以及如何表演游戏。

工作任务二　婴幼儿动作的发展与教养

◆ 实践操作

一、婴幼儿动作的发展与教养

1. 发展婴幼儿基本动作，如抬头、翻身、爬、坐、站、走、跑、跳、攀登等和精细动作，在此基础上逐步使动作灵敏、协调、姿势正确。

2. 通过动作发展，培养婴幼儿的独立生活能力。

3. 通过动作发展锻炼婴幼儿的身体，增强活动能力，促进身体正常发育，增进健康。

4. 培养婴幼儿具有活泼、勇敢、坚毅、团结友爱、遵守纪律等优良品质。

二、教养内容和要求

表 4-2　婴幼儿动作发展的一般规律

月龄	动作发展的一般规律	教养内容和要求
2～3 个月	俯卧位时能抬头片刻，3 个月时头可自由抬起	空腹时可练习俯卧，逐渐延长俯卧时间，培养俯卧抬头。2 个月开始做婴儿体操。婴儿醒后抱放在围栏里，便于发展动作
4～5 个月	俯卧时前臂支撑能抬起前脚，会由仰卧位转为侧卧位。手能握紧东西	让孩子练习在俯卧的基础上用手支撑前身。利用玩具和个别训练培养翻身的动作和用手握物

月龄	动作发展的一般规律	教养内容和要求
5～6个月	能抓握悬挂的玩具,会翻身,握住成人两手,能从座位站起来,扶腋下会做跳跃动作	训练婴儿学会抓握悬挂的玩具,玩具色彩要鲜艳,便于抓握。成人握住婴儿的手练习坐起来的动作。成人扶婴儿腋下练习跳跃动作
6～7个月	能通过翻身取得玩具,会摇发响的玩具	用玩具引导婴儿翻身的动作,必要时成人用手轻推婴儿的脚,帮助向前移动。为婴儿练习爬行创造条件,提供设备
8～9个月	会爬,抓住栏杆能站起来,自己能从坐位到卧位,扶着能走几步。能用拇指和食指将细小物品捏起	用玩具引导婴儿爬的积极性。培养婴儿从扶站到学着迈步。通过成人示范教会婴儿模仿动作,如拍手、招手、举手等。给婴儿小的物品,练习用手指捏物
9～10个月	能独站片刻,能自己坐下,牵着两手会走,扶栏杆走来走去	给婴儿练习站、坐下和走的机会。为婴儿安排练习走的场所和设备
11个月	牵着一只手能很好地走,能推着东西向前走或转弯走	安排设备,鼓励婴儿练习走。从扶着东西走到推着东西向前、转弯走
1岁～1岁3个月	由独立起来至会独走,不用扶能蹲下,会玩简单的玩具	以教会幼儿独走为任务,要有宽阔平坦(练习走)的场地。利用玩具练习手的动作,如套圈、积木等。每日做竹竿操
1岁3个月～1岁半	能开始参加成人组织的游戏,会上下小滑梯,会滚球	有小型滑梯设备,幼儿练习上下滑梯。用各种球通过游戏活动练习滚、扔的动作
1岁半～2岁	已掌握基本动作,如走路、跳跃、攀登、投掷、上下台阶。但肌肉活动不协调,平衡能力不强,动作不够灵活。能独立玩,会搭积木,会穿串珠	通过游戏活动练习走、跑、跳跃、上下台阶、扔球、投沙袋等基本动作。在成人带领下,做简单的模仿操及简单的游戏。利用玩具、教具发展精细动作,如穿串珠、搭积木。创造条件安排平坦、宽阔的场地,玩教具和运动设备。培养动作过程中要注意安全
2岁～2岁半	会双脚离地跳,会跑,有较大的自由活动能力和模仿能力,能拣豆豆	通过活动性游戏和自由活动及短时间的体育作业,发展幼儿基本动作,并让幼儿能自己随意地跑、跳、游戏和玩运动器械,每日坚持做操。利用玩具、教具,如拣豆豆等发展精细动作。用积木搭火车、房子等做简单的动作练习
2岁半～3岁	动作已基本协调,会双脚向前跳,迈过障碍物,会走平衡木,会双脚交替上下楼梯,会做简单的表演。能用橡皮泥捏简单物品,会握笔画横竖线	进一步通过游戏活动及体育活动促进走、跑、跳跃、攀登、走平衡木、钻、爬、投掷等基本动作的发展,并通过每日简单的操作等使动作日益协调、灵敏。利用玩教具,通过运动、游戏以及其他活动,培养精细动作和技能技巧,如画画、折纸、捏泥等。

◆ 学生实训

实训地点:实训室或者托幼园所

实训内容：

1. 学生两人一组分别扮演成人和婴儿，模拟成人训练 5～6 个月大的婴儿学会抓握悬挂的玩具。模拟成人握住婴儿的手练习坐起来的动作。模拟成人扶婴儿腋下练习跳跃动作。

2. 学生两人一组分别扮演成人和婴儿，模拟成人如何训练 1 岁～1 岁 3 个月大幼儿在宽阔平坦的场地练习独走。利用玩具练习手的动作，如套圈、积木等。

3. 学生以小组为单位，为 2 岁半～3 岁的幼儿设计 5 个游戏活动及体育活动，促进走、跑、跳跃、攀登、走平衡木、钻、爬、投掷等基本动作的发展。

4. 学生以小组为单位，讨论如何利用玩教具，通过运动、游戏及活动培养精细动作和技能，把讨论结果写在一张大白纸上，在教室展示，供其他同学参观分享。

工作任务三　婴幼儿认识能力的发展与教养

◆ 实践操作

一、婴幼儿认识能力的发展与教养

在发展视觉、听觉、触觉等感觉的基础上逐步发展注意、记忆、观察、思维以及适应环境的能力。

二、教养内容和要求

表 4-3　婴幼儿认识能力的发展

月龄	认识能力的发展	教养内容和要求
2 个月	眼能随物移动，目视大人的脸及鲜艳的玩具和吸引他的动作	把视线吸引到色彩鲜艳的玩具上，引导婴儿视线随玩具移动
3～5 个月	开始把视线从一个物体转移到另一个物体。5 个月会藏"猫猫"	成人每次接触婴儿时，态度亲切和蔼，吸引婴儿注视
6 个月	对周围环境的兴趣大为提高，能注视周围更多的物件和人。对不同的事物表现出不同的表情，会把注意力集中到他感兴趣的事物与鲜艳的玩具上，并采取相应的活动。会找当面藏起来的东西	创造各种条件发展幼儿的观察力，使婴儿醒时能看到成人和周围的物体
10 个月	开始对自己感兴趣的事物做较长时间的观察，并会用手势和声音对观察到的事物表示不同的反应，会模仿观察过的某些动作和声音	引导婴儿观察周围的一切事物，培养婴儿模仿所看到的某些事物的声音和动作

月龄	认识能力的发展	教养内容和要求
1 岁半～2 岁	注意力能短时间集中,观察图片能认识熟悉的物品或动物。认识自己的毛巾、茶杯的标记,能记住自己的座位、床位、衣物及本组小朋友的名字。认识红颜色	观察周围的事物,并通过日常生活环节培养幼儿注意、观察、记忆和思维的发展。创造条件,为幼儿组织各种丰富多彩的游戏和活动,充分利用玩教具发展幼儿的认识能力,增长幼儿的知识
2 岁以后	能观察事物的变化,并在游戏中反映出来,看到常见的物品能知道它的用途,认识基本颜色、形状,有初步的时间、空间和数的概念	启发幼儿从事物的表面辨别内容、特征及用途。通过直观教育,使幼儿反复看、触、嗅到具体的实物,逐步巩固和加深对周围事物的印象。通过游戏、作业发展幼儿的认识能力。逐步区别红、绿、黄、蓝、黑、白等颜色,认识方形、三角形、圆形,能从不同距离观察辨别物体的大小,有上、下、前、后、上午、下午、晚上等时间和空间的概念,会根据物品数对应地数 1～5 的数字。定期更换幼儿活动室的布置,丰富活动内容

◆ **学生实训**

　　实训地点:实训室(教室、托幼园所)

　　实训内容:

　　1. 学生两人一组讨论 3～5 个月婴儿语言发展的一般特点,分别扮演成人和幼儿,模拟成人与 5 个月大婴儿的"藏猫猫"游戏,注意成人态度要亲切和蔼,吸引婴儿注视。

　　2. 学生以小组为单位,为 1 岁半～2 岁幼儿设计一个游戏活动方案,说明该活动如何能够促进幼儿注意、观察、记忆和思维的发展。

　　3. 到一所托幼园所,每人观察一个 2～3 岁幼儿在认识图形、空间方位、时间以及数概念方面的发展状况。

工作任务四　婴幼儿与成人及小朋友相互关系的发展与教养

◆ **实践操作**

　　一、婴幼儿与成人及小朋友相互关系的发展与教养

　　1. 培养婴幼儿良好的情绪。

　　2. 培养幼儿与成人间眷恋亲昵的感情,同时培养其对成人尊重、有礼貌。

　　3. 培养幼儿互助友爱的精神。

二、教养内容和要求

表 4-4 婴幼儿相互关系的发展

月龄	相互关系的发展	教养内容和要求
2~3 个月	大部分醒着的时间都处于快乐状态之中,对自己亲近的人特别注视,快乐时会发出笑声,会用声音应答	婴儿醒着的时候要放在围栏里,有适合年龄的玩具。在集中教养环境中应有时间轮流抱一抱每一个婴儿,经常逗引,使他情绪愉快
4~5 个月	对人持有选择性的态度	成人要经常用和蔼的态度、轻柔的动作,多接近和逗引婴儿,培养婴儿良好的情绪
6~7 个月	开始能表示愉快或不高兴等情感,要东西拿不到就哭闹,喜欢接近亲近的人,开始认生	以有趣的游戏充实婴儿生活内容,使每个婴儿从事他感兴趣的活动。当婴儿要玩具时,应满足他的要求
8 个月	开始辨别出严肃和和蔼的声调,并表现出不同的反应	成人可用温柔的声音表示鼓励,严厉的声音表示禁止
9 个月	喜欢自己活动,会用面部表情、手势和简单的语言与大人交往。对突然发现自己不认识的动物或声音,表示出害怕。受到表扬时表示高兴,受到批评时表示不愉快	成人要与幼儿多接近,在组织他们游戏时要关心爱护他们,当有困难时帮助他们克服并安慰他们
1 岁	开始对其他幼儿感兴趣,能共同在一块玩一会,会保护自己手中的玩具,有时也想夺取其他幼儿的玩具	成人要尊重幼儿。可以将几个幼儿组织成小组进行游戏活动,在幼儿自由活动时,注意照顾,避免互相干扰,以培养他们彼此间的良好关系。培养幼儿喜欢到托儿所的兴趣
1 岁半~2 岁	能较准确地重复大人教给的动作,能开始参加成人组织的集体游戏。感情进一步丰富,初步懂得喜、怒、哀、乐等。开始知道对与不对,喜欢和成人以及幼儿共同活动,看到小朋友摔倒能扶起,见到不同的人会打招呼	组织各种游戏和活动。丰富幼儿生活,使幼儿情绪愉快。在幼儿活动时,注意照顾,避免互相干扰,培养幼儿友好相处的习惯。成人要积极组织并参加到游戏中去,引起幼儿兴趣,并建立良好的关系。培养幼儿有礼貌,在成人提醒下,会问"早",问"好",说"再见",见到不同的人会打招呼
2~3 岁	懂得同情,有帮助别人的愿望,喜欢与小朋友一起玩,能用语言叙述自己的所见,以吸引成人的注意。能互相帮助,懂得爱护小弟弟、小妹妹,对成人有礼貌	通过活动培养幼儿懂得互相谦让,并能够同情、关心和安慰别人。成人要对幼儿进行正确教育,各方面做幼儿的榜样,不要斥责恐吓幼儿

◆ **学生实训**

实训地点:教室(实训室)

实训内容：

1. 学生两人一组，分别扮演成人和幼儿，模拟成人用温柔的声音表示鼓励，严厉的声音表示禁止。

2. 学生两人一组，分别扮演成人和幼儿，模拟成人如何教1岁半～2岁幼儿有礼貌地打招呼，以友好的方式与成人和其他幼儿互动。

3. 学生以小组为单位，以"头脑风暴"的形式列举出培养幼儿相互谦让、同情、关心、安慰他人的方式，把结果写在一张大纸上，在教室张贴，各组之间相互分享。

4. 学生两人一组，讨论斥责、恐吓幼儿为什么不利于幼儿的健康发展，扮演成人如何为幼儿做榜样，爱护小弟弟、小妹妹，对成人有礼貌。

模块二　《3～6岁儿童学习与发展指南》中对幼儿健康的教育建议

 任务导入

1. 全班学生分成3组，第1组参与幼儿园一个小班(3～4岁)全体幼儿的身高和体重的测量工作，与《3～6岁儿童学习与发展指南》(简称《指南》)中的指标相比较，回班级后讨论幼儿的健康状况。第2组参与幼儿园一个中班(4～5岁)全体幼儿的身高和体重的测量工作，与《指南》中的指标相比较，回班级后讨论幼儿的健康状况。第3组参与幼儿园一个大班(5～6岁)全体幼儿的身高和体重的测量工作，与《指南》中的指标相比较，回班级后讨论幼儿的健康状况。

2. 列出哪些活动可以锻炼幼儿手指的灵活度。

工作任务五　根据《3～6岁儿童学习与发展指南》对幼儿进行健康教育

◆ **基础知识**

《3～6岁儿童学习与发展指南》中关于儿童健康方面的规定：健康是指人在身体、心理和社会适应方面的良好状态。幼儿阶段是儿童身体发育和机能发展极为迅速的时期，也是形成安全感和乐观态度的重要阶段。发育良好的身体、愉快的情绪、强健的体质、协调的动作、良好的生活习惯和基本生活能力是幼儿身心健康的重要标志，也是其他领域学习与发展的基础。

为有效促进幼儿身心健康发展,成人应为幼儿提供合理均衡的营养,保证充足的睡眠和适宜的锻炼,满足幼儿生长发育的需要;创设温馨的人际环境,让幼儿充分感受到亲情和关爱,形成积极稳定的情绪情感;帮助幼儿养成良好的生活与卫生习惯,提高自我保护能力,形成使其终身受益的生活能力和文明生活方式。

幼儿身心发育尚未成熟,需要成人的精心呵护和照顾,但不宜过度保护和包办代替,以免剥夺幼儿自主学习的机会,养成过于依赖的不良习惯,影响其主动性、独立性的发展。

◆ 实践操作

一、身心状况

表 4-5 《指南》目标 1:3～6 岁儿童应具有的健康体态

年龄	3～4 岁	4～5 岁	5～6 岁
相关健康体态	1. 身高和体重适宜。参考标准: 男孩: 身高:94.9～111.7 厘米 体重:12.7～21.2 公斤 女孩: 身高:94.1～111.3 厘米 体重:12.3～21.5 公斤 2. 在提醒下能自然坐直、站直	1. 身高和体重适宜。参考标准: 男孩: 身高:100.7～119.2 厘米 体重:14.1～24.2 公斤 女孩: 身高:99.9～118.9 厘米 体重:13.7～24.9 公斤 2. 在提醒下能保持正确的站、坐和行走姿势	1. 身高和体重适宜。参考标准: 男孩: 身高:106.1～125.8 厘米 体重:15.9～27.1 公斤 女孩: 身高:104.9～125.4 厘米 体重:15.3～27.8 公斤 2. 经常保持正确的站、坐和行走姿势

注:身高和体重数据来源:《2006 年世界卫生组织儿童生长标准》4、5、6 周岁儿童身高和体重的参考数据。

教师可以在幼儿园体检的时候对幼儿的身体健康状况与《指南》中的指标进行对比,及时发现问题,及时提醒幼儿及其家长尽早纠正,使其保持良好健康的体态。

健康的饮食结构和饮食方式是幼儿身体健康的保障,成人应该参照《中国孕期、哺乳期妇女和 0～6 岁儿童膳食指南》为幼儿提供营养丰富、健康的饮食。均衡的饮食搭配、多样化的食物结构是幼儿健康的主要来源,因此成人要为幼儿提供谷物、蔬菜、水果、肉、奶、蛋、豆制品等营养丰富的食物。幼儿的饮食方式要健康而科学,尽量避免煎炸、烧烤、腌制等烹饪方式。

良好的睡眠能够保证幼儿健康成长,成人应保证幼儿每天睡 11～12 小时,其中午睡时间一般应达到 2 小时左右。婴幼儿教养机构可根据幼儿的年龄、季节的变化和个体差异适当调整午睡时间。

良好的体态是健康的标志,成人在教养幼儿的过程中应该注意幼儿的体态,帮助他们形成正确的姿势。在与幼儿的互动中经常提醒他们保持正确的体态,如站、坐、走的姿势;经常检查他们是否出现八字脚、罗圈腿、驼背等骨骼发育异常的情况,如有异常应及时就医矫治。随着幼儿年龄的增长,他们使用的桌、椅和高度应该做出相应调整。幼儿使用的椅子的高度以幼儿写画时双脚能自然着地、大腿基本保持水平状为宜;桌子的高度以写画时身体能坐直,不驼背、不耸肩为宜;幼儿的床应该软硬适中,不宜过软。

健康检查是发现幼儿健康状况的最好方法,因此,每年要为幼儿进行健康检查,及时了解他们的身体发育情况。

表4-6　《指南》目标2:情绪安定愉快

年龄	3～4岁	4～5岁	5～6岁
情绪	1. 情绪比较稳定,很少因一点小事哭闹不止 2. 有比较强烈的情绪反应时,能在成人的安抚下逐渐平静下来	1. 经常保持愉快的情绪,不高兴时能较快缓解 2. 有比较强烈情绪反应时,能在成人提醒下逐渐平静下来 3. 愿意把自己的情绪告诉亲近的人,一起分享快乐或求得安慰	1. 经常保持愉快的情绪。知道引起自己某种情绪的原因,并努力缓解 2. 表达情绪的方式比较适度,不乱发脾气 3. 能随着活动的需要转换情绪和注意

教师可以参考表4-6对幼儿的情绪进行观察,及时发现幼儿的发展是否达到《指南》的规定,并针对幼儿的个体差异,有目的地帮助幼儿保持良好的情绪。

成人应该为幼儿营造温暖、轻松的心理环境,让幼儿形成安全感和信赖感,应该保持良好的情绪状态,以积极、愉快的情绪影响幼儿;应该以欣赏的态度对待幼儿,不要对幼儿的行为与作品进行与其能力不符的负面评价。注意发现幼儿的优点,接纳他们在发展过程中的个体差异,不要简单地将幼儿与其同伴作横向比较。成人应该理解幼儿的身心发展规律,了解他们犯错误的原因,在幼儿做错事时成人的处理方式应该冷静客观,不厉声斥责,更不能打骂。

成人的教养任务是帮助幼儿学会恰当表达和调控情绪。成人恰当情绪表达方式能够成为幼儿很好的榜样。如生气时不乱发脾气,不迁怒于人。成人和幼儿一起谈论自己高兴或生气的事,鼓励幼儿与人分享自己的情绪。允许幼儿表达自己的情绪,并给予适当的引导。如幼儿发脾气时不要用比其更强、更糟糕的情绪方式将其压服,而是应该在等其平静后告诉他什么行为是可以接受的。例如,成人可以使用一种叫做"暂停"(time out)的方式来帮助幼儿平复情绪。成人发现幼儿不高兴时,应主动询问情况,帮助他们化解消极情绪。

教师可以参考表4-7对幼儿的适应能力进行观察,及时发现幼儿的发展是否达到《指南》的规定,并针对幼儿的个体差异,有目的地发展其能力。

表 4-7 《指南》目标 3：具有一定的适应能力

年龄	3～4 岁	4～5 岁	5～6 岁
适应能力	1. 能在较热或较冷的户外环境中活动 2. 换新环境时情绪能较快稳定，睡眠、饮食基本正常 3. 在教师和同伴的帮助下能较快适应集体生活	1. 能在较热或较冷的户外环境中连续活动半小时左右 2. 天气变化时较少感冒，能适应车、船等交通工具造成的轻微颠簸 3. 能较快适应人际环境中发生的变化，如换了新老师能较快适应	1. 能在较热或较冷的户外环境中连续活动半小时以上 2. 换新环境时较少出现身体不适 3. 能较快融入新的人际关系环境，如换了新的幼儿园或班级能较快适应

成人应保证幼儿的户外活动时间，提高幼儿适应季节变化的能力。幼儿每天的户外活动时间一般不少于 2 小时，其中体育活动时间不少于 1 小时，季节交替时要坚持。气温过热或过冷的季节或地区应因地制宜，选择温度适当的时间段开展户外活动，也可根据气温的变化和幼儿的个体差异，适当减少活动的时间。

成人应该经常与幼儿玩拉手转圈、秋千、转椅等游戏活动，让幼儿适应轻微的摆动、颠簸、旋转，促进其平衡机能的发展。

成人还应该锻炼幼儿适应生活环境变化的能力。如：注意观察幼儿在新环境中的饮食、睡眠、游戏等方面的情况，采取相应的措施帮助他们尽快适应新环境。成人应该经常带幼儿接触不同的人际环境，如参加亲戚朋友聚会，多和不熟悉的小朋友玩，使幼儿较快适应新的人际关系。

二、动作发展

表 4-8 《指南》目标 1：具有一定的平衡能力，动作协调、灵敏

年龄	3～4 岁	4～5 岁	5～6 岁
平衡动作协调能力	1. 能沿地面直线或在较窄的低矮物体上走一段距离 2. 能双脚灵活交替上下楼梯 3. 能身体平稳地双脚连续向前跳 4. 分散跑时能躲避他人的碰撞 5. 能双手向上抛球	1. 能在较窄的低矮物体上平稳地走一段距离 2. 能以匍匐、膝盖悬空等多种方式钻爬 3. 能助跑跨跳过一定距离，或助跑跨跳过一定高度的物体 4. 能与他人玩追逐、躲闪跑的游戏 5. 能连续自抛自接球	1. 能在斜坡、荡桥和有一定间隔的物体上较平稳地行走 2. 能以手脚并用的方式安全地爬攀登架、网等 3. 能连续跳绳 4. 能躲避他人滚过来的球或扔过来的沙包 5. 能连续拍球

在实践工作中，教师可以参考表 4-9 对幼儿的动作发展能力进行观察，及时发现幼儿的发展是否达到《指南》的规定，并有的放矢地发展幼儿这方面的能力。

表 4-9　3～4 岁幼儿动作发展观察表

动作发展能力	杉杉	果果	洋洋	小溪	紫宸
能沿地面直线或在较窄的低矮物体上走一段距离	√	√	√	√	√
能双脚灵活交替上下楼梯	×	√	√	×	√
能身体平稳地双脚连续向前跳	√	√	×	√	√
分散跑时能躲避他人的碰撞	×	√	√	×	√
能双手向上抛球	√	√	√	√	√

成人应该利用多种活动发展幼儿身体平衡和协调能力。如:走平衡木,或沿着地面直线、田埂行走,玩跳房子、踢毽子、蒙眼走路、踩小高跷等游戏活动。

成人应该发展幼儿动作的协调性和灵活性。如:鼓励幼儿进行跑跳、钻爬、攀登、投掷、拍球等活动,进行跳竹竿、滚铁环等传统体育游戏。

对于拍球、跳绳等技能性活动,成人不要过于要求数量,更不能机械训练。

成人应该结合活动内容对幼儿进行安全教育,注重在活动中培养幼儿的自我保护能力。

表 4-10　《指南》目标 2:具有一定的力量和耐力

年龄	3～4 岁	4～5 岁	5～6 岁
力量和耐力	1. 能双手抓杠悬空吊起 10 秒左右 2. 能单手将沙包向前投掷 2 米左右 3. 能单脚连续向前跳 2 米左右 4. 能快跑 15 米左右 5. 能行走 1 千米左右(途中可适当停歇)	1. 能双手抓杠悬空吊起 15 秒左右 2. 能单手将沙包向前投掷 4 米左右 3. 能单脚连续向前跳 5 米左右 4. 能快跑 20 米左右 5. 能连续行走 1.5 千米左右(途中可适当停歇)	1. 能双手抓杠悬空吊起 20 秒左右 2. 能单手将沙包向前投掷 5 米左右 3. 能单脚连续向前跳 8 米左右 4. 能快跑 25 米左右 5. 能连续行走 1.5 千米以上(途中可适当停歇)

教师可以参考表 4-10 对幼儿的力量和耐力进行观察,及时发现幼儿的发展是否达到《指南》的规定,并针对幼儿的个体差异,有目的地发展其能力。

教师应该开展丰富多样、适合幼儿年龄特点的各种身体活动,如走、跑、跳、攀、爬等,鼓励幼儿坚持下来,不怕累。

教师应该在日常生活中鼓励幼儿多走路、少坐车;自己上下楼梯,自己背包。

表 4-11 《指南》目标 3：手的动作灵活协调

年龄	3～4 岁	4～5 岁	5～6 岁
手的动作	1. 能用笔涂涂画画 2. 能熟练地用勺子吃饭 3. 能用剪刀沿直线剪，边线基本吻合	1. 能沿边线较直地画出简单图形，或能沿边线基本对齐地折纸 2. 会用筷子吃饭 3. 能沿轮廓线剪出由直线构成的简单图形，边线吻合	1. 能根据需要画出图形，线条基本平滑 2. 能熟练使用筷子 3. 能沿轮廓线剪出曲线构成的简单图形，边线吻合且平滑 4. 能使用简单的劳动工具或用具

教师可以参考表 4-11 对幼儿手的动作灵活协调能力进行观察，及时发现幼儿的发展是否达到《指南》的规定，并针对幼儿的个体差异，有目的地发展其能力。

教师应该创造条件和机会，促进幼儿手的动作灵活协调。如：提供画笔、剪刀、纸张、泥团等工具和材料，或充分利用各种自然、废旧材料和常见物品，让幼儿进行画、剪、折、粘等美工活动。教师应该引导幼儿生活自理或参与家务劳动，发展其手的动作。如练习自己用筷子吃饭、扣扣子，帮助家人择菜叶、做面食等。幼儿园在布置娃娃家、商店等活动区时，给幼儿多提供原材料和半成品，让幼儿有更多机会参与制作活动。成人应该引导幼儿注意活动安全。

◆ 学生实训

实训地点：幼儿园

实训内容：

1. 每人制作一个观察表，去幼儿园观察一名幼儿的动作发展是否达到《指南》的要求。

2. 为 4～5 岁幼儿设计一些体育活动，锻炼幼儿的力量和耐力。

模块三 婴幼儿体格发育的评价

 任务导入

1. 学生分组去一个托幼园所调查该园常用的幼儿体格指标评价方法有哪些，制成 PPT 在课堂上与同学分享。

2. 学生分组去一所托幼园所调查该园常用的幼儿身体发育指标评价方法有哪些，制成 PPT 在课堂上与同学分享。

工作任务六　婴幼儿体格指标、生理功能指标及测量方法

◆ 基础知识

婴幼儿各器官、系统的发育时间和速度不均衡,年龄越小发育速度越快。胎儿期是人一生中生长发育速度最快的时期,出生后生长发育速度逐渐放慢。学龄前(3~6岁)儿童的身体发育比3岁以前发育速度相对减缓,但是比后期发展要快得多。在3~6周岁这个阶段,儿童的身高大约年增长4~7厘米,体重年增加4千克左右。这个时期由于儿童的身体发育速度很快,因此新陈代谢比较旺盛,但是由于身体的生理机能发育还不成熟,对外界环境的适应能力以及对疾病的抵抗能力都较弱。

对婴幼儿体格发育的评价有助于了解儿童现阶段生长发育水平、营养状况及外界生活条件对生长发育的影响。所以,婴幼儿体格发育评价是儿童生长发育评价中的一个重要指标,可以及时反映儿童是否存在营养不良的危险。通过婴幼儿体格发育评价能更好地为相关人员提供保健咨询建议,并引导儿童的生长发育和身体健康水平向良性方向发展。

用于评价儿童体格发育的指标很多,这些指标各有优缺点,适用于不同的年龄段。使用客观、可靠、便于操作且能真实反映婴幼儿身体发育水平的指标测量方法及综合评价手段有利于及时了解婴幼儿的发育状况。教师和家长根据一些公式对他们的体格测量结果进行简单计算就可获得健康指标的数据,及时了解他们的身体发育状况。

◆ 实践操作

一、婴幼儿身体指标的测量

1. 体重的测量

体重是身体各器官和组织重量的总和,常常受到营养、疾病等多种因素的影响,可反映机体的骨骼、肌肉、内脏脂肪等综合状况,所以被认为是反映儿童生长发育最重要的也是最灵敏的指标。

1岁以内婴儿体重增长很快,但此期间婴儿的体重增长不平衡,前6个月体重增长快,后6个月体重增长比前6个月少一些。婴儿体重的增长规律为:在正常养护条件下,前3个月婴儿每月平均增重可达700~800克,以后逐渐减慢,后半年每月平均增重400~450克,全年平均每月增加500~600克。因此,婴儿出生后4~5个月时,体重可达出生时的2倍,1岁时可达出生时的3倍或稍多。婴儿到12个月时体重约10~10.5千克。

婴幼儿体重的粗略估计可用下列公式：

1～6月：体重(千克)＝出生时体重(千克)＋月龄(月)×0.6(千克)

7～12月：体重(千克)＝出生时体重(千克)＋月龄(月)×0.5(千克)

3岁以下儿童体重公式：标准体重(千克)＝年龄(岁)×2＋7

3岁～青春前期儿童体重公式：体重(千克)＝年龄(岁)×2＋8

婴儿可以使用婴儿磅秤测量体重，这种婴儿磅秤的最大称重量一般不超过15千克，测量时将婴儿放于秤盘中央即可读取新生儿的毛体重。1岁以上幼儿可以使用杠杆式秤或者电子秤。1～3岁可以选择坐位，3岁以上可以选择站位。记录数值采用国际标准的千克作为计量单位，结果保留到小数点后两位。无论使用哪种秤，使用之前都要校准。

测量前应该让儿童排去大小便，以便测出净重。给婴儿测体重时可以连衣物和尿布等一同称重，之后再减去衣物和尿布的重量。

2. 身高(长)的测量

身高(长)是指站立时头、颈、躯干和下肢长度的总和。身高受遗传、种族和环境的影响较为明显，虽然也是儿童生长发育的重要指标，但它反映的是长期营养状况以及生长发育速度和水平，因为短期内影响生长发育的因素(营养、疾病等)对身高(长)影响不明显。

身高(长)的增加同体重一样，也是在出生后第一年增长最快，前3个月每月可增长3.0～3.5厘米，以后增长速度逐渐减慢。前半年大约可增长约16厘米，后半年约增长8～9厘米。1周岁时身高在75厘米左右，约为出生时的1.5倍。幼儿第二年身高增长速度减慢，一年约增加10厘米；两岁以后身高增长速度趋于平稳，平均每年增长5～7厘米。

测量3岁以下儿童的体重时一般用量床进行测量。测量时脱掉儿童的鞋袜和帽子，把幼儿放在量床底板的中线之上，头轻触头板，双腿伸直，双足接触移动足板，读量床两侧的刻数(测量值以厘米为单位，记录小数点后1位)。因为婴幼儿的身高在一日之内有一定的变化，通常在早晨最高，晚上睡觉之前最矮。每次测量尽量安排在一天中相对固定的时间进行，例如午睡起床后。

立式测量身高的方法适合3岁以上儿童。同样，测量身高时不应该穿戴鞋帽，让儿童双眼平视前方，挺胸收腹，双臂自然下垂，足跟并拢，足尖分开，呈立正姿势，使从上至下的三个部位足跟、臀部和两肩胛紧靠身高计的立柱。测量者移动身高计的水平板轻轻触及儿童的头顶，读取该儿童的身高并记录，测量值以厘米为单位，记录小数点后1位。同样，为了获取较为可靠的数据，每次测量时应该选择一天中相对固定的时间测量儿童的身高。

在没有量床的情况下，家庭测量婴儿身高可以使用两本厚重、不易移动的书(如字典)和一把卷尺等简单的工具。最好由两个人在婴儿熟睡时进行。把一本书轻轻抵住婴儿的头,固定好婴儿的膝关节、髋关节和头部,将婴儿的身体放平直,将另一本书抵在婴儿的脚掌后,最后把两本书都立稳后,将婴儿轻轻移开。这时测量两本书的距离。

3 岁到青春前期身高的粗略估计公式:身高(厘米)＝年龄×7＋70

3. 胸围的测量

胸围是胸廓的围长。它可间接反映胸腔的容积、胸背部肌肉发育和呼吸器官的发育程度,也常常用来了解体育锻炼的效果。婴儿在出生时,胸围平均为 32 厘米左右,小于头围 1～2 厘米。随着月龄的增长,胸围逐渐赶上头围。一般在婴儿 1 岁时,胸围和头围相等。但现在由于营养状况普遍较好,不少婴儿在未满 1 岁时胸围就赶上了头围。营养状况不好、缺乏体育活动以及疾病等原因会造成胸廓畸形,如鸡胸、漏斗胸等,这些都会影响胸围的增长。孩子从 1 岁以后,胸围增长明显快于头围,胸围逐渐超过头围。2 岁后儿童胸围大于头围的厘米数约为年龄数减 1。胸围和头围大小相同的交叉时间可间接反映儿童的营养和胸廓发育状况。到青春期胸廓发育很快,逐渐向成人体型转变。

3 岁以下婴幼儿测量胸围时取卧位,3 岁以上采取站立姿势。采取卧位测量胸围时,让儿童平躺在床上,两手自然平放,将软尺零点固定于乳头下缘,使软尺接触皮肤,经两肩胛骨下缘绕胸围一圈回至零点,读取的数值即是胸围。由于营养状况、气候条件不同,孩子发育也有差别。另外,男婴和女婴胸围也有差别,一般男婴较女婴胸围大一些。

婴幼儿应该穿宽松的衣裤。幼儿教师及家长应该经常让婴儿做被动操,锻炼其肌肉和骨骼,如扩胸运动等,锻炼孩子的胸肌,促使其胸肌发达,带动胸廓和肺部的发育。

4. 头围的测量

头围就是头颅的围长。头围可间接反映头颅内容物的大小,与脑的发育有着密切的关系。尤其是在 3 岁前,婴幼儿头围增长变化明显,常用于 3 岁前婴幼儿大脑发育的评价。

一般使用软尺测量婴幼儿的头围。被测的婴幼儿可以采取坐位、立位或仰卧位,测量者位于婴幼儿右侧或前方,用左手拇指将软尺零点固定于头部右侧眉弓上缘处,软尺紧贴头皮经枕骨粗隆及左侧眉弓上缘回至“0”点。如遇到留长发或梳辫的幼儿,测量者应先将头发在软尺经过处向上、下分开,使软尺紧贴头皮,以免影响测量的准确性。

新生儿出生后 3 天内首次测量头围,平均 34 厘米,比胸围大 1～2 厘米。出生后前半年,头围增长 8～10 厘米,后半年增长 2～4 厘米,周岁时平均为 46 厘米。出生后第二年内仅增 2 厘米,两岁时头围平均 48 厘米。第 3～4 年内共增 1.5 厘米,5 岁时头围 50 厘米。第 5 年后直至 10 岁时约增 1.5 厘米,15 岁时头围接近成人,约为 54～58 厘米。

二、婴幼儿的生理功能指标的测量

生理机能指标是指人体在新陈代谢作用下各系统、器官功能上可以测得的各种量度。婴幼儿生理功能变化很快,变化范围也较大,常常受到外界环境的影响,因此测量时需要注意方法和准确性。常用的婴幼儿生理功能指标有心血管系统指标、呼吸系统指标等。

1. 脉搏

脉搏为体表可触摸到的动脉搏动。人体循环系统由心脏、血管、血液所组成,负责人体氧气、二氧化碳、养分及废物的运送。血液经由心脏的左心室收缩而挤压流入主动脉,随即传递到全身动脉。动脉为富有弹性的结缔组织与肌肉所形成的管路。当大量血液进入动脉时,动脉压力变大而使管径扩张,在体表较浅处触摸动脉即可感受到此扩张,即所谓的脉搏。

正常人的脉搏和心跳是一致的。脉搏的频率受年龄和性别的影响,胎儿每分钟110~160次,婴儿每分钟120~140次,幼儿每分钟90~100次,学龄期儿童每分钟80~90次。测量脉搏应该在儿童保持安静的状态下进行,将食指、中指和无名指并拢放在手腕桡骨侧动脉上方,测10秒钟脉搏数,再乘以6得到1分钟脉搏数,并记录。

2. 心率

心率的测定最好在睡眠或安静时进行,检查心率使用的听诊器应该放在幼儿的心尖部位,一般同时听心律、杂音。

血压易受到活动、情绪紧张、体位变动的影响,因此测量血压前应该让幼儿保持安静状态10分钟,一般测右臂血压。

3. 肺活量

肺活量是指在不限时间的情况下,一次最大吸气后再尽最大能力所呼出的气体总量,这代表肺一次最大的机能活动量,是反映人体生长发育水平的重要机能指标之一。测肺活量时,可以让幼儿采取站立位,做一两次扩胸动作或深呼吸后,尽力深吸气,肺部吸满空气后再向肺活量计的吹嘴尽力深呼气,直至不能再呼气为止。此时立即关闭进气管开关,待浮筒平稳后读数。每位受测儿童测三次,按最大数记录,单位为毫升。

◆ 学生实训

实训地点: 实训室(托幼园所)

实训内容:

1. 全班同学可以分为若干个小组,分别使用肺活量计相互测量彼此的肺活量并记录。

2. 分别使用量床、身高计和家庭简易方法测量婴儿(或模型)的身高。

3. 根据婴儿体重的估算公式,学生两人一组计算6个月龄婴儿的体重,相互验证彼此的结果。

4. 学生两人一组练习测量婴儿(模型)的胸围、头围。

5. 学生两人一组练习测量彼此的脉搏、心率、肺活量。

6. 一个5岁男童,身高103厘米,体重28千克。试用发育等级评价法对该男童的身高、体重的发育状况进行评价,并根据儿童的发育现状提出相应教育建议。

工作任务七　婴幼儿生长发育评价方法

◆ 基础知识

生长发育评价在婴幼儿卫生工作中应用广泛,主要用于评价个体、群体婴幼儿现时的生长发育水平,处于什么等级。筛查、诊断生长发育障碍、评价营养和生活环境因素对生长发育的影响,提供保健咨询建议。相关人员可将幼儿生长发育评价结果列入社区健康水平的指标体系作为实施学校卫生监督的依据,通过观察指标变化,评价各项学校卫生措施的实效。生长发育评价的基本内容包括生长发育水平、生长发育速度、各指标相关关系等三个方面。

选择合理的评价方法是进行正确评价的关键。迄今没有一种方法能完全满足对个体、群体儿童的发育进行全面评价的要求。因此,应根据评价的目的选择适当的方法,力求简单易行,直观而不需要附加计算;可结合体格检查、生活环境条件、健康和疾病状况进行综合分析,以得出较全面、准确的评价结果。

◆ 实践操作

一、身体指数评价法

指数法利用数学公式,根据身体各部分的比例关系,将两项或多项指标相关联,转化成指数进行评价。本方法计算方便,便于普及,所得结果直观,应用广泛。常用指数有以下几种:

1. 奎特莱(Quetelet)指数:[体重(千克)/身高(厘米)]×100%

表示单位身高的体重,体现人体充实度,也反映营养状况。该指数随着年龄的增长而增加,且男孩大于女孩。其中,男孩的指数小于 20 为消瘦,20～25 之间为正常值,大于 25 为肥胖;而女孩的指数小于 19 为消瘦,19～24 之间为正常值,大于 24 为肥胖。通常女孩 18 岁之后、男孩 20 岁之后该指标趋于稳定。

2. 考普(Kaup)指数:$[体重(千克)/身高(厘米)]^2 \times 10^4$

此指标将儿童身高的平方设想为幼儿的体积,表示一定体积内的重量,用于评价学龄前幼儿体格营养状况评价。根据这个指标,幼儿的数值在 15～18 之间为正常,小于 15 为消瘦,大于 18 为肥胖倾向。

3. Rohrer 指数:$[体重(千克)/身高(厘米)]^3 \times 10^7$

此指标用于评价学龄期儿童和青少年体格发育状况,其中儿童的数值在 109～140 之间为正常,92～109 之间为瘦弱,140～156 之间为肥胖。

4. BMI 指数(Body Mass Index),又称身体质量指数:体重(kg/身高 m^2)

近年来,该指数受到国内外学者高度重视,认为它不仅能较敏感地反映身体的充实度和体型胖瘦,且受身高的影响较小,与皮脂厚度、上臂围等反映体脂累积程度指标的相关性也高。我国已建立的"学龄儿童青少年 BMI 超重、肥胖、性别——年龄别筛查标准"是 BMI 在儿童生长发育领域的具体应用。一般而言,婴幼儿的 BMI 在 15～22 之间为正常;BMI 大于 22 为肥胖;BMI 在 13～15 之间为消瘦,BMI 小于 13 为营养不良。但是由于不同地区的幼儿生长速度略有不同,不能使用该指标作为衡量幼儿生长发育状况的唯一指标,判断身体质量过重或者过轻。

5. 身高坐高指数:[坐高(厘米)/身高(厘米)]×100

通过坐高和身高比值能够反映人体躯干和下肢的比例关系,反映体型特点。根据该指数大小,可将个体的体型分为长躯型、中躯型和短躯型。

由于身体指数存在显著的种族、城乡、性别、年龄和身高等差异,应结合专业知识使用相应的身体指数评价法,注意克服指数的机械性弱点。制定和应用评价标准时应注意不能忽视身高因素。相同性别、年龄而身高不同的儿童,身材高大而粗壮者和身材矮小而瘦弱者可同样被评价为"体型匀称"。克服方法是利用年龄别身高标准,先筛出那些生长发育迟滞者。充分注意指数(尤其源自体格指标者)鲜明的种族、地区差异。大多数指数呈非正态分布。因此,最好依据百分位数法先将指数分若干等级,确定其等级含义。

二、等级评价法

等级评价法是离差法(用于评价个体、群体儿童少年生长发育现状的常用方法)中最常用的一种。它利用正态分布原理,以均值为基准值,标准差为离散距离来划分等级范围。评价时将个体发育指标的实测值与同年龄、同性别相应指标的发育标准比较,以确定发育等级。

一般生长发育评价中,身高和体重是最常用的指标。个体的身高、体重值在判定标准均值±2 个标准差范围内(约占儿童总数的 95%)均可视为正常。但在均值±2 个标准差外的儿童少年,不能据此定为异常;需定期连续观察,结合其他检查,慎重做出结论。个体的体重有升有降,易受内外环境影响。若儿童体重连续数月下降,则应先排除疾病再评价营养状况。

等级评价法亦可用于集体儿童的发育评价,称"等级百分数法"。评价时先将两个班或两所学校所有学生的测量资料,分别按不同发育指标,采用统一标准,对照相应的等级评价标准,确定各个体的等级。然后,分别统计每项指标中各发育等级的人数占各班、各校整体的百分数。由此,可通过分析两班间、两校间在该指标上发育"好"或"差"的等级百分数的高低,比较其发育状况。

等级评价法的优点是方法简单，易掌握，可较准确、直观地了解个体儿童的发育水平高低。评价集体儿童时，所得结论不受两群体内部成员性别、年龄等差异限制。这是因为尽管两群体的成员组成不同，但评价时各个体都是按该指标各自的年龄、性别评价标准进行的；换言之，群体的等级百分数建立在个体等级评价的基础之上。等级评价法的不足之处是只能对单项指标进行评价，无法准确判断发育匀称度，而且其变化趋势在动态观察中不够直观。

三、曲线图法

曲线图法是离差法中另一常用评价方法。制作曲线图时，将某地不同性别——年龄组某项发育指标的均值、均值±1、±2标准差分别点在坐标图上（纵坐标为指标值，横坐标为年龄，男女各画一个曲线），然后将各年龄组位于同一等级上的各点连成曲线，即制成该指标的发育标准曲线图。若连续几年测量某儿童的身高或体重，将各点连成曲线，则既能观察出该儿童的生长发育现状，又能分析其发育速度和趋势。以身高为例，若个体的测量值在均值±1标准差内可评价为发育中等；均值+1～+2标准差间者可评价为发育中上等；在均值-1～-2标准差间者可评为发育中下等；在均值+2个标准差以上者可评为上等；而均值-2标准差以下者可评价为下等。如上所述，在均值±2标准差外的儿童，不能一概评价为不正常，应连续观察其发育动态，判断其发育曲线是趋向好转还是趋向恶化，再做出正确判断。

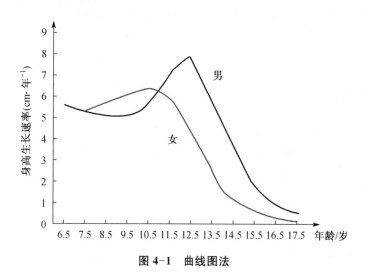

图4-1　曲线图法

用曲线图来评价集体幼儿的发育现状也简便易行。可在同一坐标轴上将该群体各年龄组的某指标均值和该地区同年龄性别发育的"标准"均值都绘成曲线；比较两曲线相差的高低和距离远近。同理，也可比较某地不同年代某指标的均值曲线。

曲线图法使用广泛，其优点有：方法简单，结果直观，使用方便；能描述儿童的发育水平等级；能追踪观察儿童某指标的发育趋势和速度；能比较个体和群体儿童的发育水平。

不足之处是不同性别的每一指标都要做一张图,也不能同时评价几项指标,分析比较发育的匀称度。

四、百分位数法

百分位数法有多种表示方法,其中以百分位数曲线图法(percentile curve)使用最广泛。制作原理、过程与离差法相似,但基准值(P50)和离散度(P3、P25、P75 和 P97 等)均以百分位数表示。优点是无论指标是否呈正态分布,都能准确显示其分散程度。

目前,利用百分位数法和曲线图法结合制成的身高、体重、BMI 等指标的百分位数曲线图,已成为目前 WHO 和许多国家用以评价儿童少年生长发育现状和发展趋势的主要标准。评价时只需找到个体身高或体重在图上的位置,即可评价发育现状。根据所处范围描述结果,如幼儿发育指标位于小于 P3、P3~P25、P25~P75、P75~P97 或大于 P97 范围内,分别相当于"下等""中下等""中等""中上等"和"上等"。本方法形象直观,反映发育水平准确,便于动态观察。

评价群体儿童时,可单用各指标 P50,配合 P10、P25、P75、P90 等少量曲线,反映同时期不同地区、群体的发育水平差异,或比较同群体不同年代的变化趋势。发育水平处于 P3 和 P97 以外者应重点追踪,比较他们在图上的变化,配合临床检查,排除侏儒症、生长发育迟滞、营养不良或巨人症、肥胖和其他疾患。

本方法的缺点与离差法曲线图相同,制定标准时对样本量的要求较高。若各性别一年龄组人数不足 150 人(青春期不足 200 人),制成的标准曲线两端(P3、P97)值摆动较大,直接影响标准的应用价值。

五、标准差分法

标准差分法是一种特殊形式的标准差法,也称"Z 评分法"(Z score),简称"Z 分"。1 个"Z 分"值相当于 1 个标准差值。它是目前联合国儿童基金会评价 0~5 岁儿童营养状况的主要方法。它融合了标准差法、百分位数法、中位数百分比等常见分析法的优点,同时又避免了它们的缺点,方法简单,易于使用。

标准差法是用各年龄组身高、体重的平均值和标准差作为评价婴幼儿的"标准"来计算儿童的 Z 评分,计算公式为:

$$Z \text{ 评分} = \frac{\left[X(\text{儿童测量身高或体重}) - Md(\text{儿童标准身高或体重的中位数}) \right]}{S(\text{该年龄标准身高或体重的标准差})}$$

标准差分法的评价标准为:凡是身高在平均值加减 1 个标准差范围内的属于中等,在平均值加 1~2 个标准差范围内的为中上等,超过 2 个标准差以上者为上等,属于身材高大型;低于平均值 2 个标准差以下为下等,属于身材矮小型。

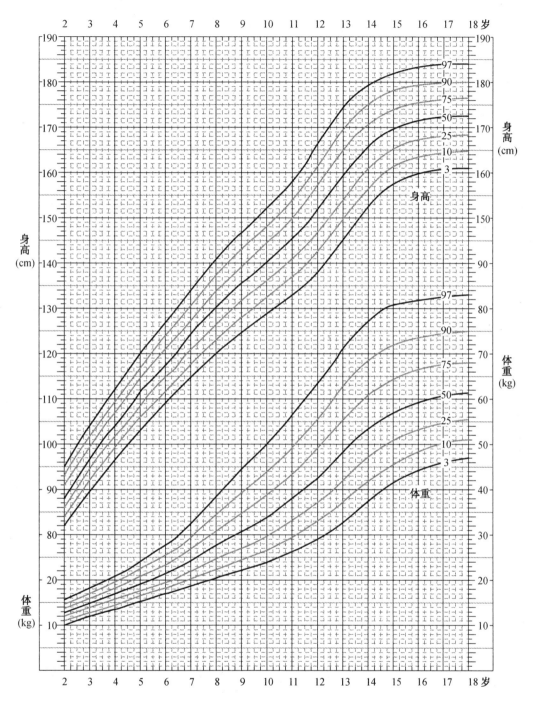

注：首都儿科研究所生长发育研究室根据2005年九省/市儿童体格发育调查数据研究制作

参考文献：中华儿科杂志，2009年7期

图 4-2 中国 2～18 岁男童身高、体重百分位曲线图

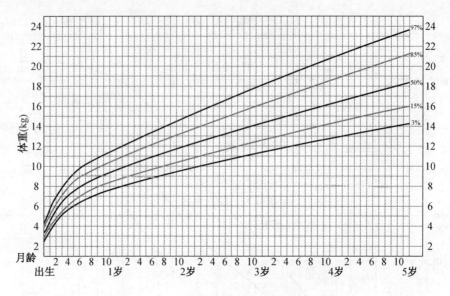

图4-3　0～5岁男童体重增长参考曲线(Z评分)

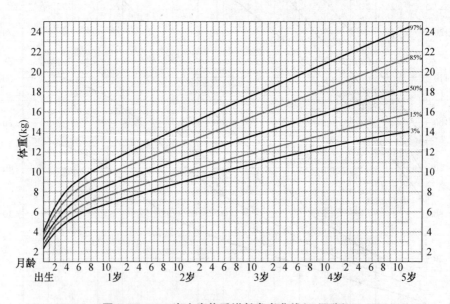

图4-4　0～5岁女童体重增长参考曲线(Z评分)

图片来源:李静《学前卫生学》0～5岁男童体重增长参考曲线(Z评分)P27

六、生长速度评价法

生长速度是评价幼儿生长发育和健康状况的重要指征,常用指标有身高、体重和头围等(尤其3岁以下幼儿),其中身高为最常用指标。遗传、环境因素综合作用于机体所产生的变化可通过生长速度的加快或减慢得到反映。即使是同时出生的同性别个体,其生长速度变异也很大,尤其在青春期生长突增阶段。因此,评价生长发育速度,可敏感地反映生长的动态变化。有些儿童因疾病等原因,生长出现障碍,但根据上述评价方法,其生长水平可能仍处于正常范围;此时,只能依据其生长速度的减慢或停滞及早筛查出生长发育异常状况。

评价个体的生长速度,所用标准需根据追踪资料获得,包含同性别——年龄组的早熟、平均、晚熟等不同类型的增长期望值及其范围,从而能准确、全面地评价生长速度及其变异。长期追踪调查应以有代表性的同一批儿童为对象,每年至少两次定期测量身高。不同季节生长速度不同,故任何年龄的生长速度正常值都应以一整年的速度及其变异程度表示。

评价群体的生长速度,主要利用前述的年追踪性调查,甚至横断面调查资料来制定发育速度的参考标准;后者是以年增加值、年增长率为指标所获得的生长速度的近似值。计算方法如下:

(1)年增加值(annual increment):以身高为例,通过对个体身高的连续测量,把前后两个不同时期测量的身高值相减除以时间(年为单位)而得。

(2)年增长率(annual incremental rate):仍以身高为例,因不同年龄个体的基础身高不同,故身高增加值必然受身高基数的牵制。身高基数不同的儿童,尽管增长值相同,含义却不一样;基数越小,生长速度越快。因此,需将年增加值除以身高基数,使绝对数变为相对数,才能得出年增长率(Vt,%)来进行比较。

七、发育年龄评价法

发育年龄又称生物年龄或生理年龄,是指用身体的某些形态、功能、第二性征指标的发育平均水平及其正常变异,制成标准年龄,评价个体的发育状况。发育年龄有形态年龄、性征年龄、齿龄、骨龄(skeletal age)等四类。其中最实用、结果最精确的是骨龄。

骨龄,是根据儿童、少年的骨骼发育(钙化)程度同骨发育标准进行比较求得的发育年龄。骨龄是反映个体发育水平和成熟程度较精确的指标,能较客观、精确地反映从出生到成熟过程中各阶段的发育水平,在各种发育年龄中应用最为广泛。骨龄在探讨生长发育规律、判断生长发育障碍性疾病、运动员选材、预测女孩月经初潮、预测儿童、少年的成年身高等方面都发挥着重要作用。

判断骨龄主要利用X线拍片。通过观察儿童、少年手腕部各骨化中心的出现、骨块的大小、外形变化、关节面出现及干骺愈合程度等,并和作为正常值的"骨龄标准"比较,即可判断个体的骨龄。

理论上,人体各部分骨骼均可用于判定骨骼的成熟程度,但以手腕部最为理想。主要优点是:①手、腕骨数目、种类和形状多样。包括长骨、短骨、不规则骨和种籽骨,对全身骨骼有很好的代表性。②手、腕骨各继发性骨化中心的出现及掌指骨、尺桡骨的干骺愈合有明显的时间顺序,不同发育阶段间界限明确,易发现差别。③拍片方便,投照条件易控制,受检者接受的X线剂量小,对保护儿童、少年健康有利。

八、营养状况评价法

营养状况评价,指对儿童个体或群体的营养状况所获资料进行综合分析,在此基础上做出的评价,是少儿卫生工作的重要内容。观察指标主要有身高、体重、皮褶厚度等。制定营养评价标准一般应以那些生活环境适宜、膳食摄入合理、生长发育良好、可获得良好保健服务的儿童、少年为参照人群。由这类样本制定的标准高于一般儿童的发育水平,属"理想标准",其积极意义是可加速对儿童、少年生活状况和保健服务的改善。

过去曾用"年龄别体重"(weight for age)作为儿童营养状况评价的方法。它是一种以时间年龄来比较体重大小的方法。但大量实践证明,该方法主要适用于新生儿和婴幼儿,因为此时的身长测量误差相对大,而体重无论在测量误差或反映现时营养状况方面,都是良好的指标。3岁后,儿童的年龄别体重受身高的影响越来越大;同年龄身高较高者体重较重,身高较低者体重也较轻;如不联系身高,就不能有效反映现时营养状况。单凭年龄别体重,也不能准确反映那些主要表现为身高生长迟滞的长期性营养不良现象。因此,目前该方法在儿童、少年卫生领域已很少使用。

目前常用于评价儿童少年营养状况评价的方法有:

(1)身高别体重(weight for height):国内也称"身高标准体重",是WHO积极推荐的指标,着重反映儿童的现时营养状况。它在同等身高条件下比较体重大小,可有效消除青春期前因性别、发育水平、遗传、种族差别等原因导致的身材发育差异的影响。此方法使用简便,所评价的营养水平较准确、灵敏和客观。WHO推荐用于幼儿的参考值可男女共用,但对3岁以上儿童应使用分性别标准。

我国有些地区仍在使用的"1985年身高标准体重"已明显落后于我国儿童、少年目前的生长发育水平;若继续使用将导致大量的错筛和漏筛现象,应及时用"2000年中国学生身高别体重"标准(修订版)替换。目前在各发达国家,针对学龄儿童、少年群体的超重、肥胖筛查,身高别体重已逐步被BMI标准取代。

(2)年龄别身高(height for age):是一种以时间年龄来比较身高大小的方法,通常青春期前儿童可采用WHO"年龄别身高"标准。因种族遗传差异,进入青春期后仍使用该标准易导致误差,应使用正在制定中的"中国学龄儿童青少年年龄别身高标准"。年龄别身高标准的设计理念是:营养不良包括两种,一种是现时性营养不良,即"消瘦"(wasting);另一种是长期性营养不良引起的身高生长迟滞(stunting)。对学龄儿童、青少年筛查营养不良时,应先使用"年龄别身高",排除生长迟滞者,再用"身高别体重"筛查出消瘦者;两者合并,构成全部营养不良人群。如果不使用"年龄别身高",那些身高、体重发育都不足(往往前者表现更为突出)的患儿容易被漏掉,甚至被错误当作"正常体重",从而影响筛查的准确性。

(3)皮褶厚度(skin fold thickness):是通过估测皮下脂肪(约占全身脂肪量的50%

以上)来反映儿童少年近期营养状况的方法之一,用于评价肥胖程度效果较好。皮脂厚度可用 X 线摄片、超声波、皮褶卡钳等方法测量。用卡钳测量皮褶厚度最为简单而经济,测得结果和 X 线片测量值的相关可高达 0.85~0.90,对人体亦无放射性伤害。但是该方法可因操作者的熟练程度、技术差异而不可避免地产生测量误差。技术差异主要为用手捏皮褶时施加压力的稳定性、卡钳头的夹皮时间长短、被测者的皮褶厚度厚薄等。

测量皮脂厚度的部位有多处,其中以上臂肱三头肌部(代表四肢)和肩胛下角部(代表躯干)最理想。这些部位组织均衡、松弛,皮下脂肪和肌肉能充分分开,测点明确,测量方便,测值重复率高。该两部位的测量值之和可代表全身皮下脂肪的发育状况。身体其他部位的测量点还有肱二头肌部、髂上、腹侧壁等。

皮脂厚度和体脂含量间的相关性较高,回归系数在 0.7 左右,故可利用皮脂厚度建立估计体脂含量百分比(即脂肪含量占体重的百分比,简称体脂率)的回归方程。个体的体脂分布和皮褶厚度都受年龄、性别、种族等因素影响,故此类方程在不同国家、地区之间存在差异。用体脂率可判定肥胖程度。一般认为:轻、中、重度肥胖的体脂率,男性(适合各年龄)分别为≥20%、≥25%和≥30%;14 岁以下女性分别为≥25%、≥30%和≥35%;15 岁及以上女性分别为≥30%、≥35%和≥40%。但是,利用该方法推算的体脂率和判定的肥胖程度,易受身高、肌肉发达程度等影响而产生误差。例如,同性别、同年龄,皮褶厚度相同的个体,所计算的体脂率可相同,但因身高和肌肉的发达程度不同,其体密度、体脂率可能不完全相等,但在多数此类公式中却被假设是等同的,使用时应予充分注意。

◆ 学生实训

实训地点:教室(实训室)

实训内容:

1. 参加托幼园所身高体重或儿童体质的测量活动。运用等级评价法评价一个班级儿童的体格发育状况。

2. 参加托幼园所身高体重或儿童体质的测量活动。运用百分位数法评价一个班级儿童的体格发育状况。

模块四 婴幼儿日常健康观察与评估

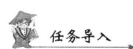
任务导入

1. 每人制作一张健康观察表,与同学交流讨论后加以完善,去托幼园所进行健康观察,回来与全班同学进行讨论。

2. 幼儿精神健康疾病的警示信号有哪些？列出一个清单，制成 PPT 与全班同学进行讨论。

工作任务八　婴幼儿健康观察

中国卫生部 1985 年公布的《托儿所、幼儿园卫生保健制度》中关于"健康检查制度"的第 3 条规定"坚持晨检及全日健康观察制度"，认真做好一摸：有否发烧；二看：眼部、皮肤和精神；三问：饮食、睡眠、大小便情况；四查：有无携带不安全物品，发现问题及时处理。由此可见，日常健康检查与观察对于婴幼儿的养育非常重要，已经受到国家的重视并列入法规。

婴幼儿良好的健康状况能够保证婴幼儿进行正常的学习和生活。然而保证婴幼儿的良好健康状况是婴幼儿家庭、幼教机构以及社区共同的责任，其中教师以及负责健康的专业人士是早期发现儿童健康问题、帮助家庭获得必要的健康治疗、与家庭合作促进儿童发展与成长的关键人物。

当儿童身体健康状况、营养状况良好时，他们能够正常参与学习活动，并从中受益。然而，当儿童患有慢性疾病、有未被发现的发育迟缓、营养不良或者存在情感问题等情况时会影响其在托幼机构对学习的兴趣，以及各方面表现。例如，轻微的听力损失可能会影响儿童对字母声音或者发音的影响及反应。如果不能及时发现，可能会对该幼儿的语言发展和学习能力造成严重的后果。然而听力损失带来的负面影响并非总是显而易见的，有时甚至很复杂。即使是简单的感冒、牙疼、过敏反应或者慢性扁桃体炎等也会影响儿童的日常表现，包括与他人合作的配合程度、注意力集中的持续时间，以及对学习的专注程度等。因此，教师必须不断地观察儿童，了解他们的健康状态。

◆ **基础知识**

一、搜集信息

幼儿教师可以通过多种渠道获得婴幼儿的健康信息，包括：营养评估、健康史、医学检查结果、教师观察与每日健康检查、牙齿检查、家访、视力和听力筛查、语言评估、心理测试、发展评价。以上有些评估是可以由教师或者志愿者进行的，而其他评估则需要由具有特殊技能或者经过培训的专业人士来进行。

在对婴幼儿健康状况或者疾病做出最后结论之前，应该通过各种渠道收集婴幼儿的健康信息。根据单一的健康评估结果得出的结论可能不符合实际情况。当婴幼儿处于新环境或者面对一个不熟悉的成人检查者时，可能表现异常。因此，很难判断某些评估结果是否可靠。但是,如果我们从多个渠道收集信息,对某些疾病或者发展障碍的诊断或评估就变得较为准确或客观。例如,将教师和家庭的观察结果与婴幼儿听力评估的结果相结合或许能证明儿童需要找耳科专家就诊。

二、观察法作为筛查工具

由于教师每天参与婴幼儿的日常教学和照料,了解他们的发展模式,因此她们有方便的条件观察儿童的健康状况。通过日常观察获得的信息能够判断每一个儿童的典型行为和外表特征。同正常幼儿成长与发展指标相比较,观察所获得的信息能够让教师迅速注意到儿童的任何变化或者异常。

健康观察是教师随时可以利用的一个简单有效的筛查工具。许多教师对健康观察都能做到信手拈来。例如,用眼睛观察就是最重要的一种感知方式,仅通过看婴幼儿的行动就能了解他们的健康状况。简单地摸一摸就能够检测出婴幼儿是否发烧或者扁桃体肿大。通过闻婴幼儿身上的气味能够感知他们的清洁程度或者是否感染。仔细地听能够辨别婴幼儿是否呼吸困难或者声音质量发生改变。教师可以通过与儿童谈话了解他们的同伴关系问题、饮食习惯、自尊状况以及儿童是否遭受家庭虐待。

教师在使用日常观察法作为筛查工具时要谨慎行事,因为教师所观察到的结果不具有权威性,通常只能作为医生诊断的辅助性信息。儿童发展常模显示的常常是婴幼儿在该年龄段的平均水平,例如,许多3岁的儿童能够画出圆形,写自己名字,用主要的颜色配对,会走平衡木。但是,也有一些3岁的儿童无法完成这些任务。这并不意味着他们不"正常"。他们只是需要更多一点时间来掌握某些技能。发展常模可用于辨别儿童的健康问题以及那些需要额外的时间和支持才能获得上述技能的问题,但是儿童发展过程中的突变或者能力发展的迟缓应该引起注意并立即进行后续评估。

◆ 实践操作

一、日常健康检查

每日评估婴幼儿的健康状况能够获得有价值的健康信息以及学习准备状态。健康检查只需要一两分钟就能完成。这样做能够让教师发现许多常见疾病或者发育迟滞的早期症状和迹象,因此需要进行持续观察。日常健康检查也能帮助教师逐渐了解每个婴幼儿的典型外貌特征和行为特点,因此也更容易看出他们的变化。对于那些患有慢性疾病或者有其他特殊教育需要的婴幼儿,这一点尤其重要,因为这些婴幼儿常常更容易感染疾病或者得流行病。因此日常健康检查对于及早辨别患儿并及时采取隔离是有效的做法。

二、健康检查方法

教师可以在教室中选择一个安静的地方进行日常健康检查。教师可以与婴幼儿一起坐在桌椅旁。每天在同一个地点进行健康检查有助于婴幼儿熟悉这一流程。

进行系统地监控、检查能提高教师检查的效率,并且确保该过程的一致性。教师可以使用下列简单的表格(表4-12)从头到脚、从前到后地进行日常观察。然而,不同的婴幼儿教育机构可以根据具体的情况或环境以及婴幼儿的状况进行修改。

表 4-12　婴幼儿整体外貌观察表

序号	身体部位	观察注意事项
1	整体外貌	注意体重的变化(增减),疲倦的迹象或者异常兴奋,肤色(灰白还是发红),与同龄婴幼儿相比的身高状况
2	头皮	观察是否有瘙痒、虱子、疮口、头发缺失的迹象以及清洁度
3	面部	注意一般面部表情(例如,恐惧、生气、幸福、焦虑)、肤色以及抓痕、擦伤或是否有疹子
4	眼睛	看一看眼睛是否发红、流泪、肿胀、怕光,经常揉眼睛、麦粒肿、疮口、流脓以及不协调的眼动等症状
5	耳朵	检查是否流脓、红肿以及对声音或口头指令的适当反应
6	鼻子	注意有无异常,如:不断擦鼻子、堵塞、打喷嚏或者流鼻涕
7	嘴	查看口腔和牙齿,注意是否有龋齿(棕色或者黑色斑点)、疮口、牙龈红肿,闻口腔呼吸或者呼出的气味是否正常
8	喉咙	观察扁桃体是否肿大或者发红,喉咙是否发红,喉咙或甲状腺有无白斑或者流脓
9	脖子	用手摸一摸是否有甲状腺肿大
10	胸	观察婴幼儿的呼吸并记录,测听是否有哮喘、气短、咳嗽(是否伴有其他症状)
11	皮肤	观察胸部和后背的颜色(灰白还是发红),查看有无疹子、抓痕、磕碰伤、擦伤、伤疤,测试体温以及是否出汗
12	言语	倾听是否有口齿不清、口吃、鼻音、发音不正确、单调的声音以及语言是否与年龄相符
13	四肢	观察身体的姿势、协调性,记录罗圈腿、踮脚、胳膊和腿长度的异常或者步态的异常等状况
14	行为与性格	记录任何活动水平、机敏、合作、胃口、睡眠模式、如厕习惯、应激性的变化或者不符合其性格特点的坐立不安

教师应该在婴幼儿进入教室起就开始日常观察婴幼儿的健康状态。例如个人清洁卫生、体重的改变、疾病的迹象、面部表情、身体姿势、皮肤颜色、平衡、协调能力等都能很快被教师注意到。教师观察到的亲子互动情况以及他们的关系,也能说明为什么有些婴

幼儿表现出某些行为。例如,是否家长包办孩子的一切——脱鞋、挂衣服、捡拾孩子掉落的一切物品;或者家长是否鼓励儿童独立完成上述一切。家长是否允许儿童回答问题以及家长是否总是对孩子做出积极的回应?

教师可以掀起婴幼儿的衣服,查看前胸、腹部、胳膊等处皮肤上是否有不正常的抓痕、碰伤或擦伤。因为许多与传染病有关的疹子最开始出现在身体的温暖部位。例如前胸、后背、脖子以及前臂等部位,因此这些地方应该细心检查。婴幼儿身上的蒙古痣看起来与淤青相似,但是却不会像受伤导致的淤青那样出现颜色变化。随着年龄的增长,在儿童长到8~9岁时,他们身上的蒙古痣就会自动消失。最后,教师可以将婴幼儿转过来对儿童的头部、头发和后背进行观察。

在健康检查之后,教师应该继续观察儿童,例如观察婴儿爬行或者稍大一点的儿童走过去加入同伴游戏时的平衡能力、协调能力以及身体的姿势。通过每日健康检查和日常观察所获得的信息有助于全面了解儿童的健康状况——身体的、精神的、情感的以及社会性的发展。

随着时间的推移以及实践经验的增加,教师对日常健康检查以及有价值的观察会越来越熟练。他们能够辨认疾病的早期症状和婴幼儿的健康状况,并且了解什么时候让儿童参加进一步的评估。

三、健康观察的记录

教师应该在观察婴幼儿之后立即进行记录,因此《健康检查清单》能够确保教师进行系统地健康检查。教师可以使用出勤记录或者为检查而制定的一份表格记录一些有趣的信息。这些记录应该被放置在每个婴幼儿的永久健康记录档案中(电子的或者纸质的)或者指定的笔记本中。在托幼园所一日生活中,婴幼儿身体的任何变化,例如癫痫、止不住的咳嗽或者腹泻都应该记录在这个表格中并向家长汇报。

观察结果的记录必须清晰、准确、简洁,对幼儿来说才富有意义。如果记录说一个孩子"看起来有病",这样的记录方式比较模糊,每个人看到这个结果都会有不同的理解。反之,如果记录说一个孩子脸红,发烧38.3℃,躯干上有红色的疹子,这样的记录能够使家长或医生确切地了解该儿童的症状。婴幼儿的健康记录未经家长允许不能泄露给他人。教师的健康检查清单从某种意义来说就是幼儿精神健康疾病的警示信号。

 拓展阅读 4-1 ≫≫

教师应该注意的婴幼儿信号

如果婴幼儿有过多或经常性的不良经历,需要寻求专业人士的评估或者治疗。教师应该对婴幼儿的压力和变化做出回应,因此应该对下列信号密切注意:

喜欢独处——内向,不愿意与其他人一起玩。

敌意或者过于愤怒——对事物产生过激反应，经常发脾气。

难以集中注意力——无法集中注意力，记不住或者无法做决定。

攻击性行为——发起打斗，伤害动物或者他人，破坏物品。

易怒、敏感——看起来焦虑、坐立不安，或者过于担心，持续性的心烦意乱。

饮食或睡眠习惯莫名的改变——拒绝饮食、强迫性嗜食、持续性梦魇、难以入睡。

无价值感——自责，对失败的不当恐惧，不愿尝试新事物。

拒绝上学——无法完成作业，学业表现差。

诉说身体疾病——经常说肚子疼、头疼、关节疼或者没有原因引起的疲倦。

谈论自杀——对自杀格外好奇。

四、家庭参与婴幼儿的健康观察

每日健康检查为家庭有效地参与婴幼儿疾病的预防提供了机会。教师经常与婴幼儿家庭接触能够建立牢固的家园合作关系，使彼此之间更加理解和信任。有些家庭最初可能就婴幼儿的健康问题与家长联系而感到犹豫。然而，教师对家长不断的鼓励、支持以及有效的沟通，能够逐渐改变家长的观念。

教师应该鼓励家长询问婴幼儿的健康状况，表达他们对儿童行为、身体状况、习惯等方面的关心，以及提供如何改善日常照料的方法等。同时，教师可以向家庭提出建议，了解流行病的爆发、征兆、症状以及如何采取措施预防流行病等。家长也可以就教师的观察结果进行解释，为家长提供帮助。例如，儿童的疲倦或者攻击行为可能是某些事件引起的，例如家里新养了一只小狗、祖母的来访、家中新生儿出生或者昨夜的癫痫病发作等。

家庭和幼儿园应就幼儿的健康观察结果进行沟通以免引起错误判断。例如，早餐时服用的红色维生素片会让儿童的喉咙看起来呈红色。如果教师没有及时了解这个信息就可能引起教师的担心。

◆ 学生实训

实训地点：托幼园所

实训内容：

1. 学生每人制作一个日常健康观察表，到托幼园所的班级用一天的时间观察一个幼儿的健康状况。回到班级以小组为单位针对自己的发现结果进行讨论。

2. 学生每人制作一个幼儿精神健康疾病的警示信号清单，说明观察儿童的精神健康状况应该包括哪些内容。

3. 学生以小组为单位，讨论教师该如何指导家长进行健康观察。

工作任务九 婴幼儿健康评估

教师需要了解婴幼儿的健康出现问题会影响学习能力的发展,尽早发现问题可以使存在健康问题的婴幼儿在许多方面获得干预并取得学业成功。

◆ 基础知识

建立婴幼儿健康记录

婴幼儿进入托幼园所或者集体养育环境应该建立健康档案卡。档案卡的建立有利于教师了解婴幼儿的健康信息,保护儿童及教师的合法权利。健康卡有利于判断儿童的健康状况,辨别儿童可能存在的健康问题;有利于对特殊儿童进行干预;有利于评估特殊服务的效果,例如语言治疗等;有利于与其他机构进行合作;能够按照儿童的进步情况进行教育;有利于对婴幼儿的健康状况进行研究。

1. 婴幼儿的健康档案

婴幼儿的健康档案卡(如表 4-13)涉及婴幼儿及其家庭的隐私信息,教育机构应该妥善保管,并为其保密。未经父母许可,不应该泄漏给任何人和机构。

目前中国有些城市已经开始在社区卫生中心、妇幼保健院、妇幼医院或相关机构为新生儿建立电子健康档案。档案包括新生儿访视、婴幼儿健康管理及学龄前健康管理等健康服务记录,由体检服务机构负责录入。纸质保健册由家长保管,每次健康体检时出示,作为健康档案入园时交给托幼机构,由其保管使用。如果婴幼儿入园时没有电子档案,教育机构可以为其建立电子健康档案,以方便查阅和管理。

婴幼儿的健康档案应该包括如下内容:儿童/家庭的健康史、近期医疗评估记录(体检);免疫记录;牙齿检查记录;出勤数据;在托幼园所受到的伤害记录;筛查结果,例如视力、听力、语言和发展状况。

表 4-13 婴幼儿健康档案卡

婴幼儿姓名		出生年月		性别		班级		
父亲姓名		母亲姓名		家族遗传史				照片
家庭住址				联系方式				
婴幼儿入园体重		kg	婴幼儿入园身高			cm		
过敏药物				重大病史				
手术史								
身体是否有畸形					血型			

常 规 检 查 记 录								
时间	身高(cm)	体重(kg)	胸围	左眼视力	右眼视力	左眼眼位	右眼眼位	备注

2. 婴幼儿的健康史

教育机构可以设计问卷了解婴幼儿的家庭健康史,以更好地了解儿童的健康状况及特殊需要。婴幼儿入园的时候,家长应该为其填写健康史表格,表格每年都需要更新以便了解变化情况。教育机构了解儿童的健康史通常需要询问儿童出生时的状况、家庭结构,例如兄弟姐妹及其年龄、家庭成员、监护问题。其内容主要包括:①喂养及饮食史:喂养方式,食物转换(辅食添加)情况,食物品种、餐次和量,饮食行为及环境,营养素补充剂的添加等情况。②生长发育史:既往体格生长、心理行为发育情况。③生活习惯:睡眠、排泄、午睡、卫生习惯等情况。④过敏史:药物、食物等过敏情况。⑤患病情况:两次健康检查之间患病情况。⑥受伤情况以及任何特殊的健康问题,例如过敏、哮喘、癫痫、糖尿病、视力障碍、听力损失以及服药情况等。此外,还应该了解家庭对婴幼儿在哪些方面比较担心,例如行为问题、社会发展以及言语的迟缓。

以问卷的形式了解婴幼儿的健康状况有助于了解每个儿童的独特性,包括过去发生的健康事件以及潜在的健康危险。它也可以帮助评估婴幼儿目前的健康状况,帮助教师建立适当的养育目标。它还有利于教师根据特殊需要修改养育方案,例如为有糖尿病的幼儿制定特殊食谱,或者为使用轮椅的儿童更改教室内设施的摆放形式。

◆ 实践操作

婴幼儿健康筛查

2012 年 4 月 20 日,卫生部办公厅以卫办妇社发〔2012〕49 号印发《儿童健康检查服务技术规范》规定要对幼儿进行相应的健康筛查。

一、听力筛查

据世界卫生组织统计,残疾性听力损失已达世界人口的 5.3%(3.6 亿),其中 9%(3 200 万)为儿童。每年约 6.5 万孩子出生时有严重的听力障碍。而在中国,每年出生新生儿 1 600 万左右,年新增先天性听损婴儿 1.6 万～4.8 万,中国儿童听力障碍康复面临巨大挑战。

由于言语模式语言的发展状况以及学习的各个方面都取决于听的能力,听力会对幼儿的社会互动、情感发展以及学业表现产生深远的影响。在听力不好的情况下,有时儿童作出的反应或者某些行为方式可能会令人无法接受,结果被贴上反应迟缓、认知能力低或者具有行为问题等标签。因此早期诊断听力障碍或者严重的听力损失非常重要。

1. 婴幼儿听力损失的判断

婴幼儿听力损失的初步判断可见下表(表4-14):

表 4-14　婴幼儿听力损失的初步判断

月龄	症　　状
1～3 个月	对于突然而来的巨响(如关门声、鞭炮、耳边拍手)等毫无反应
3～6 个月	有声音时不会张望、寻找声源
6～9 个月	不会望向讲话时被提及的人或物体
9～12 个月	无法听从动作指示作出反应,如:把球给我
12～15 个月	还不能说出第一个单字,如:爸、妈、灯、车
15～18 个月	对隔壁房间或距离较远的呼唤声无动于衷
18～24 个月	还不能运用两个字的词句
24～30 个月	能说出的字少于 100 个
30～36 个月	不能运用 4～5 个字的词句

婴幼儿经常抓耳、挠耳或打耳后的头部,是因为他不明白为什么自己听不见,或外耳有耳聍、中耳有积液,孩子感到不舒服,这种现象也要引起注意。如果发现婴幼儿常常无缘无故地摔跤,也要到耳鼻喉科检查一下耳朵。因为内耳畸形、梅尼埃病等很多疾病都会引起听力下降,并伴有眩晕,而 3 岁以下的幼儿还不能告诉大人他感到眩晕,所以需要教师和家长细心观察。

太过嘈杂的噪声,如工地施工的声音、机器的噪声等,对婴幼儿的听力都会造成一定的损害,生活中要注意避开。还要避免孩子因耳部感染造成听力障碍。

婴儿出生时有任何身体残疾都增加了听力障碍的风险。短期以及永久性的听力损失可能是由一只耳朵或者双耳问题引起的。造成婴幼儿听力障碍的原因有很多,主要有遗传、感染、药物等。在不同时期,造成听力障碍的原因也不同。新生儿期致聋的主要原因有孕早期的病毒感染、家族性遗传、缺氧性脑病,其次是孕期用耳毒性药物、新生儿高胆红素血症、耳部畸形。婴幼儿期致聋的主要原因有耳毒性药物、噪声、头部外伤以及流行性腮腺炎等。

新生儿听力筛查中初复筛结果都未通过的儿童,如果在医院被确诊有听力损失的要积极治疗。如果医生说不属于药物和手术等治疗范围,那一定要在6个月龄内找专业人员帮助幼儿验配助听器,必要时进行人工耳蜗植入。对于筛查已经通过,但在成长的过程中怀疑其听力有问题和反应异常的幼儿应立即到医院确诊。

教师和家长应该为幼儿进行听力筛查做些准备工作,可以事先与婴幼儿一起玩一些游戏,帮助他们准备接受听力筛查。需要婴幼儿认真听或者使用一些听力设施的游戏有助于他们对听力筛查设备和过程有所了解,如耳机、电话、飞行员语音交换系统、电台广播或者音乐师的音响设备等。教师应该努力判断听力筛查时会用到哪些检查方法,并提前带幼儿进行练习,例如举起一只手,指一指图片或者把一块积木扔进空箱子里等。如果听力筛查要在一个陌生的房间进行,教师应该带幼儿事先参观一下这些设施和设备,这样可以减少幼儿的焦虑,同时也能增加筛查结果的可信度。

对有听力损失高危因素的婴幼儿,应采用便携式听觉评估仪及筛查型耳声发射仪,在儿童6、12、24和36月龄时各进行一次听力筛查。

2. 常见的听力损失类型

常见的听力损失类型有:传导性听力损失、感音神经性听力损失和混合型听力损失。

传导性听力损失又称传音性听力损失。传导性听力损失的病变在外耳或中耳,使声波传入内耳受到障碍。如外耳道先天性闭锁、耵聍、异物、炎症及肿瘤等;鼓膜的疾病,如鼓膜破裂、穿孔;中耳的畸形、炎症、外伤及肿物等。但比较多见的是中耳炎及外耳道阻塞性病变,因此积极防治中耳炎对预防婴幼儿听力损失有重要意义。

感音神经性听力损失的病变在耳蜗、听神经或听觉中枢,能造成幼儿对声音感觉和认知功能障碍的听力损失。这种类型的听力损失是永久性的,会影响婴幼儿理解言语的能力以及听声音的能力。患有感音神经性听力损失的婴幼儿具有听力残疾,因此需要进行特殊教育。

混合型听力损失:任何导致传导性听力损失和感音神经性听力损失的因素同时存在,均可引起混合型听力损失,它兼有传导性听力损失和感音神经性听力损失的特点。造成外耳、中耳和内耳的结构或者听觉神经被破坏或者丧失功能。

对于有听力损失或障碍的幼儿,教师应该改善环境,多与他们沟通,主要做到:减少背景噪音,例如降低录音带、光碟、收音机、发动机或者风扇等干扰听力能力有限幼儿的物品放出的声音。在集体教学之外,教师要为幼儿提供个性化、小组形式的指导。与幼儿交流时要面向幼儿并尽量靠近他们。教师与幼儿沟通时应该弯下腰去达到幼儿的高度,这样的沟通方式利于幼儿听见并理解教师所说的话。教师对他讲话的时候语速要慢且清晰。说话的时候要结合手势语或图片,例如,跟幼儿说去外面的时候,用手指着门的方向,配合嘴里说的话帮助幼儿理解。教师让幼儿做事时,需要借助手势向他们演示想要他们做什么,例如,收拾好散落在桌子上的书本。

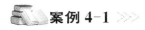 **案例 4-1** >>>

听力障碍儿童应及早佩戴人工耳蜗

河南安阳的孙正浩,出生一个月的时候被查出患有先天性耳聋,到某医院之后,医生经过询问才了解小正浩的耳聋是由于妈妈怀孕期间吃了一些不明药物导致孩子先天性听力下降。检查诊断为中毒性耳聋,需要做人工耳蜗。电子耳蜗植入后,医生定期对言语处理器进行调试,再经过连续的听力及言语康复训练,小正浩恢复良好。

案例分析:家长或教师怀疑婴幼儿有耳聋的可能之后要到正规医院就诊,找耳科专家诊断,并尽早做人工耳蜗。人工耳蜗能在婴幼儿语言发展的关键期对其提供语言上的刺激,使其尽早接受语言训练,通常能够达到良好的效果。

(资料来源:耳聋什么原因引起的,该如何有效治疗 http://shouda. sdyybj. net/erlong/bingyin/ 2050. html? SDYYBJ_CS_01_XJ_el_ZL062_005_BJ? 2015-11-25-gqc2014-03-25)

二、视力筛查

人们常常想当然地认为婴儿一出生就拥有完美的视力,但事实并非如此。随着经济和社会的发展,孩子接触各类电子产品的时间和机会越来越多,视力问题也因此成为当前婴幼儿最常见的健康问题之一。上海瑞金医院曾对市区十几所幼儿园近 3 000 名小朋友进行视力普查,结果发现其中 15% 的孩子有远视、散光等问题,其中近 1/4 已经引起弱视。[①] 孩子的眼病和视力问题,不仅使视力受损,影响外观美,更重要的是可能造成幼儿无双眼视觉、无完善的立体视觉,以致将来不能胜任需要正常立体视觉的精细工作,甚至影响学业。

幼儿很少意识到他们自己看不清楚事物,特别是那些视力一直都不好的幼儿。然而,在入学后,对学习内容准确性以及细节的要求提高时,视力问题可能变得更加明显。教师的观察结果结合视力筛查结果可能会反映出视力问题,能够说明是否需要寻求专业的视力评估。

在有些情况下,白内障或者眼盲可以在出生时得到预防。其他的视力问题可能来自于损伤或者感染性疾病,例如脑膜炎。视力问题在其他残疾儿童中也常常出现,例如脑瘫、唐氏综合征或者胎儿酒精综合征。因此,婴幼儿应该定期检查以减少视力损失的可能。专业人士还建议婴幼儿在入托幼园所之前要经眼科医师或者验光师进行专业视力评估。早期发现视力障碍能提高医学治疗的成功率,为儿童的入学做好准备。

教师要对那些肢体残疾儿童的视力问题特别关注,特别是那些在依靠视力才能完成的作业而多次无法取得成功的儿童。视力问题没有及时发现会影响幼儿的学习过程,减

---

① 6岁前是矫正儿童弱视最佳时期,http://baobao. sohu. com/20150309/n409503804. shtml

少成功治愈的可能。未被诊断的视力问题也可能仅仅因为该儿童看不见而导致其被贴上学习困难或者智障的标签。

1. 婴幼儿视力的简单评估方法

（1）光觉反应

新生儿都有光感，当强光照射时会引起闭目、皱眉，2个月时对光反应就很强。如果婴儿对光照射无反应，就表明有严重的视力障碍。

（2）注视反射和追随运动

出生后2个月的婴儿开始能注视眼前较大物体，并能在小范围内追随目标转动眼球；3个月时可随意注视和追随玩具，头也随之转动；5个月时，婴儿黄斑中心的发育已趋完成，能分辨人的面貌，对喜欢的颜色表现欢悦。如果不能稳定注视目标，或表现出无目的寻找或眼球有节奏地摆动，表明视力不佳或有眼球震颤。

（3）遮盖试验

即交替遮盖两眼，观察婴儿行为。当遮盖视力差的那只眼时，孩子不在意，而遮盖视力好的一只眼时，小孩会用手推开遮盖其眼的手或物，因为此时被迫用视力差的眼视物，婴儿会因视物不清而烦躁哭闹。

教师和家长发现孩子有以下表现时，就应该提高警惕：看电视时习惯走到电视跟前；经常出现眨眼睛、揉眼睛的情况；看人、看物的时候喜欢斜看；出现斜视（也就是俗称的斗鸡眼）；经常眯眼看东西，经常侧着头看东西；强光下喜欢闭住一只眼。

如下症状也应引起教师和家长的注意：眼睛偏大、黑眼仁过大、水汪汪的、伴有怕光流泪等等，要警惕青光眼；孩子瞳仁变白，需警惕先天性白内障；出生后经常流泪，有分泌物，可能是结膜炎或先天性泪道阻塞；孩子早产要进行早产儿视网膜病变的筛查，尤其是出生后的低体重儿以及有吸氧史的患者。另外，有的孩子有眼球颤动现象，这也是提示视力差的因素。

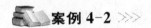 **案例 4-2** >>>

散瞳可以提高幼儿视力检查的准确性

小游不到4岁，要上幼儿园了，入园体检时，发现散光视力非常差，妈妈以前从来没注意过孩子的视力情况，就是觉得他胆子比较小，运动神经也不好，走路磕磕碰碰，经常摔跤，上下楼也不像别的孩子喜欢跑跳，他要扶着楼梯慢慢地一级级地试。

游黎发现小游眼睛有问题后很着急，到医院检查，医生要求给他散瞳验光。妈妈很担心，散瞳会不会影响孩子眼睛和身体？

儿研所附属儿童医院眼科主任杨素红介绍，对于儿童来说，不管是近视、远视还是散光，配镜之前一定要进行散瞳验光，因为孩子眼睛的睫状肌弹性非常好，调节能力也非常强，如果不用散瞳药，不把睫状肌麻痹了，那么就会出现很多假象，比如本来是远视，但是没散瞳之前，直接用电脑验光或者视网膜检影验光，都可能表现出是个近视。临床上出现过三四百度远视的孩子，由于没有散瞳，表现为一两百度的近视，误差非常大。显而易见，要在这个错误的基础上给他配眼镜，对孩子的眼睛就有害无益了。所以，一定要进行散瞳验光，才能了解孩子的眼睛客观真实的屈光状态。

医生说，除了对散瞳药过敏的人和有闭角型青光眼的人，散瞳一般不会对孩子的眼睛造成任何的伤害，只是散瞳以后会暂时带来一些不方便。因为平时瞳孔可以收缩，比如从黑暗处到亮处，瞳孔会自然缩小，这样进光量就会少了；而瞳孔散大以后，到了太阳底下，瞳孔没法缩小，就会有一些畏光的症状，在亮的地方容易眯着眼。

那么，散瞳一般多长时间能恢复？使用的睫状肌麻痹剂不同，恢复时间也不同。一般来说，学龄前儿童、12岁以下的学龄儿童患有弱视、内斜视，要用1%或0.5%阿托品眼用凝胶或眼膏。用法是一天三次，连用三天；如果年龄比较小，一天两次，连续五天。点完最后一次后开始算，需要三周左右瞳孔才能恢复。

案例分析：幼儿胆子小，走路磕磕碰碰，甚至需要扶着楼梯走路，这有可能视力有问题。家长要及时带幼儿到医院诊治。幼儿眼科验光需要散瞳，这样能够避免出现误差。散瞳不会对幼儿的视力造成伤害。

（资料来源：幼儿视力异常如何发现与纠正，新京报，2014年07月08日）

儿童从4岁开始每年需要采用国际标准视力表或标准对数视力表灯箱进行一次视力筛查。婴幼儿视力应该由医生亲自检查或专科护士检查。如果孩子注意力不集中、不配合检查，视力检查的结果自然不准。因此，需要在安静的环境中检查视力。检测远距离为5米，近距离为33厘米的视力；标准照度要求为1 000 lux；辨认时间为2～3秒，要让被检者有足够的时间仔细辨认；遮盖要完全，但不要压眼球；头位要正，不能歪头或用另一只眼偷看，也不能眯眼辨认；幼儿视力表每行查半数以上再看下一行。

2. 幼儿常见的视力问题

幼儿一般常见的视力问题包括斜视、弱视、近视、远视、色盲等。斜视、弱视问题详见本书项目六模块一"婴幼儿常见疾病预防"的相关内容。

（1）近视

近视是眼在调节松弛状态下，平行光线经眼的屈光系统的折射后焦点落在视网膜之前。近视的幼儿往往能看清楚离自己较近的物体，但是看远处的物体时视力较差。近视对幼儿来说是个特殊问题，因为他们总是在奔跑、跳跃或者攀爬。因此，近视的幼儿可能显得笨拙、经常绊倒或者撞到物品。有些幼儿会患近视，但是近视在学龄儿童中更为常见。儿童在试图聚焦远处物体的时候，也可以出现斜视的状况。

虽然曾有报告指出存在先天性近视遗传的可能性，但是根据流行病学的探讨，近视患者的遗传率极低，换句话说，大部分的近视患者都是由后天的外在环境而造成的。

（2）远视

远视是由屈光不正所致,多见于儿童及青少年,远视度数一般不会随着年龄的增加而加深,往往有一定的下降趋势。

远视眼形成主要有三种原因:

① 眼球前后径短,不使用调节时,平行光线入眼内,在聚焦前就已达到视网膜,形成模糊影像。这种远视眼叫作轴性远视。这是产生远视眼最常见的原因,也是正常发育必经阶段。婴儿眼球短,轻度远视眼居多,随着年龄的增长,眼轴渐渐变长,远视度数也随之下降。

② 眼球屈光面弯曲度小,可以减弱屈折力,产生远视眼。这种远视眼叫作弯曲性远视。常见为角膜弯曲度异常,如扁平角膜。

③ 屈光间质的屈光指数低于正常,也可引起远视眼,叫作指数性远视。如白内障摘除术后(相当于眼内缺少了一个凸透镜),屈折力大大下降,则为高度远视眼。

为了更好地监控孩子的视力健康情况,教师应该指导家长定时带幼儿去医院或者用家用验光仪检测屈光度。

（3）色盲

色盲又称"道尔顿症",色盲以红绿色盲较为多见,蓝色盲及全色盲较少见。红绿色盲是一种最常见的人类伴性遗传病。色盲患者中男性远多于女性。通常色盲发生的原因与遗传有关,但部分色盲则与眼、视神经或脑部损伤有关,也可由于接触特定化学物质而引起。由于患者从小就没有正常辨色能力,但是可以根据光度强弱分辨颜色,因此不易被发现。幼儿色盲很难检测,因此也常常被忽略。色盲并不影响学习,也没有治疗方法。

常规的视力筛查测验结果应该小心对待。因为,它们不能保证幼儿确实存在这些问题。同时,多数常规的视力筛查工具并不是为各种视力问题而设计的。因此,可能有些幼儿会被漏掉。有鉴于此,教师和家庭对幼儿的观察非常重要。视力会随着时间的推移有所改变,因此成人对儿童的视力表现要保持警觉。

三、语言和言语评估

语言是学习、社会交往、个性发育中重要的能力。从广义上来说,婴幼儿言语和语言障碍(language disorder)又称沟通障碍,会影响日后的阅读和书写。因此,对幼儿的言语进行评估、早期发现、早期诊断和及时的治疗尤为重要。

在童年早期,幼儿能够理解的词汇数量(接受性词汇)以及用于表达的词汇(表达性词汇)的增长速度惊人。婴幼儿的接受性言语发展早于表达性言语,词汇量也大于表达性言语。例如多数学步儿在使用词汇表达自己想要的事物或者需要之前很久就能够理解并随着简单的指令做动作。

1. 影响幼儿语言和言语发展的常见因素

很多因素都能够影响幼儿的语言和言语发展,因此在托幼园所评估幼儿的言语发展时要考虑如下因素:幼儿言语的发展程度与环境所提供的信息刺激量、幼儿的年龄、性别有关。接受外界信息刺激多的孩子,例如父母经常阅读育儿书籍,其语言发展就快于其他儿童。父母在家对幼儿进行语言教育具有幼儿园无法替代的效果。合作性游戏可成为提高技巧的媒介,孩子们在游戏中通过相互接触、学习,可促进各自的语言发展。幼儿的年龄是影响词汇发展最主要的因素,随着年龄的增长,幼儿的言语逐渐变得流利和复杂。幼儿言语发展还存在个体差异。体质瘦弱或长期生病的孩子,可能因游戏机会减少、学习经验欠缺,而不如健康幼儿的语言发展顺利。某些幼儿因具有较敏锐的学习和模仿能力,语言发展得较早、较好;反之,则语言发展容易出现偏差、迟缓的情形。

此外,幼儿言语发展还存在性别差异。一般而言,女孩的语言发展比男孩早,而且口语表达能力也较好。但在进入小学后,性别差异现象就会减少,男孩、女孩的语言能力差别不再明显。

2. 影响婴幼儿语言和言语发展的常见疾病

一些疾病也能影响幼儿言语的发展。

首先,听力障碍。听觉是语言感受的一个重要渠道,当婴儿听力受损害后,无法准确地察觉声音信号,产生不同程度的语言发育迟缓,其迟缓的严重度受多种因素的影响,诸如听力损害的程度、发生的年龄、矫治听力的年龄、矫治的合适性等等。

其次,智能迟缓。语言发育迟缓的最常见原因是智能迟缓。虽然语言发育进程是按照正常儿童的顺序,但其速度比正常儿童慢,当环境对儿童语言的要求增加时,语言的问题就更为明显了。某些染色体和遗传性疾病常伴有语言障碍,例如21-三体综合征的儿童有程度不同的语言障碍;脆性X综合征儿童的语言障碍在韵律和语言内容上有特别的形式。

第三,孤独症。孤独症的一个重要特征即交流障碍,并伴有交往障碍和刻板的重复性动作。孤独症儿童的语言障碍可表现为完全不理解、没有语言,或言语过于刻板、学究式的,并有夸张的韵律。语言应用也出现问题,出现回声样语言或非言语的交流,几乎没有眼神交往,面部表情和姿势也很有限。

第四,神经系统疾病。脑性瘫痪儿童因神经运动通路的障碍而影响说话,常出现构音障碍,他们对语言的感受能力比表达能力好得多。儿童左侧大脑的病变对语言、阅读、书写的影响较右侧大脑病变的影响更大,临床上一些左脑病变的儿童往往保存了原有的语言能力,因为右脑代替了左脑的功能,这说明右脑具有可塑性的功能。

第五,行为障碍。语言障碍和行为问题之间有密切的关系。两者可以互为因果。从原因方面来看,明显的情绪创伤或心理社会的不良因素可影响儿童语言发育或引起语言障碍。例如选择性缄默症是一种较少见的语言障碍,通常在 5 岁前发病,患儿在某些特定的情境不说话。这些幼儿一般语言正常,但可能因为交流障碍所致,常需长时间的治疗。

3. 幼儿言语评估的方法

教师和家长可以根据表 4-15 对婴幼儿进行简单评估。如果发现有言语障碍应该及时寻求专业的治疗和帮助,其中听力损失造成的言语发展问题不容忽视。

表 4-15　婴幼儿各阶段语言发展的特征和表现

年龄	语言特征及表现
6 个月	微笑或发出声音 喃喃发声(这些音多为无意义的) 头会转向声源 会对别人发出声音(好像在说话、呼叫,但无词语出现) 用哭声看着父母,以手拨弄、抓、丢来表示自己的意愿
1 周岁 (12 个月)	牙牙学语(好像在说一串话或者单词) 会有类似说话的语调出现 能用手势、动作沟通(例如:指东西、点头、摇头) 能听懂简单的指令(例如:不可以、过来、给我、再见,等等) 会随音乐摆动 会试着引起他人的关注 会注视物体或图片 尝试模仿
1 周半 (18 个月)	每隔一段时间就会多听懂一些词语指令 会说简单的词汇(例如:爸爸、妈妈、抱、不、车车等) 能听懂许多物品的名称(大人说一物品,宝宝能去拿,或者了解那是什么) 听懂简单的指令(坐下来、出去、过来,等等) 宝宝经常重复自己所听到的或已经会说的词汇
2 周岁 (24 个月)	会模仿环境中的声音(猫、狗叫,汽车喇叭声,等等) 会说 30～50 个词语 使用词语表达意愿多过用手势动作去表达 会称呼自己的名字(或小名) 能听懂较复杂的句子 会将自己会说的词语进行组合(例如:爸爸抱、宝宝吃等) 会尝试问问题(有时说,有时做动作表示) 会回答问题或轮流对话
2 周半 (30 个月)	能了解日常生活中的许多事 词汇量快速增加,似乎每天都有新词语出现 能说简单句(例如爸爸买车车,宝宝要这个,宝宝要嘘嘘等) 当大人没听懂或不明白他的意思时,会生气 了解日常物品的功能(例如:问宝宝用什么东西吃饭时,会指着碗筷等)

续表 4-15

年龄	语言特征及表现
3 周半 （42 个月）	了解长句子或复杂句,且能正确回答或反应 会听从连续 2～3 个简单指令(例如:到厨房拿碗,放在桌上;衣服裤子脱掉,过来洗澡等) 会说自己的名字、姓氏 会用复杂句表达意愿(有时会用错词语) 能与小伙伴合作玩游戏 能简述刚发生的事情 会专注于某件事上几分钟 会使用很多词语 多数人都能听懂他的话 话语中会夹带形容词、副词出现(例如:大、很多、里面、这个等等)
4 周半 （54 个月）	能说出合乎语法的句子 能进行日常的对话 能认识一些颜色,并说出颜色的名称 会从 1 数到 10 发音正确,口齿清晰 说话不太有重复、结巴的现象 能使用恰当的句子应对或回答问题
7 周岁 （84 个月）	能跟上学校的进度、会读会写 能记得学了什么及已学到的知识 语言能力发展完成、口语流利标准 发音均正确(构音无障碍) 能像大人一般叙述事情的来龙去脉 能与小朋友互动,且其社会化行为符合其年龄特点与标准

约有 1/10 的幼儿在成长过程中会出现语言问题,且多为构音障碍。4 周岁前,幼儿有构音问题,家长无需过分担心,可继续观察。

4. 常见的语言和言语障碍

1) 构音异常

即说话不清晰,有的幼儿是个别发音的错误,有的则是很多发音都有错误,以致他人听不懂。常见的构音异常有:①舌根音化:即以舌根音如 g、k、h 代替大多数语音,例如把"耳朵"说成"耳郭","草莓"说成"考莓"。②舌前音化:即以舌前音 d、t 代替某些语音,例如"乌龟"说成"乌堆","公园"说成"东园"。③不送气音化:汉语中有许多音如 p、t、k、c、s 等是送气音。当儿童把送气音用不送气的音作替代,即为错误,如"婆婆"说成"跛跛","泡泡"说成"抱抱",说明儿童气流与语音协调的问题。④省略音化:即省略语音的某些部分,例如:"飞机"省略辅音"飞"后变"飞一";或把复韵母 ao、ie、iu、ang 等省略或简单化,如把"蚊子"说成"无子","汪汪"说成"娃娃"。

2）嗓音问题

嗓音问题可能是功能性的，也可能是器质性的，表现为音调、响度、音质共鸣的异常。这些异常可以单独存在，但常同时存在言语或语言的问题，从而形成复合的沟通障碍。

最常见的音质问题是声音嘶哑，持久的或进行性的声音嘶哑，特别是伴有喘鸣或可听得见的呼吸音，需要进一步用纤维镜检查，以发现咽乳头状瘤、先天性声门蹼或声带结节。儿童声带结节常常是因为大声说话或不停地说话所致。声带襞麻痹表现为嗓音柔软或缺如、微弱、喘息样的哭声。共鸣异常表现为鼻音过重或过轻，儿童腭裂、黏膜下腭裂、神经功能障碍影响声门关闭，造成鼻音过重；而严重上呼吸道感染或鼻炎可造成鼻音过轻。儿童腺样增殖体肥大可出现慢性的无鼻音的发声。

3）流利性问题

儿童说话流利性问题表现为说话中有停顿、重复、延长和阻塞现象。常始于 2 岁半～4 岁的儿童。（1）重复：幼儿在言语和语言发展过程中，重复可看作是正常现象。但是当重复过于频繁，每 1 000 个词语中超过 50 次重复时，需要干预。（2）延长：在说某词语时拖长某一声音。（3）联带动作：当幼儿说话不流利时，伴随一些动作如面部扭曲、张大嘴、伸舌、瞪眼、下颌抽搐等。（4）语言问题：儿童语言问题常涉及语言迟缓和语言障碍等术语。语言迟缓指儿童语言发育遵循正常儿童的顺序，但速度较慢；语言障碍指儿童语言发育偏离了正常的顺序，语言学习方式常有差异。临床上明显的表现为语言表达问题。有些儿童迟迟不说话，有的说话明显少于同龄儿童。一般将婴幼儿语言问题分为 3 种类型：①语言表达障碍：幼儿语言的理解正常，但表达特别困难，无生理性缺陷所致的发音困难。②语言感受和表达的混合性障碍：幼儿能听到声音，但不解其意；能理解手势或姿势，能学习阅读但不会表达。③语言信息处理问题：幼儿说话流利，但内容非常肤浅，而且在语言交流中，难以保持话题，幼儿只关注自己所选择的话题上。

四、营养评估

目前中国家庭婴幼儿数量较少，多数家长对他们的照顾和养育常常费尽心机。即便如此，有些婴幼儿会因为家长喂养不当导致营养过剩或营养不良。营养不良会影响幼儿的生长发育，若能及时发现婴幼儿的营养不良，就可采取措施将营养不良扼制在"萌芽"状态。

1. 婴幼儿早期营养不良的常见表现

最新研究表明，婴幼儿早期营养不良有下列表现：

（1）情绪异常

某些营养素缺乏可能导致幼儿情绪发生异常。有时，体内 B 族维生素缺乏可导致幼儿忧心忡忡、惊恐不安、失眠健忘等情绪异常状况。体内缺乏蛋白质与铁等元素时则会使幼儿变得郁郁寡欢、反应迟钝、表情麻木;如果幼儿摄入甜食过多也会导致情绪多变、爱发脾气;维生素 A、B、C 与钙质摄取不足可能会导致儿童固执任性、胆小怕事。营养与情绪之间关系密切,相互影响。幼儿本人的情绪不好会影响营养与健康,反之亦然。教师和家长的情绪不好也会间接地影响孩子。因为不良的情绪会导致肠胃功能的紊乱,从而使营养受损。教师和家长应注意在吃饭前后不要训斥孩子,为进餐创造一个良好的情绪氛围。教师在评估幼儿的营养状况时,不可小视他们的情绪变化。

（2）怪异行为

幼儿体内缺乏维生素 C 时,可能会导致不爱交往,行为孤僻,动作笨拙等现象;体内氨基酸摄入不足可能导致行为与年龄不相称,较同龄孩子幼稚可笑等状况;缺钙可能会导致夜间磨牙、手脚抽动、易惊醒等症状;缺乏铁、锌、锰等元素可能导致某些异食癖,如喜吃纸屑、煤渣、泥土等。因此,教师对幼儿营养评估不能忽视行为的观察。

（3）身体超重

某些"微量营养素"摄入不足也容易导致幼儿挑食、偏食,进而造成部分儿童身体超重。这些"微量营养素"主要包括维生素 B_6、B_{12}、尼克酸等以及锌、铁等元素,如果缺乏,体内的脂肪就不能正常代谢,于是便存积于腹部与皮下,孩子自然腹大腰圆,体重超标。对幼儿进行营养评估时请勿忘记考虑身体超重与微量营养素之间的关系。

（4）面部皮肤病变

有时,幼儿脸上会出现一些浅表性干燥鳞屑性浅色斑。常被民间误以为是"虫斑",即肚子里有蛔虫寄生的标志,实际上是一种叫做"单纯糠疹"的皮肤病,主要是因为维生素缺乏导致的,同时也是营养不良的早期表现。

（5）其他

早期营养不良症状还伴有恶心、呕吐、厌食、便秘、腹泻、睡眠减少、口唇干裂、口腔炎、皮炎、手脚抽搐、共济失调、舞蹈样动作、肌无力等。

2. 常见的婴幼儿营养评估评价方法

目前尚无单一的检测方法评估婴幼儿营养状态。评估儿童营养状况需从病史中寻找高危因素、确定临床表现,以相应的实验室方法综合评价营养素代谢的生理生化状况。因此,评价儿童营养状况包括体格发育指标评价、实验室或生化检查、临床表现、膳食分析。同时,评价婴幼儿营养方法因群体儿童和个体儿童有所不同。

（1）按体格发育指标评价

婴幼儿体格发育状况可间接反映他们的营养状况,如反映身体成分(肌肉组织、脂肪)变化。体重反映贮存脂肪组织的能量增加或减少的状况,身高的增长(或线性生长)直接反映机体非脂肪组织的增长。营养条件良好的儿童线性生长的水平代表非脂肪组织的生长潜能水平,即身高(线性生长)反映生长潜力。因此群体儿童与个体儿童营养状况评估时常常采用体重、身(长)高以及体重/身(长)高等体格发育指标。

（2）实验室检查

当有明确的临床症状支持诊断时需采用疑诊营养素异常的相应实验室检查方法，以帮助确定临床诊断；同时实验室检查结果还可监测和评估营养干预的反应。机体营养状况的信息可从检测血浆、血清、尿液、大便等样本中获得，头发、指甲的检测已很少用于临床。实验方法的选择需根据医学知识、病史、体格检查发现的相关问题而定。

（3）临床表现

营养素缺乏依儿童病理生理的改变分为Ⅰ类营养素(功能性、预防性营养素)缺乏和Ⅱ类营养素(生长营养素)缺乏。因此，不同类型营养素缺乏的临床表现不同，如Ⅰ类营养素缺乏时儿童生长正常，营养素的组织浓度下降，有相应的营养素缺乏的特殊临床症状；而Ⅱ类营养素缺乏时则营养素的组织浓度正常，儿童除生长显著下降外无特殊临床表现。此外，营养不良时有些营养素缺乏可有相似的临床症状、体征，如贫血可见于铁缺乏、锌缺乏、叶酸缺乏，舌炎可见于铁缺乏、叶酸缺乏，免疫反应减退可见于铁缺乏、锌缺乏、维生素A缺乏。因此，需要熟悉常见的营养素缺乏临床症状、体征，结合膳食分析、实验室检查资料综合分析。

（4）膳食分析

食物摄入史在营养评价中非常重要，不仅可获得摄入食物的量与质，同时可了解进食类型和习惯，包括餐次、零食、饮料的信息以及特殊食物摄入、维生素与矿物质的补充、食物过敏、食物不耐受、饮食行为等。分析婴幼儿的饮食类型可估计营养素缺乏情况。根据24小时食物摄入回顾记录，电脑分析营养素的摄入情况，可简单地筛查营养素缺乏的状况。

3. 营养不良与肥胖管理

喂养不当、饮食习惯以及疾病等都会导致婴幼儿营养不良。①喂养不当：长期摄食不足，如母乳不足又未能及早添加辅食；人工喂养者，食物的质和量未能满足需要，如乳类稀释过度，或单纯用淀粉类食品喂哺；突然断奶，婴儿不能适应新的食品等。②饮食习惯：饮食不定时、偏食、反刍习惯或神经性呕吐等。③疾病：疾病会影响食欲，妨碍食物的消化、吸收和利用，并增加机体的消耗。易引起营养不良的常见疾病有：迁延性婴儿腹泻、慢性肠炎或痢疾、各种酶缺乏所致的吸收不良综合征、肠寄生虫病、结核病、麻疹、反复呼吸道感染、慢性尿路感染等，某些消化道先天畸形(如唇裂、腭裂、先天性肥大性幽门狭窄或贲门松弛等)和严重的先天性心脏病均可致喂养困难，某些遗传性代谢障碍和免疫缺陷病也可影响食物的消化、吸收和利用。早产和双胎易引起营养不良，宫内感染，孕母疾病或营养低下。胎盘和脐带结构与功能异常均可导致胎儿营养不足和宫内生长阻滞，成为婴儿营养不良的先决条件。重度营养不良大多由于多种因素所致。

肥胖的病因和症状详见项目六模块一"婴幼儿常见疾病预防"。

表 4-16　幼儿饮食习惯问卷表

亲爱的家长：

　　孩子的营养摄取是我们托幼园所工作非常关注的内容,为了便于我们制订营养教育活动计划以及编制营养食谱,满足您孩子的需要,我们需要了解您孩子的饮食模式。这些信息也会帮助我们了解幼儿的整体饮食习惯。请花费几分钟时间认真填写此问卷。

　　　　孩子姓名_____　　孩子年龄_____　　填写日期_____

1. 您的孩子一周几天时间吃下列正餐或者零食?

　　早餐_____　　　下午零食_____

　　午餐_____　　　晚餐后零食_____

　　晚餐_____　　　　夜宵零食_____

　　早午零食_____

2. 您的孩子什么时候最饿?

　　早上_____

　　中午_____

　　晚上_____

3. 您孩子最喜欢吃的食物是什么?

4. 您孩子不喜欢吃的食物是什么?

5. 您的孩子有什么食物禁忌吗? 有_____　　没有_____

　　如果有,为什么?

　　请列出禁忌的食物

　　禁忌的食物由谁开具的处方?

6. 您的孩子会吃一些通常不被认为是食物的东西吗,例如牙膏、泥土、纸? 会___　不会___

　　如果会,多长时间吃一次?

　　吃什么?

7. 您的孩子吃维生素或者矿物质补充剂吗?

　　吃_____　不吃_____　如果吃,吃的是哪种?

8. 您孩子在吃某些食物的时候存在有伤害到牙齿的情况吗? 有_____　没有_____

9. 您的孩子看过牙医吗? 有_____　没有_____

10. 您的孩子有任何与饮食相关的健康问题吗? 有_____没有_____

　　糖尿病_____　过敏_____　其他_____

11. 您孩子正在服用治疗与饮食相关的疾病的药物吗? 有_____　没有_____

12. 您孩子通常每天大约喝多少水? _____毫升

13. 请尽量准确地列出您孩子典型的一天中吃喝的食物。如果昨天是典型的一天,您可以列出昨天的食物。

时间	地点	食物	数量

（资料来源：Health, Safety, and Nutrition for the Young Child

Lynn R. Marotz, Wadsworth. P. 73）

◆ **学生实训**

实训地点：实训室（教室、托幼园所）

实训内容：

1. 学生以小组为单位，与其他成员一起描述幼儿阶段最常见的视力问题。教师在观察幼儿视力问题时，最可能看到什么行为与视力有关？如何正确对待每一种视力问题？

2. 讨论教师如何利用健康记录改善有特殊感知需要（例如听力或者视力问题）幼儿的学习经历。

3. 以头脑风暴的形式说出教师如何在一日流程中整合更多的体育活动帮助幼儿每天精力充沛地活动 1～2 小时。

4. 讨论教师是否应该把幼儿体重超标的事情告诉家长。以角色扮演的方式表演教师可以如何说服不愿承认事实的家长接受建议，并改善儿童的营养以及体育活动。对彼此的回答做出相互评价。

◆ **项目小结**

本项目主要介绍了婴幼儿生长、发育与发育成熟的概念、婴幼儿常见的生长发育分期及特点、影响婴幼儿生长发育特点的影响因素；婴幼儿语言、动作、认识能力、健康的教养目标；《指南》中 3～6 岁幼儿身心状况与动作发展方面的目标及健康教育建议；婴幼儿体格指标评价方法、婴幼儿身体发育指标评价方法；教师如何进行日常健康检查以及用于评估婴幼儿健康的筛查程序；婴幼儿的视力障碍、听力障碍等健康问题，以及婴幼儿营养评估以及肥胖管理等内容。

◆ **项目测评**

一、课后练习

1. 解释生长、发育、发育成熟的概念。

2. 婴幼儿生长发育的年龄分期及特点是什么？

3. 婴幼儿体格指标有哪些？生理功能指标有哪些？

4. 婴幼儿身体指数评价法有哪些？

5. 婴幼儿健康档案应该包括哪些内容？

二、课内外实训

1. 设置一个为幼儿检测视力的场景，注意幼儿视力表的选择，灯光的亮度、距离。

2. 设计一个调查表，结合托幼园所实地观察结果，了解哪些方面为幼儿营养不良的常见表现。

三、拓展练习

参加一个手语班,学会使用手语表达"你好""再见"等10个以上的手语词汇。

四、技能测试

1. 一个5岁男孩,其身高103厘米,体重28公斤。

试分析阐述:用粗略评价方法估算,该幼儿的身高体重是否正常。

2. 设计一个监控体系,记录个体幼儿在集体教育环境中每日的食物摄取量,确保包括如下问题:

(1) 你想收集什么营养信息? 以什么形式收集?

(2) 谁将负责收集信息?

(3) 如何有效获得这一信息?

(4) 教师和家庭如何利用这些信息改善幼儿的饮食习惯?

(5) 教师还可以如何利用这些信息促进婴幼儿的健康?

3. 向不同的托幼园所收集一些幼儿入园资料调查表,注意哪些是最常见的部分。自己设计一个表格,发放给不同的家庭,征求他们的评价和建议。

项目五

婴幼儿常见问题行为和
心理障碍的预防与矫正

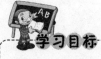

学习目标

- 了解婴幼儿常见心理行为问题的病因、症状;
- 掌握基本的儿童常见的心理障碍和问题行为的保健知识;
- 掌握代币法、感统协调等实用方法。

模块一 婴幼儿常见心理行为问题的预防与矫正

任务导入

1. 让学生以小组的形式利用课余时间走进 1~2 家本地医院的儿科门诊、1~2 家本地特教机构,通过对儿科医生、特教老师、幼儿园保健医生及幼儿老师的访谈,了解婴幼儿的常见心理障碍和行为问题,以及如何做好预防和保健工作。

2. 通过书籍或者网络查找幼儿心理障碍和行为问题的相关资料,如心理障碍和行为问题的病因、症状等。

3. 以"了解幼儿心理障碍和行为问题"为题,每个小组做 PPT 课件,要求配上相应的图片和视频,在课堂上选派代表进行讲解。

4. 教师点评,讲解幼儿心理障碍和行为问题病因、症状以及如何对其进行保健的技术。

工作任务一　婴幼儿常见问题行为的预防与矫正

◆ **基础知识**

一、婴幼儿常见的心理行为问题及影响因素

1. 婴幼儿心理健康的标志

儿童的身心正处于迅速发展的阶段,他们心理健康的特征是与其身心发展紧密联系在一起的。概括地说,心理健康的婴幼儿应该具备如下特征:

(1)智力发展正常

正常的智力水平是婴幼儿与周围环境取得平衡和协调的基本心理条件。一般把智力看作是以思维力为核心,包括观察力、注意力、记忆力和想象力等各种认知能力的总和。

(2)情绪稳定

情绪是人对客观事物的一种内心体验,它既是一种心理过程,又是心理活动赖以进行的背景。良好的情绪状态反映了中枢神经系统功能活动的协调性,也表示人的身心处于积极的平衡状态。

(3)乐于与人交往,人际关系融洽

虽然婴幼儿的人际关系比较简单,人际交往的技能也较差,但心理健康的婴幼儿乐于与人交往,也希望通过交往而获得别人的了解、信任和尊重。

(4)性格特征良好

性格是个性最核心、最本质的表现,它反映在对客观现实的稳定态度和习惯化的行为方式之中。婴幼儿良好的性格特征包括:求知欲强,爱学习,有各种各样的兴趣;爱和其他小朋友一起玩;爱劳动,自主能力强,穿衣、吃饭都要求自己做等等。

2. 婴幼儿心理和行为问题的影响因素

影响婴幼儿心理及行为发展的因素非常广泛。概括起来,可分为内部和外部两大类因素。内部因素包括遗传、气质、个性特征、发育水平、性别等;外部因素包括家庭(父母的个性特征、教养方式、家庭结构、家庭人际关系、亲子关系、婚姻状态、家庭经济状态等)、托幼机构(教育方式、教育观念、师幼关系、同伴关系、教育环境等)及社会(媒体、社会经济状况、社会稳定度等)的状况。

(1)婴幼儿的气质类型与性别

古希腊医生希波克拉底(Hippocrates)于公元前 500 年提出,人体内有四种液体,即血液、黏液、黄胆汁、黑胆汁,哪种体液占优势,便形成哪种气质。在此基础上,心理学家创立了气质说,即将气质分为多血质、黏液质、胆汁质和抑郁质。

如多血质的典型特征就是精力充沛,善于交际,外显性明显,一般表现为活泼好动,反应敏捷,善于交际,喜怒哀乐都会表现得比较明显;胆汁质的典型特征是胆量较大,粗枝大叶,行为反应敏捷而迅速,情绪抑制较难,一般表现为脾气急躁,易于冲动,不易处理人际关系;黏液质的典型特征是沉着平稳,反应迟缓,情绪易受抑制,一般表现为安静沉着,善于忍耐,脾气倔强,不尚空谈,埋头苦干;而抑郁质的典型特征是感受性强,敏感多疑,忍耐力较差,胆量较小,细心谨慎,迟疑缓慢,易波动且持久,一般表现为反应缓慢、行为孤僻、多愁善感、敏感、软弱、细心。

当然,性别也是不可忽视的一部分,男孩子活跃程度明显高于女孩,所以男孩子的问题行为相应也会较多。

(2)婴幼儿的发育水平

婴幼儿身心发育成熟度是影响其心理及行为发展的重要因素。0到6岁的儿童,大脑皮质的兴奋大于抑制,注意力不容易集中,动作协调性差,对精细动作缺乏控制,交往时往往以自我为中心,道德行为规则尚未建立,这一年龄段的婴幼儿具有易冲动、自我控制能力和社会交往能力差等行为特点,是问题行为的高发期。

(3)家庭教养方式

家庭教养方式是指父母在抚养教育孩子时所使用的一系列方法。家庭教养方式是在家庭生活中发生的,以亲子关系为中心,以培养社会需要的人为目的的教育活动。婴幼儿期是人生的奠基期,是对孩子善良人格和诚实等优秀品质进行培养和造就的关键时期,而家庭又是孩子心理发展的最重要、最基础的环境,所以家庭的教养方式,对婴幼儿的心理发展起着至关重要的作用。

通常我们把父母的教养方式分成专制型、溺爱型、权威型、忽视型。不同的父母,对孩子所持的不同态度,采取不同的教养方式,对孩子心理发展的影响也是不一样的。比如专制型的教养方式容易让孩子感受不到家的温暖,内心容易压抑,累积不良情绪,养成抑郁、胆小、退缩、逃避或者反抗、执拗的性格,缺乏自信心、自尊心,甚至有少部分会变得冷酷、残忍、有暴力倾向;溺爱型的教养方式容易使孩子无法形成健全的、积极的、自由发展的个性和人格,心理上难以成熟,在日后的生活中表现出任性、自私、为所欲为、好夸口、无责任感、无进取心等;权威型的教养方式容易让孩子养成自信、乐观、分享、同情、民主等好的性格特征;忽视型的教养方式下,孩子在3岁的时候就已经表现出较高的攻击性和易于发怒等外在的问题行为。更为严重的是,他们在上小学以后,学习情况会表现非常差,在儿童后期会更可能表现出行为失调。

(4)婴幼儿的家庭环境

一方面,家庭氛围会对婴幼儿产生很大影响。家庭氛围是指家庭集体中占优势的一般态度和感受,在关系融洽、成员心情愉悦的家庭中,幼儿也会感到愉快、安全;在情绪表现上比较稳定,不随意地发脾气,能较好地控制自己的情绪;在行为表现上,由于心理压力小,则表现得开朗、有强烈的好奇心。在家庭关系不是很融洽的氛围里成长的孩子,幼儿在情绪表现上变化比较大,消极情绪多,常发脾气;在行为表现上,因得不到父母的关爱,提心吊胆怕受到惩罚,或表现得急躁暴戾、易激怒、易攻击,或表现得孤僻、冷漠、退缩,从而形成不健全的人格。

另一方面,家长的文化程度及其教育观也会对孩子的心理健康产生很大影响。一般来讲,家长的文化程度越高越有利于其形成正确的教育观。在家庭教育中,他们对待子女的教育问题比较客观、全面、理智,能够把孩子作为一个独立的个体看待,因而能按照幼儿的发展规律进行相应的心理健康教育。但是,也有调查显示,在文化程度高的家长中,有一部分家长教育观并不正确,这说明家长的文化程度是影响其正确教育观形成的一个重要因素,但两者并不是因果关系。

（5）托幼机构因素

首先是良好的师生关系。在托幼机构中,婴幼儿与教师的关系是最基本的人际关系,婴幼儿与教师之间的关系不融洽,甚至紧张,会引起婴幼儿心理失调。在托幼机构中,应建立良好的师生关系,创设有益于婴幼儿心理健康的心理环境,需要建立一种民主、自由、支持、认可、赞同和接纳的氛围,让幼儿更好地成长。

其次是友好的同伴关系。幼儿个性的发展和社会化过程的实现都离不开人际交往。在幼儿园中,幼儿除了与教师交往以外,还要与同伴交往。随着幼儿年龄的增长,认识能力的发展,活动范围的扩大,与同伴交往的机会和时间就会越来越多,因此,同伴关系对幼儿身心发展的作用也就越来越大。

（6）社会因素中的媒体因素

随着电视、计算机的普及,媒体对婴幼儿心理及行为发展的影响力逐渐增大,幼儿对世界、对社会的探索途径也就越多。但同时也会产生一些负面影响,比如很多暴力性质的影片容易让一些儿童产生好奇心,进而去模仿,儿童的犯罪率也会有所升高。

二、幼儿常见问题行为及其表现

婴幼儿问题行为又称偏差行为,是指儿童发展过程中表现出的异于常态的行为。一般而言,问题行为可细分为:①身体上的攻击性行为;②自我伤害的行为;③破坏性的行为或是对物品的攻击;④扰乱的行为;⑤消极性的攻击或干扰;⑥无意的走失或故意的逃学和离家出走;⑦反复而固定但未具意义的身体动作;⑧情绪化或是社会行为不当的表现。这里简要介绍常见的几种问题行为:攻击性行为、社会退缩、挑食偏食和恋物。

1. 攻击性行为

攻击性行为是指具有伤害意图或有伤害故意的行为,是幼儿和学龄初儿童高发的问题行为,也是被研究者广泛关注和研究的问题行为之一。攻击性行为是幼儿最常见的行为问题,通常表现为身体攻击和言语攻击,身体攻击包括推人、咬人、拽人;言语攻击主要是指说脏话、骂人。有攻击性的幼儿不但给他人和整个班级带来不好的影响,而且也影响到幼儿自身的发展。攻击性行为较多的孩子一般与同伴的关系较差,得不到同伴的接纳和认可,也成为教师眼中不受欢迎的对象。如果幼儿长期生活在这样一种消极的环境中,其身心发展就会受到严重的影响,因此,幼教工作者要重视幼儿的攻击性行为,认真查找原因,并想办法加以纠正。

2. 社会退缩

幼儿社会退缩是指在社会情境下或者说在同伴环境下,幼儿所表现出的各种独处行为。其主要特征为在熟悉社会情境下的独处行为,表现为较低的互动频率。患有社会性退缩的幼儿往往表现为羞怯、沉默、退缩、胆小敏感、畏惧评价与拒绝,喜欢独自游戏,不愿意去陌生的环境,不愿主动和其他小朋友交往,对环境的适应性差等。在日常生活中,幼儿在家里有说有笑,活泼可爱,可是见了陌生人或是到了陌生的环境,就会变得不爱说话,胆小怕羞,俨然像换了一个人。这种行为,在精神医学上称为"退缩行为"。

幼儿退缩行为的产生,与家庭教育方式、环境因素的影响有很大的关系。

首先,父母错误的教育方式是幼儿产生退缩行为的重要原因。家长平时不让孩子受一点委屈,在家中,事事包办;在外面,时时保护。家长剥夺了幼儿生存和锻炼的机会,久而久之,幼儿的依赖性增强,觉得只有在家人身边才安全,成为永远长不大的孩子。这样发展下去,当幼儿到了外界环境中,不会和陌生人交往,到最后变得离群孤僻,产生退缩行为。还有些家长不懂教育规律,不了解幼儿的心理特点,常常以成人的标准去评价幼儿的某些行为,这也是导致幼儿产生退缩行为的因素之一。

其次,现在的家庭大多是独生子女家庭,幼儿的生活环境比较简单。在这种环境中,幼儿只需处理好与父母长辈的关系,除了向父母撒撒娇外,没有什么吵架打架的对象和机会,更谈不上和小朋友相处的经验与本领。幼儿在家中是小皇帝、小公主,当他们到了幼儿园,就缺少和其他小朋友相处的本领,从而表现得胆小、孤僻,产生退缩行为。

3. 挑食偏食

挑食偏食是指在进餐中表现出的明显进食偏好,只吃某些食物而不吃其他食物。造成幼儿挑食偏食的原因很多。首先,可能是辅食添加过晚或进度太慢。婴儿应从 6 个月后开始添加辅食,如果错过味觉、嗅觉形成与咀嚼功能发育的最佳时机,错失从流食—半流食—固体食物的正常过渡的关键时期,就可能造成婴儿断奶困难、恋奶厌食。其次,受家人特别是父母饮食习惯的影响。大人是婴幼儿的榜样,家人特别是父母,容易根据自己的喜好来安排孩子的一日三餐,并无意中在孩子面前评价食物的好坏,表现出对某种食物的喜好或厌恶,这一切都会被"聪明好学"的婴幼儿录入脑中,并因此先入为主地排斥某些食物。第三,食物本身的负面影响。当婴幼儿最初接触某一食物时,可能因外观、味道或口感怪异,或者食后发生过腹痛、腹胀、便秘等问题而留有不愉快的印象,便排斥这一食物。

挑食偏食对幼儿的发展有很大危害,比如:

(1) 抵抗力差,易生病。婴幼儿偏食会影响某些营养物质摄入过低或过高,可能导致身体的抵抗力下降,很容易使孩子经常生一些小病,反复出现而且好得慢。

(2) 身体发育跟不上。偏食的婴幼儿体重、身高与其他孩子相比明显偏低。碳水化合物、脂肪摄取不足,则会影响孩子的身体发育。

(3) 可能造成营养不良。如果婴幼儿的日常饮食结构不合理,很容易造成营养不良,甚至生病。

(4) 影响智力水平发展。研究发现,偏食的婴幼儿注意力不容易集中,其智力水平要比一般孩子低很多。

(5) 限制性格发展。食物的选择也会影响孩子的性格发展,偏食的孩子更容易产生性格缺陷,如长期缺乏蛋白质可能导致孩子非常内向。家长强制介入孩子的偏食,会使孩子产生不良情绪,不仅影响亲子关系,也可能阻碍今后的性格发展。

4. 恋物

恋物在刚入园的孩子中多见,常表现为幼儿对某一玩具或某一物品(毛巾、被子、枕头)依恋不舍,无论做什么都抱着该玩具或物品,一旦被强制拿下,幼儿会大哭大闹,这种行为常被认为是一种不正常的心理状态。能给幼儿带来安全感和心理安慰的依恋物对幼儿适应集体教育环境有一定的帮助,不应视为一种病态。在国外的幼儿园中,为了满足幼儿内心情感的需要,教师一般允许幼儿把安全的依恋物带到幼儿园,例如,毛绒玩具、抱枕等。

幼儿"恋物"现象的原因可以从心理和生理两方面来分析。首先是安全感的缺失,对"恋物"的源头,家长和老师必须引起重视,幼儿的"恋物"行为很大程度上是因为内心需求得不到满足,缺乏安全感所导致的。我们都知道亲子之间存在着一种依恋关系,这种依恋会让幼儿产生安全感,幼儿会依恋一直照顾她的人,通常这个人会是妈妈或者奶奶。其次是接触的需要,通过平时的观察,不难发现,有"恋物行为"的孩子喜欢抱着、含着、抚摸着自己依恋的物品,他们在这种身体接触和摩擦中,不仅可以促进其感知觉的发展,还让他们得到了一种心理上的放松。

◆ **实践操作**

常见问题行为的特征和保健要点

1. 攻击性行为的纠正方法

(1) 树立正确的儿童观和教育观。教师应尽可能给予每个幼儿情感上的支持和关怀,不以自己的喜恶影响幼儿与同伴的关系,即使幼儿有一些行为问题,也应该把它看作是幼儿身心发展过程中出现的正常现象。耐心去引导、教育,而不能因此去歧视其至冷嘲热讽幼儿。如果方法不得当,这样做只能加剧幼儿攻击性行为的发生,同时,幼儿也容易从教师的身上学会敌意、冷淡等不良的情绪情感,不利于幼儿攻击性行为的纠正。

(2) 帮助幼儿转移情绪,给幼儿提供宣泄的机会。教师在纠正幼儿的攻击性行为时,不要让幼儿用破坏性的方式去发泄情绪,引导他们采取被允许的、积极的方式去表达或发泄情绪。教师首先要让幼儿学会认识各种情绪特征及其后果,特别是要使幼儿对一些过激情绪有初步的认识和看法。其次,教给幼儿一些情绪表达的方法,比如可以教幼儿用语言表达内心的感受,教幼儿运动,因为运动也是一种调适幼儿情绪的好方法,如打球、扔沙包、玩水、玩沙、唱歌、跳舞等,这些活动同样有助于幼儿表达或发泄情绪。另外,还可以专门开辟"发泄角",在里面放置拳击手套、软沙袋等材料供幼儿击打或者踢踹,使他们获得情绪上的宣泄和满足。

(3) 提供充足的材料与空间,避免攻击性行为的产生。由于幼儿园里人多,空间狭窄,人与人之间过于拥挤时极易发生摩擦、争吵与攻击性行为等。因此,幼教工作者在布置环境、投放材料和组织活动时,要为幼儿提供足够的空间、材料、玩具和图书等,如在活动中可采取分组进行的形式,避免幼儿等待的时间过长;在提供材料时,尽量保证幼儿人手一份,这样就可减少幼儿攻击性行为的发生。

(4) 让幼儿学会分享和懂得谦让。在幼儿园里,攻击性行为主要是由于独占争抢玩具、图书、椅子而引发的。因此,教育工作者应根据幼儿的实际情况,在环境布置、主题活动、一日生活中渗透分享和谦让教育,例如,让幼儿带糖果、蛋糕来幼儿园过生日,体验分享后的快乐;通过故事阅读与学习,懂得同伴之间不谦让所造成的后果;通过一系列的活动,让幼儿学会等待、分享和谦让。

(5) 培养被攻击者的自我保护能力。对于经常被攻击的幼儿,教育工作者应该告诉他只通过哭闹或者告诉老师并不是解决问题的办法,而要想办法阻止别人的攻击,教师要有意识地教给被攻击者自我防御的能力,如告诉孩子当别人看着你,想打你时,你可以大胆提醒他不许打人,或直接把他(她)的手推开,如果是冷不防受攻击时,可以明确地表达自己的愤怒之情,甚至可以进行适度反击。

(6) 组织丰富多彩的活动,避免无所事事的等待。教育工作者应根据幼儿的年龄特点和兴趣爱好组织丰富多彩的活动,避免无所事事的等待环节和时间,使幼儿全身心地投入到活动中去。如果等待的时间过长,幼儿就会无所事事,容易出现矛盾和冲突。教育者在组织活动时要尽量让每个幼儿都积极参与到活动中来,如果每个幼儿都有事可做,攻击性行为的发生频率就会降低。在幼儿园里,教师也可以有针对性地开展一些游戏活动,如情境再现、角色扮演等,通过沟通、协商、让步等交往方式的实践练习活动,帮助幼儿提高交往技巧、语言表达能力和解决冲突的能力等,从而减少攻击性行为的发生。

(7) 帮助家长树立正确的教养观念。针对幼儿家庭教育中存在的问题,教育者有责任帮助家长转变教养观念,树立正确的儿童观、教育观,并通过家长学校、家访、家长园地、家长会等形式向家长宣传科学育儿知识,使家长掌握科学育儿的内容、原则和方法等,提高教养水平,因人而异地对幼儿进行教育,从而减少攻击性行为的发生。很多家长解决问题的方式具有攻击性,潜移默化地使幼儿习得了攻击性行为,因此,要想解决幼儿的攻击性行为,要从改变家长入手,教师要引导家长进行反思。遇到问题时,家长不要打骂幼儿,要心平气和地对幼儿说明解决问题的原因和方法,并做出良好的示范。总之,幼教工作者应指导家长根据幼儿的身心发展特点和规律,多鼓励、表扬幼儿的优点和长处,逐渐转变幼儿的攻击性行为。

2. 幼儿社会退缩的纠正方法

(1) 放开孩子,多给孩子提供锻炼的机会。幼儿在接触外界事物、学习知识时,离不开成人的帮助。但现在的许多父母把这种帮助变成了包办代替,常常为孩子设计一切,孩子时刻处于被安排与被保护之中。比如两岁左右的幼儿独立意识开始逐渐增强,喜欢自己吃饭,但是家长觉得孩子自己吃会把米饭弄得到处都是,索性直接喂孩子吃,家长的这种包办与代替,使孩子失去了克服困难的心理体验,使他们没有了主动交往的意识,缺乏主动交往的能力,减弱了对环境的适应能力和信心,会使幼儿从心理上、行为上过分地依赖成人,以后一遇到困难就手足无措。所以在日常生活中,成人要有意地鼓励幼儿做一些力所能及的事情。

(2) 幼儿自信心的培养。首先,要鼓励幼儿凡事试一试,做一做,体验成功的喜悦。自信心是在实践活动中通过各种亲身体验及适当的教育形成的。只有在实践中积累了成功或失败的体验,才能对自己有所认识,相信自己的能力,从而产生动力去实现自己的理想和愿望。幼儿经过一定努力学会独立做一件事,体验到成功的一份喜悦时,就会增强一份自信心。

其次,抓住时机,及时评价。现在有些家长对幼儿的期望值比较高,他们为孩子制定了许多不符合幼儿年龄特点和个体条件的目标,要求孩子去实现。有的仅仅因为攀比心理,如看到别人家的孩子会弹琴,能画画,就要求自己的孩子也要在这些方面出类拔萃,结果孩子达不到其目标。这样做的结果,不仅挫伤了孩子学习求知的积极性与自信心,还容易使孩子产生自卑心理,甚至产生退缩行为。另外,每个孩子都有不同的强项,千万不要拿别人家孩子的优点来比较自己孩子的缺点,而使孩子怀疑自己的能力,打击孩子的自尊心和自信心。所以,成人要善于发现幼儿的点滴进步,并以积极的态度给予赞扬和鼓励,从而强化幼儿的行为,增强幼儿的自信心。

(3) 教育幼儿正确面对挫折。在现实生活中,每个人都不可能是一帆风顺的,成人要及时地教育、引导幼儿,采取正确的态度,勇敢面对失败,并向失败发起挑战。幼儿在自己的生活中也会遇到这样那样的问题、困难,有的困难通过努力比较容易克服,但是有时遇到的问题是一时解决不了的,幼儿往往会产生消极反应,垂头丧气,情绪不稳定。这时,成人如果不及时地引导幼儿,幼儿就不能较快地走出失败的阴影,这样会大大打击幼儿的自信心,使他们对自己的能力产生怀疑,久而久之,容易使幼儿出现"退缩行为"。

3. 挑食偏食的纠正方法

首先,老师以身作则,公正评价食物。耐心为小朋友讲解食物与健康的关系,对幼儿不感兴趣的食物,老师要故意做出"有滋有味大口吃"的行动,并给予"真好吃"的称赞,为幼儿做表率。一旦幼儿尝试了一点儿,就要及时给予表扬。

其次,放松心态、避免强迫。遵守幼儿饮食的"黄金规则",即吃什么、什么时候吃、在哪吃,是由老师决定的,吃不吃,吃多少是由幼儿决定的。幼儿不爱吃饭时,可暂时端走饭菜,下顿再吃,既不要责备或强迫幼儿吃完,也不可滥用零食填补,要让幼儿逐渐建立"正餐为主,零食为辅"的观念,如果幼儿表现好,就要及时表扬。

再次,精心改进烹调食物的方法。合理选择种类丰富的食物,保证一天或一周内吃到适量的肉、蛋、鱼虾和足量的主食与蔬菜、水果。改变食物的大小、形状、颜色、软硬、搭配,以及餐具的颜色等,都可能转变幼儿对食物的印象;同时,在幼儿园开展有关营养知识的学习活动,可采用舞台剧、表演游戏等幼儿喜欢的形式了解各种食物对健康的好处及挑食偏食的危害,尤其是针对班级幼儿常见的不喜欢吃的食品进行学习。

4. 幼儿恋物的纠正方法

重度的恋物行为会使孩子根本无法离开所恋之物,孩子心理的成长将遭遇重大考验,所以适当地控制幼儿恋物是必要的。注意循序渐进,切忌操之过急。矫正幼儿的"恋物行为"不是一朝一夕之事,2~3岁是孩子依恋最强的时期,我们在正确对待孩子"恋物行为"的同时,也要善于运用循序渐进的原则。例如,老师可以鼓励幼儿大胆和同伴交流,给予孩子更多的关注,让他们顺利摆脱"恋物情节";家园配合,一起矫正孩子的"恋物行为",作为老师,应该及时和家长沟通,让家长了解"恋物行为"的利和弊,明确"恋物行为"长期发展可能产生的不良影响;同时也要关注并正确对待幼儿的需要,老师和家长可以共同做到以下两点:

(1)平时多拥抱孩子,多拍抚孩子的背部和头顶。注意拥抱和拍抚不是奖赏,不要等孩子画得一幅好画或弹出一首钢琴曲时再去拥抱他,拥抱应该是日常的、无条件的,就算孩子做错了事感到不安,也可以拥抱他,后者更多的是在两代人之间找到一种无声的和解方法。经常与父母拥抱的孩子,绝不会将小枕头被或玩具熊当作他的精神寄托。

(2)就算让孩子睡在自己的房间,也要进行睡前安抚工作。所有的孩子随着认知的逐渐发展,在一定的年龄段内都会畏惧噩梦和黑暗,所以硬性将孩子与父母分开,是一件很不科学的事情。很多幼儿都是在入睡前的害怕不安中染上恋物癖的,父母最好在幼儿睡前对其进行睡前情绪的安抚,比如讲个孩子喜欢听的绘本故事或者哼唱能够帮助孩子睡眠的歌曲,等等。

◆ 学生实训

实训地点： 教室、实训室

实训内容：

1. 学生两人一组分别扮演成人和婴儿，模拟成人正确引导和教育患有攻击性行为的幼儿。

2. 学生两人一组分别扮演成人和婴儿，模拟成人正确引导和教育患有社会退缩行为的幼儿。

3. 学生两人一组分别扮演成人和婴儿，模拟成人正确引导和教育患有偏食行为的幼儿。

4. 学生两人一组分别扮演成人和婴儿，模拟成人正确引导和教育患有恋物行为的幼儿。

5. 学生以小组为单位，总结出引导问题行为幼儿常用的方法，并画出树状图，大家一起分享。

工作任务二　婴幼儿常见心理障碍的预防与矫正

◆ 基础知识

1. 自闭症的概念及基本特征

自闭症，又称孤独症，被归类为一种由于神经系统失调导致的发育障碍，其病征包括不正常的社交能力、沟通能力、兴趣和行为模式。儿童自闭症是一种广泛性发展障碍，以严重的、广泛的社会相互影响和沟通技能的损害以及刻板的行为、兴趣和活动为特征的精神疾病。

一般而言，患有自闭症的儿童会出现的基本特征有下列三个方面：

（1）社交发展方面

① 对外界事物不感兴趣，不大察觉别人的存在；

② 与人缺乏目光接触，不能主动与人交往、分享或参与活动；

③ 在群处方面，模仿力较弱，未能掌握社交技巧，缺乏合作性；

④ 想象力较弱，极少通过玩具进行象征性的游戏活动。

（2）沟通方面

① 语言发展迟缓、有障碍，说话内容、速度及音调异常；

② 对语言理解和非语言沟通有不同程度的困难；

③ 可能欠缺口语沟通的能力。

（3）行为方面

① 在日常生活中，坚持某些行事方式和程序，拒绝改变习惯和常规，并且不断重复一些动作；

② 兴趣狭窄，会极度专注于某些物件，或对物件的某些部分特别感兴趣。

2. 多动症的概念及基本特征

多动症，又称脑功能轻微失调（MBD）或儿童注意缺陷伴多动性障碍（ADHD）。多动症是婴幼儿发病率较高的疾病，男孩发病多于女孩。

多动症的临床表现主要为多动、冲动、注意力不集中及由此导致的学习困难和行为异常。1994 年《美国精神障碍诊断及统计手册》（第四版，DSM—IV）将该病划分为 3 种类型：注意力缺陷为主型（患儿的突出表现是注意力不集中，多动症状不明显）、冲动、多动为主型（患儿同时有多动和冲动行为，以活动过度为主要表现）、混合型（患儿同时有注意力缺陷、多动、冲动等行为）。3 种类型中以混合型发病人数最多。

3. 感统失调的概念及基本特征

感觉统合失调，一般称为"神经运动机能不全症"，是一种中枢神经系统的障碍问题，一般发生在孩子的身上。这些孩子的智能测验都在平均水准以上，却有学习上或行动上的障碍，有四分之一以上甚至造成学习成绩低落，被误认为有智障的现象。

感觉统合失调有如下基本特征：

（1）视觉统合失调。视觉统合失调的儿童，不喜欢阅读，即使在课内课外阅读时，常会出现读书跳行、翻书页码不对、多字少字、演算数学题常会抄错等视觉上的错误，从而造成学习障碍。

（2）听觉统合失调。多数表现在上课注意力不集中，好动，不喜欢和别人讲话，丢三落四，记忆力差，对于别人的呼喊，幼儿没有反应。

（3）触觉统合失调。触觉统合失调的孩子往往对别人的触摸十分敏感，心理上总有一种担心害怕、易受惊的感觉。在学习与生活中则表现为好动、不安、办事瞻前顾后，甚至怕剃头、怕打针。

（4）本体觉统合失调。本体统合失调的孩子多数表现站无站相，坐无坐相，缺乏自信，脾气暴躁，粗心大意，根本无法学习，更严重的是本体感不良的孩子，也会形成严重的语言障碍，由于舌头、唇部动作不佳，所以发音常常不正确；挫折感很强，没有创造力；方向感差，容易迷路，身体协调能力不佳，精细动作不良，如扣扣子，系鞋带等。

（5）前庭平衡失调。拿东西不稳，左右手不分，鞋子穿颠倒；方向感不明，容易跌倒，经常撞到墙，碰到桌椅；好动不安，注意力不集中；人际关系不良，有攻击性，缺乏自信；笨手笨脚，喜欢爬高，怕爬楼梯等等。

◆ 实践操作

一、自闭症的矫正

1. 教育训练

自闭症的训练主要是社会技能训练，即与人交往、与同龄人游戏和交往，主动提问及主动需求等。语言和言语的训练包括发言训练、言语模仿、言语理解、社交礼貌用语，还有就是精细动作的训练，包括手指灵活性和协调性训练，如捡球、穿球、系鞋带、扣纽扣等。

2. 行为矫治

自闭症的行为矫治能减少幼儿的刻板、侵犯行为，鼓励患儿改善行为，促进患儿走向社会，适应社会。

3. 家庭心理治疗

自闭症患儿的家庭也往往需要得到心理治疗和支持。家庭心理治疗能使家庭成员科学认识自闭症及家庭支持方法，使家庭成员正确理解自闭症患儿，能够避免对患儿冷淡、打骂、责罚或厌弃的态度。家庭成员积极、鼓励的态度有助于纠正患儿的异常行为，使其心理需要得到满足，并愿意耐心配合各种训练和治疗。

4. 感觉综合训练

首先要根据患儿的情况详细制订个别化的训练计划；其次是顺应患儿的兴趣，增加训练的游戏性；第三是做好示范，使患儿掌握正确的方法，并加以巩固；第四点就是要做好辅助工作，提供一些必要的辅助来完成游戏训练活动，如：力量、动作、语言等方面的辅助，这样可以使患儿大脑接受正确的动作、感觉等信息，也能使患儿提高兴趣和自信心；第五就是多种训练器材和多种方法相结合，提高训练的趣味性。

二、多动症的矫正

1. 正确引导和帮助

儿童多动症是病态，不应歧视，不应打骂，以免加重孩子的精神创伤。家长应对他关心、体谅，给予正确的引导和帮助。不能因其好动而感到厌倦、心烦，也不能因其多动而造成儿童的自卑心理或精神压力。当他们在学习中出现适宜行为时，就及时给予奖励，以鼓励他们继续改进，并进一步巩固。

2. 适当控制幼儿的饮食

要取得良好的效果，还必须适当控制孩子的饮食。近年来的研究表明，大量进食含有酪氨酸的食物如挂面、糕点，含水杨酸盐的食物如西红柿、苹果、橘子等，以及进食加入调味品、人工色素和含铅、铝的食物，均可使具有发生多动症遗传素质的儿童发生多动症,或者使多动症状加重。

3. 释放多余的精力

多动症孩子的精力比较旺盛,如果引导得当可使其过多的精力发泄出来,多动症状得到缓解。家长和老师要组织他们多参加各种体育活动,如跑步、打球、爬山、跳远以及其他消耗体力的室外活动,但应注意安全,避免危险。

4. 加强了集中注意力的培养

应逐步培养多动症幼儿静坐、集中注意力的习惯,从简单活动做起,逐渐延长其集中注意力的时间。如果其在集中注意力方面有所进步,要及时表扬、鼓励,以利于强化。

三、感统失调的矫正

1. 过度呵护会导致"感统失调"

很多家长怕孩子吃饭时掉得到处都是,就直接喂孩子吃饭;有些家长怕孩子自己洗手浸湿衣袖,就直接帮孩子洗手,其实家长们的好心呵护,可能会增加孩子"感统失调"的概率。因为家长的干涉,大大降低了孩子用感官感知世界的机会。婴幼儿时期,由于生活和活动空间小,使他们没有了摸爬滚打的机会。

"近年来,大城市中儿童感觉统合失调的发生率不断攀升,它几乎成了'城市儿童的专利'。"早教专家表示,除了家长后天的养育不当之外,目前已知早产、宫内发育迟缓、出生窒息缺氧、母亲产程延长、脐带绕颈、胎盘老化、出生前胎儿胎心降低等都可能导致婴幼儿感统失调。此外,准妈妈在妊娠期间接触某些化学物质,或是长期卧床、滥用药物、阴道流血保胎、感染病毒、饮食不正常等也可能影响婴幼儿的感觉统合能力。

2. 小游戏可以预防或矫正"感统失调"

早教专家指出,跳皮筋、弹玻璃球、丢沙包等在物质缺乏的年代儿童中广泛流行而被现代家庭所摈弃的游戏,其实都是很好的感统训练游戏。此外,"躲猫猫"也是比较适合锻炼触觉和平衡能力的游戏,当孩子用被子、窗帘等介质挡住身体,屏住呼吸,保持不动,全神贯注地尽量不让他人找到时,就可以充分地锻炼孩子动作的协调性和平衡力;另外,平衡能力差的孩子还可以经常跳绳、走台阶、做单脚站立的动作;注意力不集中的孩子则是听觉、视觉统合失调,在家里可以让孩子多练习夹豆子、穿鞋子、听故事、扣钮扣、系鞋带。

◆ 学生实训

实训地点:教室、实训室

实训内容:

1. 学生两人一组分别扮演成人和婴儿,模拟成人正确引导和教育患有自闭症的幼儿。

2. 学生两人一组分别扮演成人和婴儿,模拟成人正确引导和教育患有多动症的幼儿。

3. 学生两人一组分别扮演成人和婴儿,模拟成人正确引导和教育患有感统失调的幼儿。

4. 学生以小组为单位,总结出引导心理障碍幼儿常用的方法,并写在 A4 纸上,与大家一起分享。

模块二　问题行为和心理障碍的干预与矫正方法

任务导入

将全班同学分成两组,分别去两所特殊教育幼儿园,调查其常用的教育方法,并做成 PPT 与大家一起分享。

工作任务三　问题行为和心理障碍的干预与矫正

◆ 基础知识

1. 代币法

代币法就是运用代币并编制一套相应的激励系统,对符合要求的目标行为进行肯定和奖励的方法。代币起着表征的作用,只是一个符号,以小红花、五角星等为代表,也可以是记分卡、点数,等等,可以根据情况灵活运用。

2. 呼吸放松法

采用鼻子呼吸,腹部吸气,双肩自然下垂,慢慢闭上双眼,然后慢慢地深深吸气,吸到足够多时,憋气 2 秒钟,再把吸进去的气缓缓地呼出。

3. 感觉统合训练法

感觉统合理论是由美国南加州大学心理学家爱尔丝(Ayres)博士于 1972 年提出的用以矫治儿童学习障碍行为的一种理论。感觉统合就是机体在环境内有效利用自己的感官,将从环境中获得不同感觉通路的信息(视觉、听觉、味觉、嗅觉、触觉、前庭觉和本体觉等)输入大脑,大脑对输入信息进行加工处理(包括:解释、比较、增强、抑制、联系、统一),并做出适应性反应的能力。

4. 系统脱敏法

系统脱敏疗法(systematic desensitization therapy)源于对动物的实验性神经症的研究。系统脱敏疗法的基本原理是:让一个原可引起微弱焦虑的刺激,在求助者面前重复暴露,同时求助者全身放松予以对抗,从而使这一刺激逐渐失去了引起焦虑的作用。

◆ 实践操作

问题行为的治疗方法有以下几种:

1. 代币法

在家庭教育中,家长对孩子的"管制"教育破坏了孩子的学习情绪与学习自信,要改善这种情况就要"对症下药",可以使用代币法对问题行为进行治疗。"代币法"是心理治疗中常用的一种行为疗法,通常对于 10 岁以前的幼儿效果显著。所谓"代币"就是真正奖励物的暂时代替,犹如"小红花""红五星"之类的东西。

在实行这种方法时,可以参照如下做法:

(1) 父母必须了解孩子的兴趣与愿望,比如:孩子最喜欢的东西、最想要的玩具、最想去的地方、最爱吃的食物……

(2) 父母与孩子一起罗列出需要改善的行为,比如注意力不集中、做事拖拉等。

(3) 按照从易到难的顺序将行为排序,并从中选择几条制定具体的目标,比如:老师布置的任务能够在两分钟内去执行、注意力能够集中十分钟以上等等。这里特别要指出的是:其一,行为目标一定要具体、明确,而不能像"注意力要集中""好好听老师讲课"等抽象目标;其二,刚开始实施时,行为选择不宜过多,一般不超过 5 条,而且一定要至少有 2 条是孩子容易做到的,给他们以信心坚持。

(4) 确定"代币"的表示方法,如:打"√",或者记"红五星"。

(5) 确定行为达到时可以得到的"代币"数量,比如:每天好好听讲 40 分钟,奖励一颗红五星;每天好好听讲 30 分钟,记 10 分;每天好好听讲 20 分钟,记 5 分等等,15 分可以换一颗红五星。

(6) 确定"代币"与奖励的兑换标准。刚开始的时候,兑换标准最好细一点,将孩子可能赢得的最少"代币"的奖励考虑进去,而且要记得将物质与精神奖励联系起来,比如:获得一颗红五星,可以得到什么奖励;获得两颗红五星,可以得到什么奖励;获得三颗红五星,可以得到什么奖励;连续两个星期注意力都很集中时,可以得到什么奖励等等。

(7) 确定"代币"兑换的时间,比如放在每周五的晚上。当然,刚开始的时候,可以两天给孩子兑换一次,激发孩子的兴趣。

(8) 在执行过程中,特别要注意以下三点:

① 不倒扣,只记录孩子积极的行为,而不要因为孩子的某次消极行为而将以前的代币取消,比如:孩子周一做到了,而周二没有做到,千万不要将周一的成绩也一并取消了。

② 强调"连续性",也就是如果孩子能持续出现某个目标行为,那么就加大奖励,因为"连续性"是形成习惯性的基础,如果孩子为了得到"代币"与"奖励"而连续保持某个行

为,那么三个星期后该行为将逐渐成为习惯。

③ 奖励来源的合理控制,减少有干扰性的盲目奖励,即在实施"代币"的过程中要家庭所有成员一致配合,使孩子得到奖励的来源尽可能统一化,而不要出现"妈妈不给,爸爸或奶奶给你"这样的矛盾情况。有一人随意改变代币规则都可能使"代币法"无法顺利进行。

(9) 为了记录方便,最好做一张记录表。

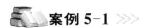
案例 5-1 >>>

小宁,男,6 岁,他经常招惹同学,抢走别人的东西,妨碍别人的正常活动。他行为霸道,说话粗野,违反课堂纪律的事情也时有发生。因此,小朋友们都害怕他,不愿与他接触,老师也时常批评他。

矫正准备:

(1) 代币——可用硬纸片制作,中间盖上小红花,再盖上老师的印章。

(2) 强化物——选择小宁喜欢的东西作为强化物。换取这些强化物所需的代币数是根据小宁对强化物的喜欢程度来决定的,有一定的层次性。如踢球是 2,吃蛋糕是 3,滑旱冰是 4。

(3) 交换系统——制定逐步达成矫正目标的子目标,根据其完成情况发给代币,如:行为币值("+"表示奖励,"-"表示扣除),每天招惹同学控制在 5 次以内+1;每天说脏话控制在 3 句以内+2;每天说脏话超过 5 句-1,每天招惹同学超过 7 次-3,主动帮助、保护弱小同学+3,和同学友好活动+3,发生打架行为-4,主动协助老师工作+2。

矫正过程:

第一阶段(第一周)

(1) 交代实验目的,教师、家长双方与小宁签订协议,此协议是代币制实施的保障。

(2) 取得同学、主班老师、配班老师和保育员的支持,请他们帮助记录小宁的表现。

(3) 进行认知辅导,使小宁认识到自己行为的危害,产生改正的动机。

(4) 矫正目标的子目标可依据情况进行修改和补充。初次实施此方案,可适当降低要求,以使学生有个适应过程。

(5) 在矫正期间,小宁每天得到多少代币,用去多少代币,小宁和老师都要记录。

第二阶段(第二、三周)提高要求

将每天招惹同学次数控制在 2 次以内,说脏话次数控制在 1 次以内。

第三阶段(第四、五周)

再次提高要求,全天不招惹同学,不讲脏话。

第四阶段(第六、七周)

巩固前三个阶段的成果,鼓励小宁主动帮助他人,积极参与团体活动。

矫正结果：

矫正前，小宁每天招惹同学在5次以上，甚至出现严重的打架现象。矫正后，小宁基本没有打架行为，不再故意捉弄同学，还主动分点心给大家，扫地，帮同学扫呕吐物，送生病同学去医务室等，表现特别出色。

代币法在幼儿的问题行为中应用比较广泛，也比较实用，针对小宁的具体操作方法也是值得我们在实践中借鉴的。

（资料来源：http://blog.sina.com.cn/s/blog_5d264b6a0100j4od.html）

2. 呼吸放松法

呼吸放松法是一种教人们如何应付各种压力的方法，主要通过放松肌肉和心情，达到克服焦虑、消除疲劳、稳定情绪、振奋精神的目的。在儿童问题行为治疗中，放松训练对消除儿童焦虑等症状有特殊作用。

（1）想象放松法。想象是人类心理活动的一个组成部分，在儿童心理治疗中，想象技术十分常用，操作程序比成人的想象放松更加简单。运用到幼儿心理辅导时，可让幼儿舒服地躺坐在沙发或靠垫上，轻闭双眼，然后听幼儿心理辅导教师给予的言语指导，自行想象，教师要根据幼儿在什么情境下感到最舒服、最放松来安排指导语的内容情境。

（2）深呼吸放松法。有些幼儿的行为问题是进入到某些特定场合时（如上台表演、到陌生场合）感到紧张，无法放松，在这种情况下，进行想象放松练习已经没有时间和场地了，所以更适合使用深呼吸放松法来快速镇定，既简单又有效。具体做法是让幼儿站定，双肩下垂，闭上双眼，然后慢慢地做深呼吸，教师可配合幼儿的呼吸节奏这样指示："跟着老师做，用鼻子深深地吸进来——用嘴巴慢慢地呼出去——深深地吸进来——慢慢地呼出去"，同时辅以示范，重复五六次，通常幼儿的情绪能较快地平复下来，降低焦虑感。

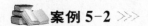 案例 5-2 >>>>

呼吸放松法

事前准备：选择安静的环境，学生坐在座椅或体操垫上，播放30分钟的音乐。

训练时间：45分钟。

具体方式：小朋友们坐好，拇指捏中指，自然地放在自己的膝上，闭上眼睛，随着音乐和暗示，体会深呼吸，以吸4秒，停4秒，呼7秒的速度进行深呼吸，老师要语气和缓、配合相关音乐。

理论引导：头脑紧张吗？面部肌肉紧张吗？全身肌肉疲乏吗？浑身是否感觉无力？可以改变吗？可以放松吗？可以的，来，我们一起来试试！

示范演练：（慢慢、温馨地）对，请小朋友们脱掉鞋子，盘膝坐好，端正、舒适，两手扶膝，脊椎垂直，轻合双目，自然呼吸，气流由鼻孔通过。四、三，体会小腹渐渐隆起；二、一，停住；四，别急呼；三、二、一，好，慢慢呼气；七、六、五、四、三、二、一，体会到轻松的感觉。

来,再来一遍! 注意控制呼、吸、停的时间和速度。开始,四,吸气;三,把大自然的清新空气统统地吸进来;二,把美好、积极、乐观的信息统统地吸进来;一,把我们对未来的美丽梦想统统给吸进来。停! 四,把吸进来的一切沉入咽喉;三,把头脑的能量向下吸入小腹;二,把所有吸入的精华下沉至丹田;一,看到我们的丹田越来越坚实地发光。好! 慢慢地呼气。七,体会呼气时小腹部自然复原;六、五,慢慢呼,想象气流的入和出;四、三,体内毒素随着呼气呼出体外;二、一,感觉到大脑轻松了吗? 再来一遍……

好,我们换一种方式来训练一下,体会一下我们身上的每块肌肉都是可以放松的,大家记住,先收紧,后放松,你可充分享受、体会放松的感觉。来,我们从头部开始,用力皱紧眉头,保持15秒钟,然后放松;皱起鼻子和面颊部肌肉,保持15秒钟,然后放松;用舌头抵住上腭,使舌头前部紧张,保持15秒钟后放松,很好! 再来一遍……

我们再进行颈部肌肉放松(头部下弯),肩部(双肩向上),臂部(握紧拳头),胸部(双肩前收),背部(双肩后收),腹部(收腹),臀部(收紧、提肛),腿部(上下弯),脚趾(上下弯)等各种活动。好! 再来一遍……

（资料来源 http://wenku.baidu.com/link? url = TiJ37Jpl _ b4qa6DadVrPrmh1Fn2KPSeXG1A5HiNQYl2Vhs7R6SvDjqgO2eLx08Rq1RYISWVVnyRkNInEKIhc9uQl7-t-lKh6mDKs5YnmnqS)

3. 感觉统合训练法

对于如何对孩子进行感统训练,下面是一些建议:

(1) 触觉方面

① 多爱抚孩子:情绪稳定及人际关系的建立,均有赖安定的触觉系统,而爱抚是促进触觉系统形成安定感的有效方法。

② 提供干净、自由的游戏空间:让孩子能在地上自由爬行及接触周围物品,不要一直把婴儿放在学步车或婴儿车内,使其丧失爬行及用手触摸环境的机会。

③ 对触觉防御过当的孩子,父母可以在他们洗脸、洗澡或睡觉前,以手或柔软的手巾,轻轻地触压或按摩孩子的手、脚或背部。

④ 对触觉迟钝的孩子,父母一方面可用软毛刷子刷孩子的手心、手臂及腿部,以唤醒其触觉;另一方面,可以给孩子触摸玩具,让他在玩耍中不知不觉地增进触觉识别能力,处理时要谨慎。一般这种孩子通常有吸吮奶嘴、手指或手帕的习惯。父母不要采用高压或恐吓的方式来纠正这些习惯,而应该先适度地满足孩子对触觉的需要,加强亲子间的关系,使孩子有安全感,在此前提下,再要求他们逐渐改掉这些习惯。

(2) 前庭平衡方面

① 善于用摇篮。

② 多提供骑木马、坐电动玩具、滑滑梯、荡秋千、跳弹簧垫等活动。如果孩子前庭抑制功能不良,易出现头晕等反应时,家长仍应让他们从事上述活动。只是要适度加强保护,并给予心理上的支持。

（3）肌肉关节动觉方面

家长和教师要重视孩子运动。孩子玩弄或咬自己的手、脚、摔东西、敲打玩具、搬弄座椅或爬上爬下，都是在从事有益的活动。因此，父母千万不要为了避免事后收拾麻烦，或怕孩子遭到任何一点小碰伤，就全面禁止孩子活动，而应以积极的态度，使孩子得到适当的活动。

（4）精细动作方面

① 在婴幼儿期间要提供孩子丰富的触觉刺激。

② 给孩子适度独立的机会。

③ 在上小学前，家长应让孩子有许多涂鸦、剪贴、捏泥巴和黏土、扣纽扣、握笔、做简单家务的机会。

（5）视觉方面

① 丰富婴幼儿期的视觉刺激。

② 提供有益的视知觉玩具：如积木分类、卡片配对、走迷宫、玩拼图等。

（6）听知觉方面

① 对听知觉辨别能力差的孩子，可多训练孩子闭目倾听环境中的声音，或让他们戴上耳机听故事录音带，以提高他们对声音的敏感度。

② 对听知觉过虑能力差的孩子，消极的做法是，在孩子学习的场所，控制不必要的噪音。积极的作法是，在背景音乐的环境中训练他们注意倾听，并辨别主题声音。

③ 对听觉记忆力不佳的孩子，可带孩子多做"听命令做动作""听指示画图""复诵数列"或"朗诵文章"的游戏，让他们学习将所听到的话，有组织地储存在脑中，然后再将这些知觉印象有条理地运用到日常生活中。

4. 系统脱敏法

系统脱敏法是行为治疗中应用较早的技术之一，由沃尔普（J. Wolpe）创立，常常用在治疗对特殊客体或情况而恐惧或焦虑所产生的心理障碍，如恐血、怕蛇、考试焦虑等。系统脱敏法包括三个步骤。

（1）建立恐惧或焦虑等级表，把所有能引起恐惧或焦虑的一系列情境罗列出来，并按照恐惧或焦虑程度由低到高排列。此等级的决定与排列需要教师或家长与儿童一起完成。

（2）放松训练，练习自己能把自己放松下来。如：幻想轻松的情景，或者深呼吸等，放松全身肌肉。

（3）系统脱敏，按照幼儿和教师或家长之前制定的等级表，从最低级情境开始，进行想象脱敏（或实地、实物脱敏），直到儿童对此情境不再感到恐惧或焦虑为止，然后再对高一级的情境进行脱敏。如此，逐步提高其恐惧或焦虑的等级，尽可能完成对最高等级的恐惧或焦虑的脱敏。

案例 5-3 >>>

C小姐,艺术系学生,24岁,由于考试失败导致极度的焦虑。进一步访谈表明她不仅对考试焦虑,对被别人观察或批评以及与别人争论也很害怕。沃尔普的治疗分为三个主要过程:放松、等级建构、脱敏。

(1)放松。沃尔普用这样的方式教C小姐:我要请你用腕子抵抗我拉你的力量,以便绷紧你的二头肌,我要你仔细注意肌肉里的感觉,然后,我会减少拉你的力量,让你逐渐松弛下来。注意,当你的前臂下降时,你会有二头肌放松的感觉。你将前臂放在扶手上休息,你让自己尽可能舒适,完全放松。放松肌肉纤维可以带来我们需要的情绪的放松,你试试看,用先绷紧再放松的方法,可以放松身体的不同部位。在治疗过程中也要继续进行放松练习。沃尔普在5~6次的会面时间里教C小姐放松,并请她每天用10~15分钟练习。

(2)焦虑等级建构。在沃尔普的帮助下,C小姐建立了关于考试焦虑和争论吵架的几个不同的焦虑等级表。其中关于看到别人争论吵架的焦虑等级表如下:

① 她母亲对佣人喊叫(50分)

② 她妹妹抱怨她姐姐(40分)

③ 她姐姐和父亲争辩(30分)

④ 她母亲对她姐姐喊叫(20分)

⑤ 她看到两个陌生人吵架(10分)

沃尔普为了考察C小姐的视觉表象能力,首先让她想象一个中性的情境,然后让她想象等级表中最轻的恐惧情境,即第5个情境。

咨询师:现在我要求你想象一些场面。你要想象得清晰,它们也许会干扰你的放松,如果你感到焦虑,想让我注意,你随时可以告诉我。如果你已经清楚地想象出了一个情境,举起左手让我知道。首先,你想象自己在一个熟悉的街角站着,这是一个愉快的清晨,你在看着车来人往。你看到汽车、摩托车、卡车、自行车、行人和交通灯,并听到相应的声音。(过了几秒钟,C小姐举起了她的食指,咨询师停顿了5秒)

咨询师:停止想象那个场面。在你想象的时候,你的焦虑增加了多少?

C小姐:一点也没有。

咨询师:现在注意力再回到放松上。(停止20~30秒,重复放松指示)

咨询师:现在想象你看到街道对面有两个陌生人在吵架。(在15秒后C小姐举起她的手指。等待5秒)

咨询师:停止那个场面。焦虑增加了多少?

C小姐:大约15分。

咨询师:现在继续想象那个情境。

(在第二次想象中焦虑分数仅增加5分,第三次是0分。处理完等级表的第一项,可以进入第二项），经过脱敏治疗后，C小姐能够在看到别人争论吵架的等级表的所有项目上放松地想象，在实际情境中也可以放松了。之后，沃尔普用同样的方法解决了她的其他问题。

（资料来源：http://wenku.baidu.com/link?url＝0iBtFU77jOkzAt3R2KoR8JKB-m7fr5yLq6o7nrBy4OXS88GmCe4ExInOGEfTFUiLimlbDOWTB4DSC8IxG835lrFnqNBquBqWHwvOmIxZSiq）

看了上述案例，对我们对待焦虑的孩子的问题行为有哪些启发呢？

系统脱敏法，相对于幼儿而言，可能对成人来讲更好实施，效果更佳，但作为幼儿老师，我们可选择其中适用于幼儿的方面，针对幼儿的问题，对其进行教育。

◆ 学生实训

实训地点：实训室

实训内容：

1. 全班同学分成3组，第1组同学为大家展示代币法的操作方法，第2组同学为大家展示呼吸放松法的操作方法，第3组同学为大家展示系统脱敏法的操作方法。

2. 操作展示结束之后，全班同学总结，各抒己见，讨论如何更好地把这些操作方法运用到幼儿教育实践当中。

◆ 项目小结

本项目主要内容包括：儿童身心健康的特征，包括智力发展正常、情绪稳定、乐于与人交往、人际关系融洽、性格良好等方面；儿童心理及行为的发展受多重因素影响，包括气质与个性特征、发育水平、家庭环境和家庭教养方式、托幼机构因素以及社会因素等；婴幼儿问题行为，即儿童发展过程中表现出的异于常态的行为，儿童常见的心理问题包括攻击性行为、社会退缩、挑食偏食、幼儿恋物等，儿童常见的心理问题包括自闭症、多动症、感统失调等的特点及矫正方法；最后是治疗儿童常见心理障碍和问题行为的方法，如代币法、呼吸放松法、感觉统合训练法、系统脱敏法等。

◆ 项目测评

一、课后练习

1. 儿童心理健康的特征有哪些？

2. 儿童常见的心理和行为问题受哪些因素的影响？

3. 如何预防幼儿的挑食偏食行为？

4. 如何对自闭症幼儿进行保健？

5. 如何使用代币法？

6. 如何使用感觉统合训练法？

二、课内外实训

1. 参观幼儿园,了解幼儿常见问题行为和心理障碍有哪些,描述各自的症状。

2. 熟悉每种幼儿常见心理障碍和问题行为的症状,详细说出每种病症的矫正和干预方法。

项目六

婴幼儿常见疾病和传染病的护理与预防

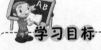

学习目标

- 了解婴幼儿常见疾病的种类、病因、症状；
- 掌握初步的护理技术和常见疾病的预防知识；
- 掌握清洁、消毒技能以及常用的护理技能。

疾病是由于某些原因导致人体形态或功能的改变，影响人的生命活动的异常反应。幼儿各器官、系统发育不成熟，对疾病的抵抗力较弱，很容易患病，这就需要看护者做好预防工作。孩子生病之后，感觉不舒服，但是他自己可能会说不清或者说不全，此时就需要父母或幼儿老师细心观察，懂得一些基本的护理知识。

模块一　婴幼儿常见疾病预防

任务导入

1. 让学生以小组的形式，利用课余时间走进本地 1～2 家儿童医院、本地 1～2 家托幼园所，通过对儿童医院医生及护士的访谈、对幼儿园保健医生及幼儿老师的访谈，了解婴幼儿的常见疾病，以及如何做好预防和护理工作。

2. 通过书籍或者网络查找幼儿疾病的相关资料，如疾病的病因、症状等。

3. 以"了解幼儿常见疾病"为题，每个小组做 PPT 课件，要求配上相应的图片和视频，在课堂上选派代表进行讲解。

工作任务一　婴幼儿常见疾病的护理与预防

◆ 基础知识

一、疾病的病因与分类

导致婴幼儿患病的因素有很多,比如:营养不良,不良的生活习惯,特别是因为幼儿各器官、系统发育不成熟,很容易受到细菌、病毒、寄生虫等病原体侵袭,还有就是遗传因素、环境因素等所致。

医学上对疾病有不同的分类,比较常见的分类有:

(1) 按照致病原因,分为感染性疾病和非感染性疾病。如幼儿的急性肠炎、肺炎、流行性感冒等疾病都是由于病毒、细菌等病原体感染所致,属于感染性疾病;焦虑症、单纯性肥胖、斜视、弱视等疾病是因为发育障碍、不良的生活和行为方式、外界环境等刺激而致病,为非感染性疾病。

(2) 按照患病部位,分为呼吸道疾病、消化道疾病、泌尿道疾病、神经系统疾病、口腔五官疾病等。

(3) 按照疾病有无传染性,分为常见病和传染病。如维生素 A 缺乏、缺铁性贫血均属于常见病;而水痘、手足口病、流行性腮腺炎等容易在人群中传播和流行的疾病属于传染病。

二、患病的症状

1. 精神状况

精神状况是指儿童日常所表现出的情绪和身体整体状态。正常的幼儿活泼好动、爱玩,对周围的环境充满了探求欲,幼儿生病之后,可能出现烦躁不安,情绪比较低落,甚至哭闹等现象。

2. 体温及皮肤

儿童的正常体温通常保持在 36~37.4 ℃,体温的正常波动范围在 1 ℃之内,当温度上升到 37.5 ℃为发烧(腋温)。临床上通常将发烧分为:低烧(37.5~38 ℃)、中度发烧(38.1~38.9 ℃)、高烧(39 ℃以上)。所以幼儿教师应在每天孩子来园和午睡后摸摸孩子的额头,观察其体温的变化。发高烧会引起许多不舒服的感觉,并会使体内物质消耗增加,消化能力也会变弱;幼儿由于神经系统发育不完善,发高烧可能会引起抽风,因此,一旦发现幼儿有高烧状况,应采取一系列的降温措施。

3. 睡眠

睡眠有助于促进幼儿生长发育,增加免疫力,调节幼儿情绪。健康的儿童通常是入睡快,睡眠安稳,睡醒后会很有活力。但如果幼儿出现入睡困难、嗜睡或者睡眠不安,可能就是因为身体出现某些疾病所致。

4.饮食

患病后,幼儿的食欲也会发生变化,食欲下降,还会伴有脸色苍白、恶心、呕吐等症状,还可能出现包括消化道疾病,以及一些全身性疾病,如肠炎、消化不良等;也包括一些异食行为,比如有些幼儿喜欢吃铁屑、泥土、纸张等。心理异常或者患有糖尿病的患儿也会出现食欲亢进的现象。

5.大小便

一些消化道和泌尿道的疾病会导致婴幼儿出现大小便的改变。如患病幼儿会出现粪便表面有鲜血或者脓血便的现象,有些患儿患有便秘,我们可以通过患儿大便的次数、颜色和形状以及小便次数或颜色发生的变化等,掌握患儿的情况,出现以上症状,都要引起警惕。

三、常见疾病的病因与症状

1.普通感冒的病因和症状

普通感冒是婴幼儿常见病,冬春季节发病率很高。

1)病因

普通感冒,简称感冒,俗称"伤风",是急性上呼吸道病毒感染中最常见的病种,虽多发于初冬,但任何季节,如春天、夏天也可能发生,不同季节的感冒致病病毒并非完全一样。其主要病原体有鼻病毒,其次为副流感病毒、腺病毒、埃及病毒、柯萨奇病毒以及呼吸道合胞病毒,常易合并细菌感染。

2)症状

感冒患儿会流鼻涕、打喷嚏、鼻塞、咽痛、烦躁、哭闹,个别幼儿可能伴有腹痛、腹泻,多数伴随高烧。

📖 知识链接 6-1 >>>

普通感冒和流行性感冒的第一个区别是,普通感冒不会流行。普通感冒也就是俗称的"伤风",是由多种病毒引起的一种呼吸道常见病,其中相当部分是由某种血清型的鼻病毒引起的。普通感冒可发生于全年的任何季节,冬、春季节更易发生。普通感冒多数是散发性,不引起流行。而流行性感冒,简称流感,是一种由流感病毒引致的疾病,传染性极高,可以短时间内在大范围人群中流行,流感流行常见于冬、春季。

第二个区别是症状上的不同。普通感冒起病较急,早期症状有咽部干痒或灼热感、喷嚏、鼻塞、流鼻涕,开始为清水样鼻涕,2～3天后变稠;可伴有咽痛;一般无发热及全身症状,或仅有低热、头痛。如无并发细菌感染,病程一般5～7天可痊愈。而流行性感冒的潜伏期通常为 1～3 天,起病很急,一开始就发烧,体温可高达 39 ℃～40 ℃,畏寒、全身不适、头昏头痛、四肢酸痛、打喷嚏及流鼻涕,高热持续 3～5 天后,全身症状减轻,咳嗽等呼吸道症状逐渐加剧。根据临床表现与病情轻重,流行性感冒分单纯型、肺炎型、中毒型、胃肠型四种,病轻者可 2～3 日恢复,重者 1～2 周,也有病程迁延 1 月者。流行性感冒常见的并发症包括肺炎、病毒性心肌炎和神经系统并发症。

第三个区别是治疗方法不同。目前对大部分病毒感染的普通感冒者来说,还没有有效的抗病毒药物直接杀死病毒,有效方法就是依靠人体免疫系统,对病毒产生特异的免疫力,所以感冒应以支持疗法为主,特别注意休息、多饮水、饮食清淡。感冒可以继发细菌感染,此时可以适当应用抗生素进行治疗。同一类型的流感病毒在自然界中可发生基因变异形成新的病毒亚型,人们没有经过自然感染或有效的流感疫苗免疫接种,对这些变异的流感病毒亚型则普遍缺乏抵抗力而容易被感染,这就是为什么相隔数年会有流感大流行的原因。

(资料来源:流行性感冒和普通感冒有什么差别(2014-01-02)http://jingyan.baidu.com/article/48b558e3586ec37f38c09adc.html)

2. 急性肠炎

急性肠炎在我国以夏、秋两季发病率较高,无性别差异,一般潜伏期为 12～36 小时。

1) 病因

可引起急性肠胃炎的因素主要有如下几种:

一是受污染的食物。微生物感染和细菌毒素污染的食物,如带有沙门氏菌、金葡菌毒素、流感病毒、肠道病毒等的食物,一旦被人体进食,细菌和病毒就会趁机入侵人体肠胃,引起急性肠胃炎症状发生。

二是物理因素。进食过冷、过热、过于粗糙的食物,都有可能划破、损伤肠胃粘膜,从而导致急性肠胃炎。肠炎最常见于饮食不当,比如吃得太多、吃的食物不易消化等,导致人体胃肠道不适应而出现腹泻。婴幼儿在睡觉时可能没有盖好被子,腹部受凉,刺激肠道加速蠕动也会出现腹泻。

三是化学因素。阿司匹林、激素、某些抗生素等药物,以及烈酒、浓茶、咖啡、香料等,都可对肠胃粘膜形成刺激和损害,甚至导致糜烂发生,形成急性肠胃炎。还有就是食物过敏,比如一些幼儿对花生、牛奶、鸡蛋等食物过敏,往往在饭后会出现腹痛、腹泻等症状。

四是精神、神经因素。各种急重症的危急状态、机体的过敏反应等,均可引起肠胃粘膜出现急性肠胃炎的症状。

2) 症状

急性肠炎起病急骤,全身症状有发热、食欲不振,局部症状有肛门内胀热灼痛、便意频繁、粪便混有黏液及血丝、里急后重、排尿不畅、尿频等。肠炎在幼儿期是发病率较高的一种疾病。在医疗条件较差的地区,严重的肠炎可致患儿因脱水、电解质紊乱而死亡。

3. 便秘

便秘是婴幼儿的常见病,主要症状是患儿常常连续 2～3 天或更长时间排不出大便,大便过程比较困难。

1) 病因

婴幼儿便秘是一种常见病症,其原因很多,概括起来可以分为两大类:一类属功能性便秘,这一类便秘经过调理可以痊愈;另一类为先天性肠道畸形导致的便秘,这种便秘通过一般的调理是不能痊愈的,必须经外科手术矫治。

绝大多数的婴儿便秘都是功能性的。引起婴幼儿便秘的因素有饮食不足、食物成分不当、肠道功能失常、体格与生理的异常及精神因素。与成人相比,儿童的肠道较长,废弃物在肠道里停留的时间就会相对较长。在长时间的运行过程中,粪便中的水分被肠道吸干,可导致大便干燥。幼儿如果没有养成按时排便的习惯或者因为玩耍而拖延大便时间,致使失去便意,粪便因长时间在肠道内停留,会被肠道吸干,出现大便干燥的情况。从饮食结构方面来看,婴幼儿的食物一般制作得都比成年人的精细,食物中缺乏粗纤维会导致婴幼儿大便残渣少,常发生便秘。

2) 症状

幼儿便秘可出现腹痛、腹胀,便不出大便的症状。有的患儿便秘严重,几天不能排便,大便时肛门会出血、疼痛。

4. 龋齿

龋齿又称虫牙、蛀牙,是我国儿童的多发病,龋坏处可见阴影。龋齿早期若没有及时进行矫治,会使龋洞不断加深,食物嵌塞,牙腔逐渐暴露,腔内的血管充血、扩张,腔内的压力增高,使牙神经受到压迫、刺激,出现剧烈的疼痛。随着炎症的进一步发展,可引起牙周病和牙髓炎。龋齿对儿童的身体健康影响很大,不仅痛苦,还会影响食欲,使进食量减少,严重影响孩子的生长发育,因而家长应该引起重视。

1) 病因

导致龋齿的因素很多。主要包括:在饮食过程中牙齿上留下很多残留物,为口腔中细菌的滋生提供了场所;牙齿钙化差、牙釉质薄、牙齿表面不光滑,容易发生龋齿;同时如果牙齿排列不整齐,也会留下大量食物残渣,滋生细菌;口腔中的一些产酸细菌,如变形链球菌、乳酸杆菌等在牙齿表面形成牙菌斑附着于牙齿上,酸性物质会慢慢腐蚀和破坏牙组织。

2) 症状

由于不同牙齿解剖形态和生长部位的特点,龋病在各牙的发生率存在着差别。大量流行病学调查资料表明,龋病的牙位分布是左右侧基本对称,下颌多于上颌,后牙多于前牙,下颌前牙患龋率最低。

根据龋齿破坏的程度,临床可分为浅龋、中龋和深龋三种。

(1)浅龋:龋蚀破坏只在釉质内,初期表现为釉质出现褐色或黑褐色斑点或斑块,表面粗糙称初龋,继而表面破坏称为浅龋,初龋或浅龋没有自觉症状。邻面龋开始发生在牙齿接触面下方,窝沟龋则多开始在沟内,早期都不容易看到。只有发生在窝沟口时才可以看到,但儿童牙齿窝沟口处又容易有食物的色素沉着,医师检查不仔细也会误诊或漏诊。

(2)中龋:龋蚀已达到牙本质,形成牙本质浅层龋洞。患儿口腔遇到冷水、冷气或甜、酸食物时会感到牙齿疼痛,这是因为牙本质对刺激感觉过敏的缘故,刺激去掉以后,症状立即消失。中龋及时得到治疗效果良好。

(3)深龋:龋蚀已达到牙本质深层,接近牙髓,或已影响牙髓,牙齿受破坏较大。病儿对冷、热、酸、甜都有痛感,特别对热敏感,刺激去掉以后,疼痛仍持续一定时间才逐渐消失,这时多数需要做牙髓治疗以保存牙齿。

深龋未经治疗则继续发展会感染牙髓或导致牙髓坏死。细菌可以通过牙根达到根尖孔外,引起根尖周炎症,可能形成病灶感染。牙冠若已大部分破坏或只留残根时,应将其拔除。

5. 斜视

斜视是指看物时,两眼不在同一水平面上。通常斜视分内斜和外斜两种,俗称"对眼"或"斜眼"。

1)病因

儿童斜视的常见原因:一是视神经或眼肌受到损伤,使眼球失去神经或肌肉的控制,出现向内或向外倾斜;二是患有近视、远视或散光,高度近视眼的患者,看近物时由于两眼不需要调整,时间一长容易出现外斜,高度远视眼的患儿容易出现内斜。

2)症状

不同的斜视程度,会有不同的症状:

(1)隐斜视,人群中约90%～95%的人有隐斜视,轻度隐斜视没有任何临床症状,不必治疗,只有大度数的隐斜视,有明显临床症状者才需要治疗。

(2)共同性内斜视,俗称"斗鸡眼"。

(3)共同性外斜视,共同性外斜视较共同性内斜视少见,与内斜的比例约为1:4。

(4)麻痹性斜视,外伤、高血压、糖尿病、肿瘤,易出现复视,需歪头才能看清。

斜视对儿童的视觉功能发育有很大危害,不仅影响幼儿的外貌美观,更主要的是斜视长期得不到医治容易发展成弱视,因为患有斜视的幼儿可能会习惯性地用一只眼睛而忽略了另一只眼睛,而长期不使用会造成另一只眼睛的功能逐渐减退;其次,斜视给幼儿的学习和生活都会带来不便,幼儿需要用眼睛来认识世界,他们也会因为看不清而无法对该物体进行正确的知识建构,同时在职业的选择上患有斜视的人不能从事飞行员、机动车驾驶员、测绘员、演员等职业;患儿为了维持双眼平视而采取的某种代偿性变化,会造成面部的不对称,甚至背柱侧变。

临床上有许多家长,由于不太清楚歪头是由于斜视造成的而盲目地施行颈部手术,致使孩子遭受不必要的痛苦;还有一些麻痹性斜视的患者,由于眼肌麻痹,视物成双,为克服复视,采用偏头、侧脸等特殊的头位来补偿,医学上称"代偿头位",这对儿童来说,不仅影响美观,还会导致全身骨骼发育畸形。

6. 急性中耳炎

急性中耳炎大多是由上呼吸道感染引发的五官科疾病,幼儿发病率较高。耳朵的各种疾病都会对听力造成威胁,尤其是儿童,由于身体抵抗力差,患中耳炎的机会多。

1) 病因

人的口腔内有一条与中耳相连的天然通道,在医学上称为咽鼓管。婴幼儿因咽鼓管较短、宽,且接近水平位,所以咽鼻部的病菌很容易通过咽鼓管进入中耳,尤其是在咳嗽、擤鼻涕、打喷嚏时,细菌很容易顺着气流进入中耳,引起急性中耳炎。

2) 症状

婴幼儿不会诉说耳痛,常表现出惊哭、烦躁、摇头、拒绝吃奶等现象。大年龄的儿童会感到头痛、耳痛,检查可发现鼓膜红肿,充血,之后会出现鼓膜穿孔,脓液流出,耳痛减退,痊愈后鼓膜小穿孔可愈合,听力不受影响。

7. 缺铁性贫血

贫血中最常见的是缺铁性贫血或称营养性贫血。如果人体对铁的摄入量不足,便会影响到血红蛋白的合成,从而使红细胞中血红蛋白的含量显著减少,随之红细胞数目就减少,其结果会使人体内的各细胞、组织供氧不足,将导致缺铁性贫血症。

1) 病因

导致婴幼儿缺铁的主要原因有:铁摄入不足,母乳、牛奶等奶类食品中铁含量较少,如没有及时添加含铁丰富的食品,容易导致婴儿患缺铁性贫血;体内储存铁不足,通常是早产儿或者是双胞胎,在胎儿期没有储备足够的铁,容易患缺铁性贫血;生长发育快,随着婴幼儿身体的迅速发育,机体对铁的需要量也相应地增大,因此,会出现一种较为常见的现象,长得越快的孩子越容易出现贫血;疾病,有些幼儿如果患有慢性腹泻、钩虫病等疾病也会出现缺铁性贫血。

2) 症状

缺铁性贫血主要影响大脑和身体各器官的供氧,导致儿童生长发育减慢,大脑功能下降。本病主要表现为烦躁不安,精神差,不爱活动,疲乏无力,食欲减退,口唇、眼结膜、指甲床和手掌苍白,身体不够健壮,注意力不够集中,抗病能力差,容易感染其他疾病,甚至影响到智力和学习。血象检查可见血红蛋白和红细胞均低于正常值,做血清铁蛋白、血清铁等生化检验可确诊本病,缺铁性贫血的小儿血色素低于正常指标。

8. 维生素 A 缺乏症

维生素 A 缺乏症主要表现为皮肤、眼睛等组织和器官的一系列症状,严重的甚至可导致失明,是我国贫困地区儿童常见的营养性疾病。

1) 病因

导致维生素 A 缺乏的主要原因是维生素 A 和胡萝卜素摄入不足。维生素 A 主要存在于动物的肝、蛋黄和奶中。深颜色的蔬菜中含有胡萝卜素,它是维生素 A 的前体(在肠道,胡萝卜素可部分转化为维生素 A 发挥功能)。如果婴幼儿饮食结构不均衡容易发生维生素 A 缺乏。

同时,缺少脂肪也是导致维生素 A 缺乏的重要因素。因维生素 A 和胡萝卜素属于脂溶性维生素,必须有脂肪的参与才能被人体吸收。如果饮食中缺乏脂肪,维生素 A 的吸收率会下降,可能导致缺乏症。贫困地区儿童维生素 A 的缺乏主要与缺少脂肪摄入有关。

2) 症状

维生素 A 参与人体暗视觉的形成,促进骨骼和上皮细胞的生长。故维生素 A 缺乏的症状可表现在以下几方面:早期表现为暗适应能力下降,患夜盲症。患儿在夜间或在暗光下看不清物体;患儿的皮肤因上皮组织的角质化而干燥、脱皮,尤其是上臂外侧和大腿前侧皮肤出现"鸡皮样"改变;婴幼儿骨骼组织的发育速度迟缓,身高和牙齿发育减慢。

9. 肥胖

小儿肥胖症最常发生在婴儿期、5～6 岁时和青春期。由于婴儿期肥胖发生时脂肪细胞不仅体积增大,而且数目增多,因而以后发生成人肥胖的可能性大。

肥胖病大体上可以分为单纯性与病理性两种:单纯性肥胖,是由父母的养育方式以及孩子的生活习惯不佳所引起的;病理性肥胖,主要指由于某种疾病引起的肥胖。单纯性肥胖与病理性肥胖是可以相互转化的,如果孩子属于病理性的肥胖,建议就医检查原因,积极治疗原发病。

1) 病因

(1) 遗传因素。科学研究证明,遗传在孩子生长发育中起着重要的作用,遗传因素不仅影响着骨骼系统的发育,而且遗传基因控制着身体的能量消耗,决定着能从脂肪中吸收多少热量。因此,身材胖的父母,子女胖的可能性也很大。

(2) 营养失衡。孩子的生长发育需要大量的营养,所以他们必须不断地从外界摄取各种营养素,尤其是足够的热量、优质的蛋白质、各种维生素和矿物质。儿童营养调查资料也证实,营养丰富而且平衡的膳食能促进幼儿的生长发育,但是长期的营养失衡,也会影响幼儿的身体发育。

胖的原因并不仅仅是吃得多,主要是由于吃的东西决定的,一般来讲,偏好吃高脂肪食品和甜食的孩子,发胖的概率比较高。由于儿童天性大多爱吃甜食,因此许多肥胖儿童喜欢吃奶油、汉堡包、炸薯条、可乐等高热的食物,这些食物一般缺乏营养,以吃这些食物为主长大的孩子,往往身体严重缺少钙,而且体内糖和脂肪的含量过高。

（3）缺乏运动。运动可以促进孩子的身体发育,增强体质,还可以加快机体的新陈代谢,提高呼吸系统、运动系统和心血管系统的功能,尤其能使孩子的骨骼和肌肉都得到锻炼。

现在都市里的孩子大多住在高楼里,从幼儿园回家后一般都待在家中看电视、玩游戏,缺乏与外人交流的机会,很少参加户外活动,因此,非常缺乏体育运动。这样就限制了体能的消耗,再加上营养过剩,脂肪在他们身上沉积也就不足为奇。而且,身上的肉越多,身体就越笨重,也就更懒散了。

此外,肥胖还与生活习惯、疾病等有关系,因此,家长应为孩子创造一个有规律的生活环境,注意饮食、睡眠、运动等各方面的调节,从而避免肥胖儿童的出现。

2）症状

肥胖幼儿往往表现出体重增加,脂肪主要分布在腹部、臀部、胸部。活动时患儿容易累、怕热、多汗、气短,跑跳等运动能力下降,行动不灵敏等。小儿肥胖还会造成高血压、冠心病、糖尿病、高脂血症等。肥胖还会给幼儿带来种种心理问题,如常被别人取笑,可能会造成幼儿的孤独感和不自信,进而产生自卑感。

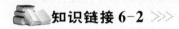 **知识链接 6-2** >>>

肥胖儿童的标准

衡量肥胖儿童的两项标准:

我国大多数门诊的衡量标准是按照理想的身高体重标准来计算,但这种判断方式极有可能遗漏矮小的肥胖儿童,所以世界卫生组织(WHO)推荐使用身体质量指数(BMI)来诊断。肥胖病一般分为轻度、中度和重度3个等级。

3～7岁的身体质量指数(BMI)指标:

男 BMI 均值		女 BMI 均值	
3 岁	15.62	3 岁	15.34
4 岁	15.43	4 岁	15.02
5 岁	15.52	5 岁	14.78
6～7 岁	15.58	6～7 岁	14.77

身体质量指数(BMI)等于体重除以身高的平方米(kg/m^2),对于大人来说身体质量指数大于 24 即是肥胖。而 3～7 岁的儿童仍处于生长阶段,不同年龄段的儿童有不同的标准,超过 BMI 均值则可以判断为肥胖儿童。

3～7 岁常规的理想身高体重标准:

	男体重均值(kg)	身高均值(cm)
3 岁	15.43	99.34
4 岁	17.76	106.27
5 岁	20.40	113.86
6～7 岁	23.46	121.06

	女体重均值(kg)	身高均值(cm)
3 岁	14.90	97.71
4 岁	17.24	105.50
5 岁	19.37	112.54
6～7 岁	21.99	119.11

理想的身高体重判别方式是体重超过按身高计算的理想体重的 10%，即是肥胖病。这也是现今大多数门诊的判别方式。

（资料来源：http://wenku.baidu.com/view/e05f982f7375a417866f8f6e.html? from＝search）

10. 急性扁桃腺炎

扁桃体炎是儿童时期常见病，多发病，分为急性、慢性扁桃体炎，在季节更替、气温变化时容易发病。

1）病因

扁桃体是人体呼吸道的第一道免疫器官，抵制和消灭自口鼻进入的致病菌和病毒等病原微生物。但当吸入的病原微生物数量比较多或者毒力比较强时，就会引起相应的临床症状，发生炎症，即扁桃体炎。

2）症状

急性扁桃体炎为常见的上呼吸道感染之一，可伴有程度不等的咽部黏膜和淋巴组织的急性炎症，表现为发热、咳嗽、咽痛，严重时高热不退，吞咽困难，检查可见扁桃体充血、肿大、化脓。慢性扁桃体炎为扁桃体的持续感染性炎症，多由于急性扁桃体炎反复发作，隐窝内细菌、病毒滋生感染而演变为慢性炎症，检查可见扁桃体肥大、充血，或可见分泌物，颌下淋巴结肿大。

11. 弱视

眼球无明显器质性病变，而单眼或双眼矫正视力仍达不到 0.8 者称为弱视。

2010 年，中华眼科协会针对在治疗小儿弱视的过程中发现的问题，对我国儿童弱视标准进行了重大的调整，取消了之前采用的矫正视力的统一标准，根据年龄进行了更加细致的划分。

表 6-1　现行的儿童弱视标准

年龄段	弱视标准（矫正视力）	正常视力
3 岁以下	＜0.5	0.5～0.6
4～5 岁	＜0.6	0.9～1.0
6～7 岁	＜0.7	1.0 以上
另：两眼在视力表上的读取范围相差两行以上也可判为弱视		

1）病因

视觉剥夺，是因为进入眼球的光刺激不够充分，剥夺了黄斑接受正常光刺激的机会，产生视觉障碍而形成的弱视，其中黄斑区是视网膜的一个重要区域，位于眼后极部，主要与精细视觉及色觉等视功能有关；先天性弱视，是幼儿在胎儿期因为发育不良而导致的弱视；斜视性弱视，正常双眼视轴平行维持双眼黄斑中心注视，这样才能产生双眼单视功能。斜视发生后两眼视轴不平行，同一物体的物像不能同时落在两眼视网膜对应点上。视网膜上的两个物像将引起复视和视觉混淆。此时脑皮层主动抑制由斜视眼的视觉冲动，该眼黄斑部功能长期被抑制就形成了弱视。

2）症状

儿童弱视是一种视力异常现象，表现为看物体不清晰。患儿可能一只眼弱视，也可能两眼都弱视。有些弱视眼与正常眼视力界限并不十分明确，有的患者主诉视力下降，但客观检查，视力测验结果仍然为 1.0 或 1.2，这可能是患者与自己以前视力相比而感到视力下降。此外，可能在中心窝的视细胞或其后的传导系统有某些障碍，有极小的中心暗点，自觉有视力障碍，而在客观上查不出。患有弱视的幼儿即便经过系统矫正，其视力还是无法达到 1.0 的标准。

◆ 实践操作

常见疾病的预防和护理

1. 普通感冒的预防和护理

1）预防

通常病毒感染不主张服用抗生素，避免产生抗药性。病毒引起的普通感冒在临床上症状比较轻，要注意多让患儿休息、多喝水，保持室内空气新鲜、流通。

（1）避免诱因。避免受凉、淋雨、过度疲劳，避免与感冒患者接触，避免脏手接触口、眼、鼻。年老体弱易感者更应注意防护，上呼吸道感染流行时应戴口罩，避免在人多的公共场合出入。幼儿园的孩子抵抗力也比较差，所以平时外出或户外活动的时候要注意添加衣物。

（2）增强体质。坚持适度、有规律的户外运动，提高机体免疫力与耐寒能力是预防本病的主要方法。保证营养丰富,亦可增强幼儿的免疫力。

（3）免疫调节药物和疫苗。对于经常、反复发生感冒的婴幼儿,可酌情应用免疫增强剂。

2）护理

一般不主张服用含抗生素类药物,保持患儿所处室内空气流通,多吃清淡食物,多喝水,睡眠充足。

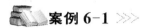 **案例 6-1** >>>

姐姐今年3岁,这两天感冒发热,姐姐的父母都很着急,于是将家中的抗病毒药、抗细菌药、解热镇痛药、止咳药全部拿出来准备给孩子吃,以为"药力集中"更保险,可以药到病除,缩短病程。正巧,身为医生的姐姐奶奶来到家中,得知这个情况后,赶忙制止了他们,并告知这样做的危害,这让姐姐的父母十分后怕。

说到这些,姐姐的妈妈还说,之前为了图方便,常常将家里留存的成人感冒药给姐姐服用。她和丈夫都认为,反正都是感冒药,吃了不会有大问题。曾经有一次,姐姐妈妈看到孩子感冒总是不好,给孩子加倍服用了成人用的感冒通,结果导致孩子血尿。

案例分析：

大多数药物进入体内后的吸收、分布、代谢、排泄等都与肝脏和肾脏功能关系密切。由于小儿体内各组织器官尚未完全发育,生理功能尚未成熟,解毒功能也较差,并且药物之间还会有相互抵消或协同作用。用药时,尤其要考虑小儿的生理特点以及药物之间的作用,家长切不可将多种药物一起给孩子服用,以免加大药物副作用,伤害小儿的肝肾功能。治疗感冒原则为能用一种药尽量不再加另一种药,尤其是新生儿,以防发生不良反应或中毒。

作为家长应该知道幼儿并不是成人的缩影,因此,不要随意给孩子服用成年人使用的感冒药,以免引起严重副作用。感冒通是中西医复合制剂,主要含双氯芬酸钠、人工牛黄及扑尔敏,这类药物使用在小儿身上,可能会导致小儿血尿和肾功能受损。还有,像速效伤风胶囊类,主要含扑尔敏、扑热息痛、咖啡因和人工牛黄,因扑热息痛有很强的肝毒性,3岁以下儿童及新生儿应避免使用。此外,成人用的感冒药,如银翘片、感康、康必得、速效感冒胶囊等,还有镇静助眠药、解热镇痛药(扑热息痛可以)、抑酸剂、泻药、滴鼻净等,也尽量不要给孩子吃。

按照2016年《幼儿园操作规程》,幼儿园对幼儿带药、服药也要做好记录。托幼园所可参考表6-2记录每日幼儿带药、服药情况。

表 6-2 幼儿园儿童带药服药记录

儿童姓名：   年   月   日

药物名称	服药时间	服药剂量	家长签名	执行时间与人

注：1. 请家长按此单要求仔细填写。
    2. 教师给儿童服药后，该药条、药袋或药品包装和药品使用说明书须保留三天，不用粘贴在各班交接班登记册服药栏。

2. 急性肠炎的预防和护理

1）预防

保持食物、用具、容器、冰箱等食物保存场所、环境的清洁，避免刺激，饭前便后洗手，不吃不干净和变质的食物，当食物发生腐烂变质时，一定不要食用。饭菜等最好不要隔夜，瓜果蔬菜食用之前一定要清洗干净。食物的制作和存放要安全，生熟食物要分开；饮食宜清淡，尽量避免刺激性的食物，如辣椒、雪糕、咖啡、浓茶等，同时还要避免药物的刺激。日常饮食要注意定时定量，避免暴饮暴食；加强锻炼，注意保暖，夏秋季节天气变化严重，一定要适时增减衣物，尤其是进入秋季以后，一定要注意保暖，休息时给孩子盖好被子。

2）护理

肠炎的护理主要是防止脱水和电解质紊乱。患儿在腹泻期间一定要注意补给充足的水分，肠炎患儿不宜禁食，可吃易消化、清淡的饮食，可给婴幼儿饮盐糖水或米汤等流质食物，腹泻严重应送医院进行输液治疗。同时，注意保持患儿肛门的清洁，保护肛门及周围干燥，擦拭动作尽量轻一点，避免机械性刺激。

案例 6-2 >>>

天天今年 7 周岁，前几天他的一个好朋友明明过生日，邀请他们一家去参加，天天那天吃了好多东西，回家后，天天的爸爸妈妈就发现孩子不舒服、呕吐、腹泻，而且还发烧，家长非常担心，赶紧带着天天来到医院儿科门诊就诊，接诊的单主任医师给天天做了血常规、大便常规检查，结果显示血白细胞增高，粪便中有少量白细胞，诊断为急性肠胃炎。给予补液、维生素 B_6 和头孢唑肟钠静脉用药，第二天口服阿莫西林治疗。

儿科门诊单主任介绍，小儿急性肠胃炎临床主要表现为腹泻、腹痛和呕吐，少数有发热。有些吐泻严重的没有及时补液，可能会出现脱水、电解质失衡，甚至休克。急性胃肠炎假如表现的是轻型腹泻，则一般状况良好，每天大便在 10 次以下，为黄色或黄绿色，少量黏液或白色皂块,粪质不多,有时大便呈"蛋花汤样"。急性胃肠炎也可以引起较重的腹泻,每天大便数次至数十次,大量水样便,少量黏液,恶心、呕吐,食欲低下,有时呕吐物呈咖啡样。如出现低血钾,可有腹胀,有全身中毒症状,如不规则低烧,中毒严重的才有高烧,烦躁不安进而精神不振,意识蒙眬,甚至昏迷。

食物中毒所引起的急性肠胃炎,即使是细菌性的也是自限性的,假如病情不重,可不用抗菌治疗。病情严重的可用第 3 代头孢菌素或阿莫西林类抗生素。金黄色葡萄球菌和蜡样芽孢杆菌的致病机制是因为病菌的肠毒素,抗生素对毒素没有作用,病情轻的可不用抗菌药物。但实际临床工作中短期内无法获得培养结果,可按经验选用抗菌药物。

案例分析:

第一,如遇儿童呕吐严重,可静脉补充水分和盐分,暂时禁食;呕吐或呕吐不严重的,可少量多次口服补充液体和进食,要注意体内盐分的补充,食物中加盐,或到正规的医院配口服补液盐冲服;第二,在饮食方面可以喝点米汤、稀饭,吃点软面条,一般 2 到 3 天基本上就可以恢复;第三,儿童的饮食要有节制,不可暴饮暴食,不过度食用油腻、粗糙及刺激性食物。如果急性肠胃炎的症状没有缓解,精神不好,皮肤干,没有小便,建议家长尽快带孩子到正规医院诊治。

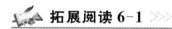 **拓展阅读 6-1** >>>

缓解宝宝便秘食谱

(一)香蕉苹果泥

做法:将香蕉和苹果刮成泥。上锅隔水蒸 3 分钟,取出晾凉后,喂宝宝。

【营养小秘密】香蕉、苹果含有一定的果糖、糖醇和可溶性膳食纤维,这些物质不仅可增加食物对肠道蠕动的刺激,而且还可保持宝宝便中的水分不被肠道过分吸收,因此,是有效的便秘食疗品。

【友情提示】宝宝的肠胃还不适合多吃生水果,其中的酸性成分刺激性强,会造成宝宝腹泻和脾胃失调。要适当加热再给宝宝食用。

(二)果仁橘皮粥

做法:将橘皮切丝,杏仁、松仁、芝麻捣碎,与橘皮共煎;去渣取汁,再入粳米,煮粥调糖,将少量炒熟的果仁末撒在粥上调味即成。

【营养小秘密】果仁、橘皮可清肺化痰,润肠通便。

【友情提示】适用于肺燥肠闭、胸腹胀满而大便秘结的宝宝。

(三)红薯粥

做法:将红薯洗净切块,与大米一起置锅内,加适量水煮成稠状烂粥,加入白糖,早晚让小儿温热食用。

【营养小秘密】红薯性味甘平、无毒,有健脾胃、补虚乏、益气力的功效。

【友情提示】红薯中的纤维物质在肠内能吸收大量水分,增加粪便体积,解除便秘的效果不亚于药物。

（四）银耳橙汁

做法:银耳 10～15 克,鲜橙汁 20 毫升。将银耳洗净泡软,放碗内置锅中隔水蒸煮,加入橙汁调和,连渣带汁 1 次服完。每日 1 剂,连服数天。

【营养小秘密】中医认为银耳能清肺中热、养肺阴,适用于肺热胃炎,以及大便秘结等。

【友情提示】对于肠燥引起的便秘有润肠通便的效果,橙汁有促进消化的功能。

（五）菠菜稀粥

做法:菠菜 10 克,粳米 50～100 克,将菠菜置沸开水中烫至半熟,捞出切成小段,粳米置锅内加水煮成稀粥,后加入菠菜再煮数沸,入香油、盐调味,每日 1～2 次,连服 5～7 天。

【营养小秘密】菠菜长于清理人体肠胃的热毒,中医认为菠菜性甘凉,能养血、止血、敛阴、润燥,因而可防治便秘。

【友情提示】菠菜还富含酶,能刺激肠胃、胰腺的分泌,既助消化,又润肠。

（资料来源:http://wenku.baidu.com/view/7978f8d376eeaeaad1f33080.html? from=search）

3. 便秘的预防和护理

1）预防

在日常生活中养成良好的饮食和生活习惯,在一定程度上可以预防便秘。

（1）母乳喂养。牛奶喂养的婴儿更易发生便秘,这多半是因牛奶中酪蛋白含量过多,因而使大便干燥坚硬。应尽可能选择母乳喂养,因为母乳中含有低聚糖和丰富的营养,不会让宝宝上火。

（2）均衡膳食。如果婴幼儿出现便秘症状,养育者可将奶粉冲稀些,同时增加糖量,即每 100 毫升牛奶加 10 克糖。小宝宝则可以吃一些果泥、菜泥,或喝些果蔬汁,以增加肠道内的纤维素,促进胃肠蠕动,通畅排便。6 个月以后的婴儿可以添加胡萝卜粥、菜粥作为辅食,因为蔬菜中含有大量的纤维素,可促进肠蠕动,此后,五谷杂粮以及各种水果蔬菜都应该逐渐添加,均衡摄入。

（3）训练排便习惯。婴儿从 3～4 个月起就可以训练定时排便。因进食后肠蠕动加快,常会出现便意,故一般宜选择在进食后让孩子排便,建立起大便的条件反射,就能起到事半功倍的效果。

（4）加强体育锻炼。加强幼儿的运动,促进新陈代谢和肠胃蠕动,能够有效改善便秘。

2）护理

宝宝出现便秘后,解出的大便又干又硬,干硬的粪便刺激肛门会产生疼痛和不适感,宝宝惧怕解大便而不敢用力排便,大便总不能排出,便秘也就会越严重,大便长时间存留在体内还会使毒素淤积体内,影响正常的新陈代谢,从而产生营养不良,抵抗力下降。

(1)按摩法。手掌向下,平放在宝宝脐部,按顺时针方向轻轻推揉。这不仅可以加快宝宝肠道蠕动,促进排便,而且有助于消化。

(2)开塞露法。将开塞露的尖端封口剪开,管口处如有毛刺一定要修光滑,并先挤出少许药液滑润管口,以免刺伤宝宝肛门。让宝宝侧卧,将开塞露管口插入其肛门,轻轻挤压塑料囊使药液射入肛门内,而后拔出开塞露空壳,在宝宝肛门处夹一块干净的纸巾,以免液体溢出弄脏衣服或床单。同时嘱咐宝宝要尽量等到不能忍受的时候再排便,以使药液充分发挥刺激肠道蠕动、软化大便的作用,达到最佳通便效果。

(3)甘油栓法。将手洗干净,然后将圆锥形甘油栓的包装纸打开,缓缓塞入宝宝肛门,而后轻轻按压肛门,尽量多待片刻,以使甘油栓充分融化后再排便。

(4)肥皂条法。洗净双手,将肥皂削成长约3厘米、铅笔粗细的圆锥形肥皂条,先用少许水将肥皂条润湿后再缓缓插入宝宝肛门内。同样尽量让肥皂条在肛门内多停留一段时间,以达到充分刺激肠道蠕动的作用。

如果以上方法均不奏效,应及时带宝宝到医院就诊,检查是否是由于其他疾病引起的便秘。

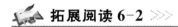 **拓展阅读6-2** >>>

适合便秘宝宝的食疗食谱

(一)香蕉苹果泥

将香蕉和苹果刮成泥,上锅隔水蒸3分钟,取出晾凉后,喂宝宝。

营养小秘密:香蕉、苹果含有一定的果糖、糖醇和可溶性膳食纤维,这些物质不仅可增加食物对肠道蠕动的刺激,而且还可保持宝宝便中的水分不被肠道过分吸收,因此,是有效的便秘食疗品。提醒一点,宝宝的肠胃还不适合多吃生水果,其中的酸性成分刺激性强,会造成宝宝腹泻和脾胃失调,要适当加热后再给宝宝吃。

(二)果仁橘皮粥

将橘皮切丝,杏仁、松仁、芝麻捣碎,与橘皮共煎;去渣取汁,再入粳米,煮粥调糖,将少量炒熟的果仁末撒在粥上调味即成。

营养小秘密:果仁、橘皮可清肺化痰,润肠通便,适用于肺燥肠闭、胸腹胀满而大便秘结的宝宝。

(三)红薯粥

将红薯洗净切块,与大米一起置锅内,加适量水煮成稠状烂粥,加入白糖,早晚让小儿温热食用。

营养小秘密:红薯性味甘平、无毒,有健脾胃、补虚乏、益气力的功效,红薯中的纤维物质在肠内能吸收大量水分,增加粪便体积,解除便秘的效果不亚于药物。

（四）银耳橙汁

银耳10～15克，鲜橙汁20毫升；将银耳洗净泡软，放碗内置锅中隔水蒸煮，加入橙汁调和，连渣带汁1次服完；每日1剂，连服数天。

营养小秘密：中医认为银耳能清肺中热、养肺阴，适用于肺热胃炎，以及大便秘结等，对于肠燥引起的便秘有润肠通便的效果，橙汁有促进消化的功能。

（五）菠菜稀粥

菠菜10克，粳米50～100克，将菠菜置沸开水中烫至半熟，捞出切成小段，粳米置锅内加水煮成稀粥，后加入菠菜再煮数沸，入香油、盐调味，每日1～2次，连服5～7天。

营养小秘密：菠菜长于清理人体肠胃的热毒，中医认为菠菜性甘凉，能养血、止血、敛阴、润燥，因而可防治便秘。菠菜还富含酶，能刺激肠胃、胰腺的分泌，既助消化，又润肠道，有利于大便顺利排出体外。注意菠菜含草酸较多，有碍机体对钙的吸收，所以吃菠菜时宜先用沸水烫软，捞出再用。

（资料来源：http://wenku.baidu.com/link? url＝UECem6CDuX－fZgPbzx9X-GZGIPeRVPwcVtZ3-x6ZWko YZk0EOGdX81d7sDVp8ZxfyQCzJkqpXPoIyzY6GOo6eZ1nL43w6ZbZA6jokZyuaji)

 拓展阅读 6-3 >>>

宝宝便秘的饮食调理

考虑更换奶粉。如果喝配方奶粉的宝宝，5～7天以上才解一次大便，且常解出硬便，可以考虑其他蛋白质含量较低的奶粉，或是添加膳食纤维的奶粉，因为蛋白质或脂肪含量高的奶粉食用过多，大便会较硬。

给宝宝补充水分。出生一个月内的宝宝可多补充水分或调整泡奶的浓度，2个月以上的宝宝可给予新鲜稀释果蔬汁，6个月以下的宝宝，要注意确保他们饮用足够的水分。例如10公斤以内的幼儿，一日内的水分总摄取量为每公斤体重100 ml的水。

多摄取纤维质。已经可吃副食品的宝宝，要多吃富含纤维质的蔬菜、水果、豆类、坚果，以及杂粮类，如高丽菜、小白菜、菠菜、丝瓜、番薯叶、香蕉、番薯、木瓜、草莓、水蜜桃、西红柿、火龙果、黑枣、红豆、绿豆、芝麻等。但要特别注意的是，6个月以下的宝宝只能喝流质、半流质的果汁，例如水梨汁或蜜枣汁。

适量补充益生菌。益生菌有助于维持肠道健康、改善便秘，可适量补充，但也不是非食用不可。另外，益生菌的摄取量视每个宝宝的情况而定，食用前建议先咨询医生。

减量摄取高蛋白、高脂肪食物。宝宝若出现便秘问题，要减少这类食物如牛肉、猪肉、奶油、蛋、起司等的食用量。调理饮食对解决宝宝便秘问题有很大的帮助。所以，妈妈们要注意宝宝的饮食情况，若是宝宝出现便秘，就要及时调整宝宝的饮食，让宝宝健康成长，不再有便秘的烦恼。

（资料来源：http://jingyan.baidu.com/article/3a2f7c2e72114e26afd611bb.html）

4. 龋齿的预防和护理

1) 预防

（1）窝沟封闭

窝沟封闭又称点隙裂沟封闭，是指不去除牙体组织，在牙冠咬合面、颊面或舌面的点隙裂沟涂布一层黏结性树脂，保护牙釉质不受细菌及代谢产物侵蚀，达到预防龋病发生的一种有效防龋方法。当牙面的窝沟被封闭之后，原来存在于窝沟中的细菌的营养来源被拒绝，这一方面起到了预防龋病发生的作用，另一方面窝沟封闭也能阻止已存在的早期龋损的恶化，因此常在早期龋损尚未成洞之前用于治疗，它能有效高质量地预防龋病的发生发展。

有人认为，只要做了窝沟封闭，儿童就不会出现蛀牙（龋齿）了，实际上这是一种认识上的误区。窝沟封闭只是保护儿童牙齿的咬合面不出问题，而没有做封闭的两侧牙体，尤其是两颗牙齿间难以清洁的牙缝，仍是藏污纳垢的区域，如果无法解决口腔环境长期过"酸"的事实，仍会出现蛀蚀而形成蛀牙。窝沟封闭是儿童防蛀的好办法，但不是万无一失的办法，要杜绝蛀牙，仍需从改善口腔环境的"酸"入手。

使用氟化物对预防龋齿具有积极的作用，其作用主要是靠氟离子渗透进入牙釉质，延长氟和牙齿的接触时间，并可促进牙釉质再矿化，使牙齿变得更坚固。儿童在无任何痛苦的情况下实现对牙齿的全面防护。

（2）护理

我国口腔卫生保健提出的健康牙齿标准是：没有蛀牙，牙龈健康，没有牙菌斑，牙齿美白，口气清新。

要让幼儿养成饭后漱口，早晚刷牙的良好习惯，运用正确的刷牙方法，即上牙由上而下，下牙由下而上，先刷牙齿的外侧面，再刷牙齿的内侧面，最后再刷牙齿的咬合面；少让幼儿吃酸性、刺激性食物，睡前尽量不吃甜食，不吃过于坚硬的食物；多让幼儿晒晒太阳，用儿童含氟牙膏，促进牙齿的钙化；让幼儿定期进行牙齿检查。

2) 治疗

牙齿龋洞治疗称为龋洞充填术，俗称补牙。龋洞治疗的目的是防止龋坏的恶化，恢复牙齿的外形，如牙尖和邻接点的重建，达到恢复牙齿的功能，同时保护了牙髓组织。

5. 斜视的预防和治疗

临床上，斜视在儿童当中的发病率很高，导致此病的原因有很多，有些是先天形成的，可有的却是因后天养育不当所致。倘若注意养育方式，小儿斜视是可以预防的。那么，如何预防呢？

1) 预防

经常变换婴儿睡眠的体位，有时向左，有时向右，使光线投射的方向经常改变，就能使宝宝的眼球不会一直停留在一侧，从而避免斜视。增加宝宝眼球转动的频率，不能让婴儿在摇篮里待得过久,养育者应该时不时将孩子抱起来走动走动,使孩子对周围的事物产生好奇,从而增加眼球的转动,增强眼肌和神经的协调能力,避免产生斜视。玩具多角度悬挂,在婴儿的小床上,悬挂的彩色玩具不能挂得太近,应该在40厘米以上,而且应该在多个方向悬挂,避免孩子因长时间只注意同一方向而发生斜视。

2)护理

对于已经患有斜视的幼儿,做到早发现、早治疗是减少斜视对儿童视觉功能伤害的重要方法。斜视对儿童外观的影响及产生的心理压力,受到家长的普遍重视,但对斜视可能会引起弱视却缺乏足够的重视,若不够重视则可能延误患儿治疗的最佳时机。治疗斜视通常的方法是配镜和手术治疗,如配镜治疗疗效不佳,一般主张在7岁前手术治疗。

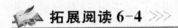 拓展阅读6-4 >>>

家长的误区

治疗斜视的第一个误区是:很多家长认为斜视不是病,长大就好了,这是完全错误的,长大以后,虽然不斜视了,但是却没有双眼视功能了。第二个误区是:对于先天性内斜视,很多家长说等大了再做手术,这是不对的,应该早做。第三个误区是:有些家长知道小孩有斜视但不愿意手术,而是通过戴眼镜来矫正。能通过眼镜矫正的斜视的种类非常少,大部分孩子在戴眼镜过程中往往把斜视手术的时机错过了。

6. 急性中耳炎的预防和护理

1)预防

(1)加强儿童保健工作,及时做好预防接种工作,提高儿童抵抗力。

(2)改变不良的哺乳习惯。哺乳时应将婴儿抱起,使头部竖直。如乳汁过多,应适当控制流速,防止呛咳。

(3)预防和治疗上呼吸道急性、慢性炎症。患了伤风感冒,即使鼻子不通也不要用力擤鼻。鼻涕多,可以按住一侧鼻翼轻轻地擤出,或抽吸经口吐出。

(4)不要经常用不干净的器具挖耳朵。不在污水中游泳,避免直接外伤。

(5)清除邻近病灶,如鼻窦炎、增殖体炎、扁桃体炎等。

(6)对于胆脂瘤型中耳炎,应及早做手术,以防严重并发症发生。

(7)预防鼓膜外伤。已有外伤者,应积极预防感染。鼓膜外伤未愈或有陈旧性穿孔者不宜游泳,洗澡时须防止水入耳内。陈旧性鼓膜穿孔,已无流脓史者,可行鼓膜修补术,既可以提高听力,又可以防止中耳感染。

2)护理

一旦发病,应立即给予治疗,急性中耳炎延误未治、处理不当会转变为慢性中耳炎,不仅会使听力减退,还可能发生危及生命的并发症。因急性中耳炎发烧的,降低热度对患儿尤其重要。给患儿脱去多余的衣服、少盖被子,用海绵蘸温水擦身降温。还可在医生的指导下服用少量解热镇痛药,以减轻不适及降低热度。即使已把体温降低,孩子仍然哭闹不止的,应及时就医。伤风感冒应及时治疗,以降低因呼吸道感染而导致中耳感染的危险。

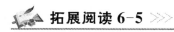

拓展阅读 6-5 >>>

耳屎是屏障,不要随便挖

耳屎的学名叫"耵聍",是耳朵眼里的分泌物,耵聍的功能主要是防止异物侵犯鼓膜,这些异物包括灰尘、虫子。另外,耵聍还可使外耳道处于酸性环境,具有轻度的杀菌作用。如果耵聍特别多,游泳、洗澡后导致其"发胖",引起耳朵内不适,可以到医院请耳科医生用专业工具将其取出。

7. 缺铁性贫血的预防和护理

1) 预防

小儿缺铁性贫血是完全可以预防的,具体预防措施如下:首先母亲在孕期、哺乳期要多吃含铁、蛋白质丰富的食品,如动物肝脏、瘦肉、蛋类、豆制品、新鲜蔬菜和水果等。孕期内应定期测血红蛋白,如果发现贫血时应及时治疗,以免影响胎儿体内的贮铁量;由于母乳中铁的吸收率高,所以宝宝出生后应尽量采用母乳喂养,喂养时间应该等幼儿主动放弃母乳为止。人工喂养婴儿在 2 个月时可酌情添加新鲜的菜汁或水果汁。

4 个月添加辅食时,应增加含铁及蛋白质丰富的食品,包括蛋黄、菜泥、豆制代乳粉、肝泥、肉泥、鱼肉等,同时可服用维生素 C 或添加水果泥,以增加铁的吸收,科学膳食对预防缺铁性贫血是极为重要的。在增加含铁食品时,不但要了解各种食品的含铁量,更重要的是要了解其吸收率的高低。一般动物性食物所含血红素里的铁吸收好,且不受其他因素影响;植物性食物中所含的草酸、磷酸等物质会妨碍铁的溶解和吸收。如能做到粗细粮搭配、荤素搭配,便能提高铁的吸收率及蛋白质的互补作用。

2) 护理

为预防缺铁性贫血,家长应该合理搭配婴幼儿的膳食。家长应了解动物肝脏、血、黄豆、肉类含铁较丰富,是防治缺铁的理想食品;维生素 C、肉类、氨基酸、果糖、脂肪酸可促进铁的吸收,可与铁剂或含铁食品同时进食;茶、咖啡、牛奶、蛋类、麦麸、植酸盐等会抑制铁的吸收,应避免与含铁多的食品同时进食。

婴儿膳食种类较少,且多为低铁食品,应指导家长按时添加含铁丰富的辅食或补充铁强化食品,如铁强化牛奶、铁强化食盐;母乳含铁虽少,但吸收率高达 50%,一般食物铁的吸收率仅有 10%～22%,因此应用母乳喂养婴儿;指导家长对早产儿及低体重儿及早给予铁剂治疗;牛奶必须加热处理后才能喂养婴儿,以减少因过敏而致的肠道出血;重症贫血的患儿需输注浓缩红细胞,以补充血容量,增加血红蛋白,提高携氧能力,纠正贫血。

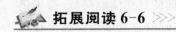

拓展阅读 6-6 >>>

高铁食物

动物肝脏:肝脏富含各种营养素,是预防缺铁性贫血的首选食品。每 100 克猪肝含铁 25 毫克,而且也较易被人体吸收。肝脏可加工成各种形式的儿童食品,如肝泥,以便于婴儿食用。

各种瘦肉:虽然瘦肉里含铁量不太高,但铁的利用率却与猪肝差不多,而且购买加工容易,小孩也喜欢。

鸡蛋黄:每 100 克鸡蛋黄含铁 7 毫克,尽管铁吸收率只有 3‰,但鸡蛋原料易得,食用保存方便,而且还富含其他营养素,所以它仍不失为婴幼儿补充铁的一种较好的辅助食品。

动物血液:猪血、鸡血、鸭血等动物血液里铁的利用率为 12‰,如果注意清洁卫生,加工成血豆腐,供给集体托幼机构,这对于预防儿童缺铁性贫血,倒是一个价廉方便的食品。

黄豆及其制品:黄豆在我国成人及儿童营养方面的重要性及地位,已有不少营养学家提到过。每 100 克黄豆及黄豆粉中含铁 11 毫克,人体吸收率为 7‰,远较米、面中的铁吸收率为高。

芝麻酱:芝麻酱富含各种营养素,是一种极好的婴幼儿营养食品。每 100 克芝麻酱含铁 58 毫克,同时还含有丰富的钙、磷、蛋白质和脂肪,添加在多种婴幼儿食品中,深受儿童欢迎。

绿色带叶的蔬菜:虽然植物性食品中铁的吸收率不高,但它们富含维生素 C,有助于铁的吸收,儿童每天都要吃它,所以蔬菜也是补充铁的一个来源。

木耳和蘑菇:木耳和蘑菇铁的含量很高,尤其是木耳,自古以来,人们就把它作为补血佳品,此外海带、紫菜等水产品也是较好的预防和治疗儿童缺铁性贫血的食品。

8. 维生素 A 缺乏的预防和护理

1) 预防

专家提示孕妇和儿童每年要定期检测体内维生素 A 的含量,要科学补充维生素 A。联合国粮农组织及 WHO 建议维生素 A 供给量 1～15 岁为 300～725 ug/d;青春期、成人、孕妇为 750 ug/d;乳母为 1 200 ug/d;妊娠 12 周前的妇女不宜补充维生素 A。我国供给量标准与其相近,较大剂量服用维生素 A 时,会导致中毒,故需在医生的指导下进行适量的补充。

增加富含维生素 A 食物的摄入,动物性食物中羊肝、牛肝等含有丰富的维生素 A;奶类、黄油、奶酪和蛋类维生素 A 含量中等;牛肉、羊肉、猪肉中维生素 A 含量较低;植物性食物中富含类胡萝卜素的蔬菜、水果有南瓜、胡萝卜、深绿色叶子蔬菜、马铃薯、芒果、杏、西红柿等,棕榈油中维生素 A 含量很高,但在我国食用较少。

2) 护理

最好用母乳喂养宝宝;应适当补充营养,多吃含维生素 A 丰富的胡萝卜、蛋黄、动物肝脏等。如有需要,要遵照医嘱给宝宝添加维生素 A 制剂。平时注意眼部卫生,教育宝宝不要用手揉眼。宝宝患维生素 A 缺乏症的时候,要注意宝宝眼结膜干燥斑的大小,角膜透亮度有无减低,有无软化、溃疡,有无充血及脓性分泌物。如果有充血及脓性分泌物,应考虑眼部继发感染,及时去医院诊治。

 拓展阅读 6-7 >>>

强　化　食　物

作为强化食品的食物是大多数人经常食用的食物,并且没有因大量食用这种食品而造成剂量过大的危险。为了保证强化食品的质量,必须对其集中加工处理,保证经维生素 A 强化后不影响该食品的形状、颜色、质地和感观性质。如小麦、稻米、奶制品、茶、人造黄油、糖等。

9. 幼儿肥胖的预防和护理

1) 预防

单纯性幼儿肥胖症的预防要胜于治疗。我们可以从多个方面入手加强预防。

首先,减少遗传的影响。家长自己肥胖的,在怀孕期间要做好饮食的合理搭配,宝宝出生后,要尽量少吃甜食和油腻食物,将每天的实际摄入量与标准量进行比较,适当减少摄入量。教师每餐分饭时先少量,再添加,尽量给幼儿提供一个可以少食多餐的环境。同时,充分利用宣传栏、网络筹各种渠道帮助家长了解儿童肥胖的原因及危害,了解控制肥胖的最佳年龄在学龄前,如控制不好,成年后将导致相关的疾病,如:心脑血管病、糖尿病、肿瘤病。

其次是适当运动。每天要保证婴幼儿有充分的户外活动时间以及一定运动量的活动。对于幼儿来说,不仅仅要吃好、睡好,还要有一定的活动量,在园幼儿除了室内的活动量之外,每天不能少于 2 小时的户外活动,适当运动能够加快机体的新陈代谢,能够起到预防小儿肥胖的作用。家长也应该带肥胖幼儿多进行户外运动,消耗多余的热量,减轻体重。

2) 护理

肥胖儿童的护理包括行为的护理和饮食的调节,具体如下:

儿童肥胖的治疗与成人不太相同,由于其处在身体发育阶段,既需要营养又不能营养过剩。极端的饮食限制会给儿童造成心理上的压抑,有时还会引起对治疗的抵触。但是家长可以在饮食方面加以注意,总的原则应限制能量摄入,同时要保证生长发育的需要。要做到食物多样化,维生素充足,食物宜采用蒸、煮,或凉拌的方式烹调,减少容易消化吸收的碳水化合物(如蔗糖)的摄入,不让孩子偏食、过食,不给予高糖、高脂肪、高热量饮食,不给刺激性调味品,可适量增加蛋白质的摄入,如豆制品、瘦肉等。然而,并不是一提减肥就一点糖及含糖食品都不能吃,只要营养均衡,正常饮食还是必需的。

运动减肥的方法对于肥胖幼儿来说效果较好。家长和教师可以选择趣味性强,能持之以恒的运动内容,如慢跑、快走、体操、走楼梯、骑自行车等,每天 20～30 分钟,一周至少 3～5 次;运动后消耗的主要是体脂,不影响身高的生长,运动量不宜过大过强,以运动后有微汗、休息十分钟后心率恢复正常为宜。

如果能坚持控制饮食加锻炼的方法,只要幼儿身高正常增长,体重能够维持现状或略有增长,随着时间的推移,其肥胖程度将得到改善。

10. 扁桃体疾病的预防和护理

(1) 预防

只要预防措施得当就可以避免或减少扁桃体炎或扁桃体肥大的发生。以下为一些积极措施:

① 坚持母乳喂养。母乳中的免疫因子,对提高宝宝的免疫能力有重要作用。

② 合理添加辅食。在宝宝 4～6 个月左右,可以逐渐给宝宝添加米糊、蛋黄、稀粥、菜泥、果泥等。

③ 衣着应适应气温变化。宝宝怕热,衣着不能过多,不仅季节交换时要及时增减,早中晚、室内室外、活动前后,都要根据宝宝的具体情况作调整。

④ 积极锻炼。1 岁以内的小宝宝,可以由爸妈带着进行必要的被动锻炼,如手臂操、翻身与爬行锻炼等。

(2) 护理

扁桃体炎急性期,必须坚持以抗感染治疗为主,支持治疗为辅的治疗原则。

抗感染治疗主要针对病原菌选择有效的抗菌素。青霉素对较常见的链球菌感染有效,可作为首选药物。然而,近年来许多细菌已发生了变异,产生耐药菌,普通的青霉素可能无效,此时必须采用更强效的抗菌素才能控制炎症。非常严重的感染有时需要住院治疗。抗菌素疗程一般需用 7 天左右。

① 支持治疗

鼓励宝宝少量多次喝水,饮食宜清淡并富含维生素,多吃西瓜、鸭梨等时令水果。对胃口差、进食少又高烧不退的宝宝,应防止脱水,可酌情输液,补充维生素 C。体温超过 39 ℃时,应给宝宝服用适量的退热药。

② 手术治疗

普通的扁桃体切除术是在局部麻醉下进行的。扁桃体周围有一层包膜,医生用特殊的器械将扁桃体与其周围的包膜分离,手术后 7 ～10 天即可以痊愈。4 岁以上的宝宝手术效果更好。

凡有下列情况之一者应考虑扁桃体摘除手术：①当扁桃体极度肥大，影响鼻子通气、发音、呼吸和吞咽时；②慢性扁桃体炎反复急性发作，每年发作6～7次，明显影响幼儿身体发育或日常生活；③已有肾炎、风湿病、关节炎等并发症，即使发作次数不多，为了清除病灶，也有必要手术；④扁桃体角化症或扁桃体上生有肿瘤、结石、息肉样增生、囊肿和其他的良性肿物时；⑤扁桃体周围脓肿，即使只发生过一次，也应手术摘除。

凡有下列情况之一者不应考虑扁桃体摘除手术：①急性扁桃体炎发作时，一般不施行手术，需炎症消退后3～4周方可手术。因为此时宝宝发烧，扁桃体充血，手术后伤口容易出血或出现继发感染。②患有造血和凝血系统的疾病，如血友病、再生障碍性贫血、白血病、紫癜等，都不宜手术。因为扁桃体手术后，机体需要靠扁桃体窝内的血管自行收缩，血液凝固止血。③在肾炎、肝炎、风湿病、结核等疾病的活动期时不宜手术。此时手术会加重病情，甚至引起严重的并发症。

 拓展阅读6-8 ≫

急性扁桃体炎的家庭护理

1. 发病时应卧床休息，多饮水，排除细菌感染后在体内产生的毒素。

2. 淡盐水含漱每日多次，保持口腔清洁无异味。

3. 在使用抗生素治疗时，应严密观察病儿体温、脉搏变化，如仍持续高热，可增大剂量，或在医生指导下更换药物。

4. 幼儿体温过高时，应物理降温，用冰袋敷头颈部，也可用酒或低浓度酒精擦拭头颈、腋下、四肢，帮助散热，防止病儿发生惊厥。

5. 急性扁桃体炎不是一种单纯的局部疾病，当细菌或病毒毒素进入血液循环后，会引起严重的并发症，如风湿热、心肌炎、肾炎、关节炎等。临近器官也可并发颈淋巴炎、中耳炎等，因此对此病必须重视，严密观察病儿病态发展，给予及时处理，勿使并发症发生。

6. 预防疾病的反复发作，应注意锻炼身体，增强体质，增强抗病能力。

11. 弱视的预防和护理

（1）预防

① 尽早教会幼儿用眼卫生。教师和家长应该时刻提醒幼儿不用脏手揉眼睛，看书时不要离书太近，这些生活中的用眼卫生常识都是预防弱视的关键。

② 将家人的脸盆和毛巾区分开。大人的脸盆和毛巾不能和宝宝混用，以避免将细菌传染给宝宝。此外，家人应定期将洗漱用具进行清洗和消毒，清除隐藏的污垢。在幼儿园每个幼儿的毛巾也应该单独存放，定期消毒，不宜混用。

③ 训练幼儿做眼保健操。眼保健操的动作并不复杂，3岁以上的幼儿都能掌握，教师和家长都要细心指导，并督促幼儿每日做两次，可有效缓解眼球疲劳，保护视力。

④ 多做户外运动。运动可有效促进新陈代谢，解除视疲劳，而户外环境中的花草树

木也是放松眼睛的"良药"。多进行放风筝、踏青、野营等活动，平日里可以多带婴幼儿参加户外活动。

⑤ 留心可能威胁眼部健康的其他疾病。眼睛出现问题，一定要及时去医院治疗。除此之外，其他一些疾病也可能间接对眼部健康产生影响，如肺结核、肾病等，在患儿接受治疗的同时，妈妈们一定要留心孩子的视力状况。

弱视的治疗效果在3～8岁阶段是最好的，如果拖延至成年，可能会给孩子留下终身的影响，因此在治疗儿童弱视的问题上，关键在一个"早"字。

（2）护理

对于那些无法配戴眼镜的幼儿，若被发现有一只眼睛存在弱视的情况，妈妈们可以在专业医师的指导下用1％阿托品油膏，每天涂抹视力正常的眼睛，以四周为一个疗程，坚持涂抹三周后休息一周，每完成两个疗程后去医院做一次视力检测，直到可以配镜矫正为止。

① 配戴儿童弱视矫正眼镜。人的眼睛就好比一部照相机，弱视的幼儿看不清东西，是因为眼部屈光出了问题，配戴矫正眼镜是非常必要的治疗方法。在某些家长的潜意识中，戴眼镜似乎不是什么好事，但是这对于弱视治疗的疗程来说却十分必要，家长必须抛弃这种没有根据的思想误区。

② 遮盖健眼治疗。这种方法应与配镜治疗配合使用。单眼弱视的幼儿可能会更多依赖健眼去看东西，为了锻炼弱视的眼睛，医生会将健眼一侧的镜片用黑布彻底遮盖，让宝宝不得不去使用弱视眼。具体如何进行遮盖治疗，每个疗程中应该如何操作，医生会综合考虑弱视的情况和孩子的年龄等因素，给出专业的指导。

③ 接受光学药物抑制。首先，孩子须接受专业的验光，然后配制合适的眼镜。在配戴眼镜的同时，健康的眼睛必须每天坚持滴一次1％的阿托品。

④ 红光闪烁刺激治疗。让孩子在配戴矫正眼镜的情况下从小孔中观察矫正仪发出的闪烁红光。该治疗每次需持续十分钟左右，一天做两次左右即可。

⑤ 其他弱视训练。例如：穿针、串珠训练、精细目力训练、后像增视训练、光栅训练等，可在医生的指导下配合进行。

◆ 实践项目

血压计的使用方法：

一律测右上壁肱动脉部位，只有在右臂有不正常情况（如残疾、瘫痪等）时，才测左上臂。这是因为，正常人左右两侧上臂的血压值是不一样的，由于血管解剖位置的不同，右侧血管内血流对血管壁的压力大于左侧，故右侧的血压一般要比左侧的高。两者相差可达10～20/10 mmHg，高血压患者两侧血压值的相差数还可能比正常人更大。

1. 以坐位血压为准。测时上臂不要被紧小的衣袖所压迫，手掌向上不要握拳，手臂的高度应相当于心脏的高度。

2. 测量前情绪要安定。静坐休息 15 分钟,不要紧张地思考某一件事,或对自己的血压反复推测预计,或抱着一种忧虑的心情。尤其第一次测量血压的病人,更不必恐慌(测量时,手臂会稍发麻,没有什么痛苦),否则都会影响血压。

3. 初次测量血压的人,测得的血压数值若很高,应让他休息 1 小时后再行测量。血压计每次测血压,必须量 2 次。若 2 次舒张压相差 4 mmHg 以上,则须测至连续 2 次舒张压相差在 4 mmHg 以内时为止,并取平均值为准。

◆ 学生实训

实训地点:教室、实训室

实训内容:

1. 全班同学分成两组,以抽签的形式选择每一组的角色扮演,一组扮演患有疾病的幼儿,另一组扮演幼儿老师。

2. 由扮演幼儿组的每名同学用抽签的形式选择抽取疾病的类型,扮演教师组的学生运用所学护理技术对其进行护理。

3. 学生两人一组使用电子血压计或者水银血压计分别测量彼此的血压,讨论给婴幼儿测血压时的注意事项。

模块二　婴幼儿常见传染病的预防和治疗

任务导入

1. 学生查阅资料,列出婴幼儿常见传染病及其护理措施。

2. 将全班学生分成 4 组,第 1 组学生将婴幼儿的流行性感冒和水痘的特征、预防和护理等方法制作成 PPT 在班级展示并讨论。

3. 将全班学生分成 4 组,第 2 组学生将婴幼儿的手足口病、风疹的特征、预防和护理方法制作成 PPT 在班级展示并讨论。

4. 将全班学生分成 4 组,第 3 组学生将婴幼儿的流行性腮腺炎、细菌性痢疾的特征、预防和护理方法制作成 PPT 在班级展示并讨论。

5. 将全班学生分成 4 组,第 4 组学生将婴幼儿的麻疹和艾滋病的特征、预防和护理方法制作成 PPT 在班级展示并讨论。

工作任务二　婴幼儿常见传染病及预防

◆ **基础知识**

一、婴幼儿常见传染病

1. 传染病的特征

传染病的致病因素是有生命的病原体，因此，它在人体内所引起的疾病与其他致病因素所引起的疾病是有差异的，传染病有其自身的特征。

（1）特异的病原体

各种传染病都有其特异的病原体，传染病的一种病原体只可能引发一种传染病，比如甲型肝炎的病原体是甲肝病毒，结核病的病原体是结核杆菌，多数传染病的病原体是病毒，而不少非传染病常常是多种因素共同作用的结果。

（2）传染性

传染性和流传性是传染病的显著特点。病原体自人体排出，通过一定的途径进入他人体内，传播疾病，但是每个个体在传染过程中的表现并不是完全一样的，这跟病原体的致病力以及人体的抵抗力相关。

（3）免疫性

传染病痊愈后，人体内会产生该病原体的抗体，抵抗同一种疾病再次感染。不同的传染病产生的免疫程度是不同的，有的传染病可获得终身免疫，如水痘、风疹等，有的传染病会在短时间内丧失免疫力，比如流行性感冒。

2. 传染病流行所需的三要素

传染病在人群中传播和流行必须具备三个基本要素，即传染源、传播途径、易感者。缺少其中任何一个要素，传染病的传播和流行都无法实现。

（1）传染源

传染源是被病原体感染的人或动物，传染源又分为以下几种：

① 病人。病人指感染了病原体，并表现出一定症状和体征的人。病人是传染病的重要传染源，病人排出病原体的整个时期叫传染期，我们可以根据某种传染病的传染期，来考虑患儿的隔离时间。其中，很多传染病病人在发病的初期或潜伏期就具有传染性，如麻疹、水痘、手足口病、风疹等。

② 病原携带者。病原携带者指没有症状但能排出病原体的人或动物。可分为健康携带者和病后携带者，前者尽管感染了病原体并能传播疾病，但没有表现任何临床症状和体征；后者指患病后，临床症状已消失，但病原体尚未被消灭，仍能向体外排病原体的

称为病后携带者。有些传染病的主要传染源是病原携带者,如猩红热、痢疾、流行性脑脊髓膜炎等。

③ 受感染的动物。受感染的动物指体内带有病原体,并能排出病原体的动物。如感染狂犬病毒的狗、传播禽流感的鸡、鸭等。

（2）传播途径

传播途径是指病原体从传染源排出体外,经一定的传播方式侵入人体所经由的途径。不同的传染病有自身特定的传播途径,有的传染病可经多条途径传播。归纳起来,传染病的常见传播途径有:

① 接触传播。接触传播分直接接触和间接接触。病原体直接从传染源到达易感者体内感染致病,称直接接触传播,如狂犬病、破伤风、梅毒等。病原体通过污染各种物品（如桌椅、玩具等）、用品（如衣物、碗筷、杯子、毛巾等）,经易感者间接接触而致病,称间接接触传播,又称日常生活接触传播。流感、水痘、手足口病等多由间接接触传染。

② 虫媒传播。因昆虫（蚊子、跳蚤、虱子）叮咬人、动物,或污染食物而传播致病,如乙型脑炎、痢疾、鼠疫等。

③ 血液传播。病原体经输血、输液、注射、文身等途径经血液系统进人体内致病。乙肝、丙肝、艾滋病、疟疾等传染病均可通过血液传播。医务人员在治疗和检查过程中,因操作不规范导致病原体经输血、输液、注射等方式传播的疾病称医源性传播。

④ 母婴传播。母婴传播指病原体通过胎盘、分娩和哺乳等途径导致易感染者致病。常见的有乙肝、艾滋病传染病。妊娠母亲将疾病传给孩子,使其一出生就成为病人或携带者。

⑤ 土壤传播。寄生虫卵和细菌等随人的粪便进入土壤,可能会因为土壤沾在人们手上,病原体途经口腔进入人的身体内部;也可能因为土壤污染伤口而导致生病;还有的是因为在土壤中寄生的幼虫,自人的皮肤钻入人的体内,而导致生病,如钩虫病。

⑥ 空气传播。病原体通过咳嗽、擤鼻涕、打喷嚏、说话、呼吸等方式被排到空气中,易感者吸入含有病原体的空气感染患病,也称飞沫传播。空气传播是传染病的主要传播途径,也是较难控制管理的传播途径。很多呼吸道传染病经该传播途径传染,如流感、水痘、猩红热、腮腺炎、非典型性肺炎等。实行湿式打扫,防止灰尘飞扬,加强通风换气,采用紫外线照射或乳酸蒸汽消毒,可有效切断此传播途径。

⑦ 饮食传播。病原体通过污染食物、饮用水、食具,经由消化道进入易感人群体内感染致病。食物在制作、储藏、运输和销售的过程中被病原体污染,造成"病从口入"。食物传播是肠道传染病的主要途径。

（3）易感者

易感者是指体内缺乏抵抗某种传染病的免疫力,感染病原体后容易患病的人。人群的易感性决定于人群中每个人的免疫状态,这种易感人群的多少对传染病的发生和传播往往有很大的影响。

3. 托幼园所传染病的预防与管理

预防和管理传染病的关键是阻断传染病发生与流行的三个环节。托幼园所传染病预防和管理的重点是围绕加强对传染源的管理、切断传播途径、提高易感者的抵抗力这三方面来进行。

(1) 加强对传染源的管理

及时了解疫情,做到早预防、早发现、早隔离、早报告是管理传染源,减少疾病传染的重要手段。因为病人是主要的传染源,病人得到及时隔离,可减少传播传染病的机会,病人也可早日康复。

(2) 切断传播途径

加强日常预防工作,发现患儿后,要做到及时隔离,对患儿使用、接触过的各种物品进行消毒,及时消灭从患儿体内排出的病原体。建立完善的消毒制度,实施消毒制度,消灭病原体。托幼园所通常的消毒制度包括餐具消毒、用具消毒、房间消毒。

(3) 提高易感者的抵抗力

有计划地进行各种预防接种是保护易感儿童的有效措施,家长应主动到卫生防疫部门,按计划为儿童进行预防接种;加强幼儿的体育锻炼,加快机体的新陈代谢,提高对疾病的抵抗能力,在园幼儿每天应保证 2 小时的户外活动时间。合理膳食,营养平衡,保证幼儿充足的睡眠,有规律的生活,也可提高幼儿的体质和免疫力。

二、常见传染病类型

1. 流行性感冒

流行性感冒是由流感病毒引起的呼吸道传染病,简称流感。流感病毒传染性极强,人群普遍易感染,发病多见冬春季节。

症状:大多数流行性感冒发病比较急,主要表现是头痛、咽痛、发烧,有些严重的患儿会伴有腹泻、呕吐、恶心等症状。

病因:流感病毒存在于患者的咽鼻分泌物当中,通过空气和接触传播,会通过打喷嚏、说话、咳嗽等形式传染给他人,该病毒污染其他物品,也会造成间接接触感染。

2. 水痘

症状:水痘是传染性极强的传染病,它由水痘-带状疱疹病毒引起,属原发性感染,并且可能终身免疫。多发于儿童,偶发于成人身上,一般冬春发病。水痘发起初期,为浅红色斑疹,接着呈暗红色丘疹、透明水疱,最后结痂脱落。水痘只要发生,就要隔离,因为它是一种感染率高、扩散迅速的疾病。

病因:水痘病毒传染性极强,并且会通过空气飞沫和接触传播,通常患儿说话或打喷嚏时会将该病毒传染给易感人群,也有可能是易感人群触摸了患者用过的物品、食品等接触致病。

3. 手足口病

症状:患儿的手、足、臀部会出现红色斑丘疹,大概 1 天后会转化成疱疹,并且伴有高烧现象,3～5 天后疱疹会干缩、结痂、脱落。

病因:手足口病的病原体是肠道病毒 71 型和柯萨奇病毒 A 组 16 型,存在于病人的粪便及呼吸道分泌物中,且传播途径多样化。手足口病是由肠道病毒感染引发的消化道传染病,四季均可发病,夏秋季是小儿手足口病发病的高峰期。手足口病是一种传染性极强的传染病,托幼园所一旦有幼儿患病,应立即对全园进行全面消毒处理。手足口病的传染性非常强,传播的主要途径有:①通过患儿的粪便污染的食物而传播;②直接接触患儿的疱疹液或被污染的物品而传播;③由患儿的唾液飞沫经呼吸道而传播。

4. 风疹

症状:儿童感染风疹病毒后首先在面部出现丘疹,然后遍及全身。

年龄较大的儿童和成年人发病初期为低热,在出现皮疹之前,颈部、耳后出现肿胀或者是上呼吸道感染。成年女性感染者的手指、手腕和膝关节会出现疼痛和僵硬,可能会持续一个月左右。接近一半的风疹病毒感染者没有任何临床表现。

病因:风疹是由风疹病毒感染引起的呼吸道传染病。幼儿一旦患上风疹,就会终身免疫,其中冬春季节是风疹的高发期。该病毒存在于患儿的口腔、鼻以及眼的分泌物中,通过接触才能传播。

拓展阅读 6-9 ▶▶▶

患者是患了荨麻疹还是风疹一定要分清楚,别把风疹当荨麻疹治。一般大风都会带来冷空气,而受冷空气的影响,幼儿不但会得荨麻疹,也会得风疹,治疗荨麻疹首先要进行确诊。那么,风疹和荨麻疹有哪些不同呢?

这两种疾病一个是由于病毒感染引起的,一个是由于过敏原诱发的,不过,每当出现降温和大风天气的时候,它们就会爆发得非常明显。

风疹是一种病毒引起的急性呼吸道传染病,多发于冬春季节,传染性很强,一般通过空气飞沫传播。风疹在冬季最为多见。大风降温之后,身体开始感觉有发热、咳嗽等上呼吸道感染的症状,后来发展为全身皮疹,瘙痒难忍。

荨麻疹是一种过敏性皮肤病,一般也多见于秋冬季等大风的天气。风带来的过敏源极易引起发病,同时,常见的一些食物也会引起发病。发病时,在皮肤表面会突起很多像被蚊虫叮咬的大包,由少到多,成片出现,一般一小时内会自动消退。

5. 流行性腮腺炎

症状:流行性腮腺炎是由腮腺病毒感染引起的呼吸道传染病。幼儿一旦患了流行性腮腺炎,可以获得终身免疫,发病多在冬春季。流行性腮腺炎的临床表现为:发病初期有发热、畏寒、头痛、咽痛、食欲不振、全身不适等症状,腮腺肿大,张口咀嚼及吃酸性食物时胀痛更明显。肿胀于 1～3 天达到高峰,4～5 天后逐渐消退,10～14 天可痊愈,大多数患者愈后良好,少数患者有并发症,如脑膜炎、心肌炎;有的还可并发睾丸炎或卵巢炎,影响小孩成年后的生育能力。因此,儿童患了腮腺炎切不可大意。

病因:腮腺炎的传染源是腮腺炎患者和隐性感染者,腮腺炎病毒存在于病人的唾液中,经飞沫传播。接触染有病毒的物品、工具也会被感染。

6. 细菌性痢疾

症状:幼儿感染后大多表现为急性痢疾。开始会有高烧、畏寒、恶心、呕吐、腹痛、腹泻等症状,小儿刚开始腹泻时大便为稀便。典型症状为高烧、腹泻、里急后重,大便为脓血便。但有一部分人感染痢疾杆菌后,并不发病,可是他们体内携带有这些病源,可通过粪便或人与人的接触感染别人,这种人在医学上称为健康带菌者,他们有同样的危险性。

病因:细菌性痢疾又称菌痢,是由痢疾杆菌引起的肠道传染病。痢疾传染性较强,在婴幼儿中发病率较高,在夏季容易发病。细菌侵入人体肠道后,可引起大肠黏膜充血、水肿并形成溃疡和出血。

7. 麻疹

症状:麻疹为红色斑丘疹,有凹凸感,摸起来不平整,令人感到不太舒适,用力按压后红色会褪色。临近的麻疹可长成一片,等疹子出完以后,高烧会退,如果没有并发症,病情会好转。

麻疹的潜伏期一般在 10～14 天或者一周左右(6～21 天),在这个阶段一般都没有明显症状,不过小孩的口腔内开始排出麻疹病毒,具有传染性。只有少部分的小孩患有麻疹后,会在短时间内表现出轻度的发热,或者一些出疹的现象。

病因:麻疹是由麻疹病毒引发的呼吸道传染疾病,会经由人体的唾液等呼吸道分泌物传播,传染性很高。麻疹病毒存在于人的口、鼻、眼分泌物中,可通过空气和接触传播。在空气不流通等拥挤的环境下,最容易大范围爆发,而且大部分被感染的对象都是小孩子,儿童患病后有极强的并发症,比如肺炎、中耳炎等等。

◆ 实践操作

1. 流行性感冒的护理和预防

(1) 护理

一般幼儿患了流行性感冒不主张直接服用药物。患病后,要让患儿多休息、多饮水。如果出现高烧,可采用物理方法或药物降温。有的孩子突然发高烧时,会出现痉挛现象:身体变得僵硬,眼珠乱转,手臂、大脑一抽一动。这种症状常发生在发烧的前 24 个小时,一般持续 4 分钟不到,孩子痉挛时,让幼儿平躺在床上或是铺地毯的地板上,确保不会碰到任何尖锐、锋利或坚硬的物体。让孩子侧卧,使他能呼吸顺畅,并且防止唾液或呕吐物堵塞气管。不要把孩子的嘴掰开,因发烧或其他一些原因而出现痉挛的孩子并没有咬破自己舌头的危险。如果痉挛发作的时间超过 4 分钟,应立刻去医院就诊;如不到 4 分钟,则可以等孩子感觉舒服些,并稍稍休息后再上医院。

（2）预防

在日常生活中要加强体育锻炼,增强抵抗力。感冒流行季节要做好防护准备,每年可根据幼儿自身情况接种流感疫苗。要勤开窗通风,保持室内空气清新,不让细菌有滋生的机会。培养幼儿良好的个人生活习惯,要勤洗手,勤晒衣服、被褥,生活用品勤洗刷,勤消毒。保持充足的睡眠,多喝水、多运动,还要保持健康良好的心态,增加抵抗力,提高身体的免疫功能;感冒高发季节,尽量少到公共人群密集的场所,可以考虑戴口罩,降低风媒传播的可能性;不共用毛巾、手帕及饮食用具等。

打疫苗是预防流行性感冒可靠而又有效的措施,是近些年来预防流感的重要手段。托幼机构和家长应该予以重视,在每年入冬之前应该留意流感疫苗注射通知,及时为幼儿注射。

2. 水痘的护理和预防

（1）护理

防止抓伤应该成为水痘护理的重点。水痘抓伤后会留下瘢痕,因此可以给年龄小的幼儿戴一副手套,以免抓伤。也可在痒处涂上医生处方的止痒药,保持个人及环境卫生,预防宝宝遭受感染。如果水痘没有得到控制,可能发展成化脓性皮肤感染,甚至发展为更严重的其他病症。要多给幼儿喝水,可以进食的孩子应多进食有营养、易于消化的食物,如稀粥、面条、豆浆、果汁、鲜蔬、鱼肉或牛肉粥等食物。

当宝宝满一岁后,应依规定接种疫苗,接种后,大约有 2～8 周的潜伏期,宝宝可能出现局部红肿、轻微的发烧与水痘的发作现象,但是发生率很低。

（2）预防

早发现、早隔离病人是控制水痘流行的主要措施,家长可根据孩子的情况看看是否需要接种水痘疫苗;托幼园所如果一旦发现有幼儿患了水痘,要立即对幼儿进行隔离,同时对患儿用过的物品和房间进行消毒;在幼儿日常生活中,也可以设计一些跟预防水痘相关的课程或者活动帮助幼儿了解相关知识及预防措施。

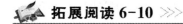

拓展阅读 6-10 >>>

教案:宝宝预防水痘

活动目标:

了解水痘的主要症状,懂得配合预防和治疗,建立初步的自我保护意识。

活动准备:

1. 预防水痘的宣传画

2. "图夹文"表现的水痘预防方法

活动过程：

1. 欣赏预防水痘的宣传画

（1）"大家一起来看看这张宣传画上有什么内容？"

"你从哪里看出画上的小朋友生病了？"

（2）引导幼儿观察、讲述画面的体温表；小朋友脸上、身上都是小痘痘，脸上表情很痛苦；小朋友在吃药等。

"你们知道这个小朋友得的是什么病吗？"

（3）引导幼儿回忆。

"谁小时候得过水痘？得病的时候，身体感觉怎样？"

"怎么会得水痘的？"

"万一被传染上水痘，该怎么办？"

（幼儿讨论）

（4）幼儿听老师讲宣传画上的内容。

2. 观看报道，了解水痘的主要症状

"什么季节容易得水痘？"

"得了水痘，身体会出现哪些症状和反应？"

"皮肤很痒，为什么不能抓？很痒的时候怎么办？"

"得了水痘为什么不能上幼儿园？要在家休息多久？"

3. 教师小结

"小朋友在生活中一定要注意个人卫生，传染季节不要到人多的地方，不接近带传染源的病人。这样我们就远离水痘了。"

在课程中，我们可以把幼儿常见传染病作为教育内容，传递给幼儿，甚至可以围绕传染病做一个主题活动，让幼儿对传染病有个初步的认识和了解。

3. 手足口病的护理和预防

（1）护理

小儿出现手足口病虽然没有出现严重的临床表现，但是也有小孩子因为手足口病而引起脑炎、心肌炎等危及生命的疾病。所以，要对手足口患儿给予足够重视。如果幼儿患了手足口病，要在心理上给幼儿及时的指导，让幼儿在心理上不要有恐惧心理，在治疗方面，本病如无并发症，愈后一般良好，多在一周内痊愈。

治疗原则主要为对症治疗。可服用抗病毒药物及清热解毒中草药及维生素 B、维生素 C 等。在患病期间，应加强患儿的护理，做好口腔卫生。进食前后可用生理盐水或温开水漱口，食物以流质及半流质等无刺激性食物为宜。

（2）预防

手足口病的预防重点是切断传播途径，手足口病流行期间不带幼儿到人群聚集、空气流通差的公共场所;让幼儿养成饭前便后勤洗手的习惯;给幼儿提供饮食时,生熟要分开;注意保持空气清洁,多通风;对患有手足口病的患儿,要做到早发现、早隔离,阻断传染源与正常儿童的接触。

托幼机构等儿童集体生活、学习的场所,要做好晨间体检,发现有发热、皮疹的孩子,要立即要求家长带小孩去医院就诊,同时报告相关部门。患儿应在家中休息,不宜继续上学。发现有发热、皮疹的孩子后,要立即对其玩具、被褥、桌椅等进行消毒,同时做好食堂、卫生间、教室等的消毒处理。保持教室和寝室等活动场所通风换气。发现保育员、教师和其他工作人员有发热并伴有皮疹的,应立即暂停工作。

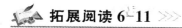 **拓展阅读 6-11** >>>

马老师的建议

有一天下午,明明在教室里一直喊冷。马老师就帮明明试了体温,38.9度,马老师赶紧把明明送到医务室,医务室的保健医生给明明看了看嗓子,说明明有点扁桃体发炎,嗓子都是红的,给明明开了些消炎及退烧的药,当时也没觉得明明有多严重,第二天还是发烧。怕耽误病情,所以马老师就给明明的妈妈打电话,建议明明妈妈带明明去医院看一下。此时,明明的手上长了几个小泡,嘴里的口腔溃疡也比较厉害。到了医院,查了血常规,血象也很高,病毒合并细菌感染,考虑是手足口病案例。明明的妈妈向马老师请假,说可能得的是手足口病。马老师听到这个消息后,马上对全班的物品进行消毒处理,特别是明明用过的物品,对于与明明接触比较多的小朋友随时进行体温测量,一旦发现体温异常,就马上给小朋友的家长打电话。

为了预防其他小朋友也患上手足口病,马老师请教了很多儿科专家,自己也搜集了很多资料,并放在班级的宣传栏里供家长学习、了解。

手足口病是一种常见病,本身并不可怕,目前的技术手段完全可以治愈。但任何一种传染病都可能有死亡病例,手足口病会有百分之十几的可能性产生并发症,比如心肌炎、脑膜炎等等,病情严重者可能致命,所以,及时就诊至关重要。家长对手足口病不要太过于紧张,只要多注意孩子的饮食卫生、生活卫生,一般不会染上手足口病,家长注意给孩子的餐具、奶具、玩具、卧具经常消毒。

北方气候干燥,所以,家长可以给孩子煎服一些中草药来预防手足口病,比如:金银花、芦根、淡竹叶、薏苡仁这一类具有清热解毒、生津化湿的中草药。对于薏苡仁,很多医学研究表明,薏苡仁不仅能化湿,还具有抗病毒的作用。所以家长可以经常用薏苡仁做粥,或者煮汤给孩子吃,这对预防孩子感染手足口病和其他病毒引起的疾病很有帮助。除此以外,还可以泡一点菊花水、金银花水给孩子喝,但是每天最多只能喝两次,最多也只能喝三到四天。中医讲究对症下药,对不同的孩子,同样的疾病也会有不同的药方,所以,家长想给孩子煎服中药预防手足口病的话,最好咨询一下中医学的专家和医师。

紫外线具有杀菌的作用,并且手足口病的病毒属于惧怕紫外线的病毒,因此,让孩子在户外活动,适当晒一晒太阳也是有助于预防手足口病的。家长让孩子晒太阳一定要注意时间,要以孩子的舒适度为主。

手足口病怕碱,所以在饮食上可以多给孩子一些含碱的食物。而肥皂的碱性是比较强的,所以,家长应该让孩子用肥皂勤洗手,以减少孩子手上的病菌,从而感染上手足口病的概率也会大大减少。

4. 风疹的护理和预防

(1) 护理

① 一般疗法:风疹患者一般症状轻微,不需要特殊治疗。症状较显著者,应卧床休息,食用流质或半流质饮食。对发热、头痛、咳嗽、结膜炎者可予对症处理。

② 并发症治疗:脑炎发热、嗜睡、昏迷、惊厥者,应按流行性乙型脑炎的原则治疗。出血倾向严重者,可用肾上腺皮质激素治疗,必要时输新鲜全血。

③ 先天性风疹:自幼即应有良好的护理、教养。医护人员应与病儿父母、托儿所保育员、学校教师密切配合,共同观察病儿生长发育情况,测听力,矫治畸形,必要时采用手术治疗青光眼、白内障、先天性心脏病等。帮助患儿学习生活知识,培养劳动能力,以便使其克服先天缺陷。

④ 药物治疗:除对症治疗外,干扰素、利巴韦林等似有助于减轻病情。

⑤ 主要是支持疗法:对症治疗,可酌情给予退热剂、止咳剂及镇痛剂,喉痛用复方硼砂液漱口,皮肤瘙痒可用炉甘石洗剂或生油涂拭,结膜炎用 0.25% 氯霉素滴眼液或 10% 醋酸磺胺液滴眼数日。

(2) 预防

预防风疹感染可接种风疹疫苗。数以亿计的风疹成分疫苗已经在我国使用,其安全性不错。病人应隔离至出疹后 5 天。但本病症状轻微,隐性感染者多,故易被忽略,不易做到全部隔离。一般接触者可不进行检疫,但妊娠期特别是妊娠早期的妇女在风疹流行期间应尽量避免接触风疹病人。

国际上经过十余年来广泛应用风疹疫苗,均证明其安全有效,接种后抗体阳转率在95% 以上,接种后仅个别有短期发热、皮疹、淋巴结肿大及关节肿痛等反应,免疫后抗体持久性大多可维持在 7 年以上。

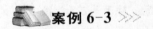 案例 6-3 »»

鹏鹏的风疹

鹏鹏疑似患上了风疹,带班丁老师赶紧联系鹏鹏的爸爸妈妈,可是鹏鹏所在的是寄宿制的幼儿园,他的爸爸妈妈都出差了,所以没办法,只能由丁老师自己来照顾鹏鹏。

丁老师看出鹏鹏的紧张心理,所以说话更加和蔼、柔和,告诉鹏鹏不要害怕,只要鹏鹏认真听老师的话,过两天就都会消失的。

丁老师把鹏鹏放到幼儿园的隔离室里,而且每天定时对鹏鹏所在的房间进行消毒处理,每天都给鹏鹏换洗衣服,而且进来的第一天,丁老师就给鹏鹏剪了指甲。

丁老师每天都给鹏鹏用温水洗脸,用淡盐水漱口,在起初阶段,鹏鹏高烧不退,丁老师就用温水给鹏鹏擦拭身体,进行物理降温。

在丁老师的悉心呵护下,过了五六天鹏鹏就走出了隔离室,开开心心地又回到了课堂上,跟其他小朋友一起学习、玩耍。

思考:从这个案例中,我们可以获得哪些启示?

5. 流行性腮腺炎的护理和预防

(1)护理

① 一旦发现孩子患了腮腺炎,首先要立即与健康人分开居住,对居室要定时通风换气,保持空气流通。其生活用品、玩具、文具等采取煮沸或紫外线照射等方式进行消毒。早期隔离患者直至腮腺肿完全消退为止。在学校和托幼机构,对接触者要每天进行检查,应留验3周,见有可疑症状,应隔离观察。对教室、学生宿舍等场所可用食醋熏蒸消毒。

② 患者要卧床休息。病情轻者或退热后可适当活动。饮食上要合理安排,多吃些富有营养、易消化的半流食或软食,不要吃酸、辣、甜味及干硬食品,以免刺激唾液腺使之分泌增多,加重肿痛。

③ 要注意口腔卫生。经常用温盐水漱口,清除口腔内的食物残渣,防止继发细菌感染。如果发热超过 39 ℃,可采用头部冷敷、温水擦浴等方法,或在医生指导下服退热止痛药等。

④ 按免疫程序适时接种麻腮风三联疫苗或腮腺炎疫苗,可预防本病的发生。

(2)预防

① 管理传染源。早期隔离患者直至腮腺肿痛完全消退为止。接触者一般不一定检疫,但在集体儿童机构、部队等应留检3周,对可疑者应立即暂时隔离。要注意对患儿使用的用具和食具及时进行消毒,流行期间少去公共场所。

② 注射疫苗。幼儿在 12～15 个月时注射的麻腮风三联疫苗中就含有腮腺炎疫苗。最佳的预防是在适当的年龄接种疫苗。怀孕妇女、蛋类过敏者是否可以接种疫苗须由医生决定。

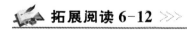 **拓展阅读 6-12** >>>

流行性腮腺炎的食疗与外敷

1. 食疗

(1)绿豆汤:取适量绿豆清洗干净,放在水中浸泡一夜,然后水磨取浆,加冰糖适量煮沸,随意给患儿饮用,适合腮部肿痛、吞咽不便的患儿。

(2)紫菜汤:取紫菜 15～30 克撕碎,加适量萝卜片或白菜心,放在锅里用清水煮,稍加一点点盐调味,取汤给患儿饮用。

（3）板蓝根粥：取板蓝根、大青叶各30克，以水煎煮30分钟后去渣，放入50克粳米煨成粥，加少许冰糖随时给患儿食用，适合腮腺炎初起时，平时具有预防作用。

2. 外敷

（1）鲜蒲公英一把，捣烂后用鸡蛋清调匀敷患处。

（2）绿豆粉研细，用蛋清调成糊状，涂于患处，每日数次，可治腮腺炎，一般4天左右可愈。

（3）马铃薯1个，以醋磨汁擦患处，干后再擦，不间断。

（4）取新鲜仙人掌用针剖开，以切面或捣泥外敷患处。每日更换1次。

6. 细菌性痢疾的护理和治疗

（1）护理

痢疾患儿每次大便后，应用温水清洗肛门，注意保持臀部的清洁；对大便次数过多的患儿，要防止脱水和电解质紊乱。饮食一般以流质或半流质为宜，忌食多渣多油或有刺激性的食物。恢复期中可按具体情况逐渐恢复正常饮食，有失水现象者可给予口服补盐液。

（2）预防

让幼儿养成良好的卫生习惯，做到饭前便后要洗手，不食生冷食物，保持肛门清洁。同时也应从控制传染源、切断传播途径和增进人体抵抗力三方面着手。

① 早期发现病人和带菌者，及时隔离和彻底治疗是控制菌病的重要措施。从事饮食业、保育及水厂工作的人员，更需作较长期的追查，必要时暂时调离工作岗位。

② 切断传播途径，搞好"三管一灭"（即管好水、粪和饮食以及消灭苍蝇），养成饭前便后洗手的习惯。对饮食业、儿童机构工作人员定期检查带菌状态。一旦发现带菌者，应立即予以治疗并调离工作。

③ 易感染人群可口服依莲菌株活菌苗，该菌无致病力，但有保护效果，保护率达85%～100%。

 拓展阅读 6-13 ≫≫

幼儿园集体腹泻的处理

某幼儿园在晨检的过程中，发现五六名小朋友出现发热、腹泻等症状，幼儿园由于人群密集，幼儿抵抗能力又比较差，该园老师带领幼儿赶紧去附近医院进行采样检查，检查结果是细菌性痢疾。经过调查，确定传播因素为食物。病情发现后，医生给幼儿老师的建议是：

1. 隔离与消毒。患儿的餐具要单独使用，每次煮沸消毒15分钟。衣服、被褥要勤洗、勤晒。护理患儿的老师要注意勤洗手，以防被传染。

2. 患儿应注意休息，多饮水，可以喂白开水、糖盐水、果汁水等，补充因腹泻丢失的水分。患儿患痢疾后，常会因胃肠功能紊乱出现食欲减退，为了减轻胃肠道的负担，应给患儿吃清淡易消化的米粥、面条汤等半流质食物。待大便次数减少，病情好转后改为软饭，同时添加蛋类、瘦肉等高蛋白食物，以增加营养。

3. 做好患儿臀部护理。小班患儿每次大便后要清洗、擦干、涂油（凡士林、鱼肝油、鞣酸软膏或植物油都可以），防止患儿出现红臀或肛门周围糜烂。大班患儿可以用柔软的手纸擦肛门。为了避免因蹲盆时间过长、大便次数过多而引起脱肛，也可以为小班患儿使用尿布。发生脱肛时，可用消毒的油纱布或温盐水纱布轻揉，并托回体内。

4. 注意患儿的腹部保暖。腹部保暖可以减少胃肠的蠕动和痉挛，达到减少疼痛和大便次数的目的。首先要为患儿穿好衣服，盖严腹部，避免腹部受凉，还可以用热水袋为患儿焐腹部。放置时最好让其侧卧，以减轻热水袋对患儿腹部的压力。

7. 麻疹的护理和预防

（1）护理

患有麻疹只能通过护理的手段来减轻宝宝的痛苦，让麻疹顺利出完，让毒气顺利排出后，方可痊愈。

（2）预防

麻疹的预防主要采用的是接种麻疹疫苗。

 拓展阅读 6-14 >>>

麻疹对孩子智力有影响吗

麻疹脑炎多见于 2 岁以下的小儿，发病与麻疹轻重无关，可发生在麻疹的任何时候，但以出疹后 2～3 天较多。患麻疹脑炎的小儿表现为高热、头痛、呕吐、嗜睡、肌肉抽搐、不能低头等。如果病变范围广，还可出现瘫痪、运动障碍、兴奋不安、语言及睡眠障碍、视力减退等。麻疹脑炎患儿死亡率为 10％～25％，50％ 的患儿有不同程度的后遗症，如智力障碍、运动障碍、癫痫、性格改变、情绪不稳等。

因此家长应按期带小儿进行预防接种，防止麻疹发生。如小儿出现上述早期症状表现，应到医院进行确诊，对麻疹患儿做到早发现、早隔离、早治疗。如在患病过程中，小儿出现头痛、呕吐、嗜睡、抽搐，应检查脑脊液和脑电图，如确诊为麻疹所引起的脑炎，要积极抢救，防止后遗症的发生，减轻智力损伤。

◆ **实践项目**

表 6-3 消毒技能

消毒范围	消毒项目	消 毒 浓 度 与 方 法	频 率
室内环境	门把手、水龙头、扶手	① 用干净毛巾擦拭 ② 用 1∶250 mg/L 健之素消毒液,抹布擦拭,滞留 15 分钟,再用湿抹布清除残留消毒剂	每天一次
	桌面	① 每个桌子两块毛巾 ② 第一遍用清洁毛巾 ③ 第二遍用 1∶250 mg/L 健之素消毒液擦拭滞留 10 分钟 ④ 第三遍再用清水毛巾清除残留消毒剂	早餐前 晚餐前
	地面、楼道区域	① 用扫帚清除灰尘 ② 用干净、半湿墩布擦拭 ③ 用 500 mg/L 健之素消毒液的半湿墩布擦拭(仅在晚餐后)	每天一次(有必要随时清理)
	桌、椅、床、沿杯、巾架玩具柜、窗棂	先用抹布擦拭干净,使用有效氯浓度为 250 mg/L 的消毒液消毒 15 分钟,用湿抹布清除残留消毒剂	每天一次 幼儿入园前
	室内玻璃、地垫、被褥、拖鞋	① 清洁 ② 清洁、暴晒 ③ 每月底家长带回清洗晾晒	每月一次
	空气	开窗通风	2 次/日,每次至少20分钟
		用紫外线杀菌灯进行照射消毒,按每立方米 1.5 瓦计算紫外线杀菌灯管需要量,儿童离园后进行	每周二晚照射 60 分钟
	水壶、牙杯、水杯	① 清水刷洗 ② 有污渍时用清洁剂清洗 ③ 控干后远红外消毒柜消毒(统一在食堂,按时送厨房)	水杯、牙杯、水壶每天清洗,每周消毒一次
	毛巾	① 洗衣粉、肥皂清洗干净 ② 用浓度为有效氯 250 mg/L 消毒液全部浸泡 20 分钟后,生活用水充分清洗后,阳光下晾晒 4~6 小时,干后整理待用,2 套/人	每天一次 ① 幼儿离园后清洗 ② 次日上午晾晒

消毒范围	消毒项目	消 毒 浓 度 与 方 法	频 率
室内环境	玩具、梳子	使用浓度为有效氯 250 mg/L 消毒液表面擦拭,浸泡消毒 20 分钟	根据污染情况,每周至少消毒一次
	图书	用紫外线灯照射或阳光下暴晒	
	抹布	① 洗衣粉、肥皂清洗干净 ② 使用浓度为有效氯 500 mg/L 消毒液全部浸泡 20 分钟,清水充分清洗后,晾干	每次使用后
	墩布	① 每天下班前用清水把墩布清洁干净 ② 使用浓度为有效氯 500 mg/L 消毒液浸泡消毒 30 分钟,生活用水充分清洗后,晾干	① 每天下班前清洁一次 ② 每天中午暴晒
	大小便器	① 幼儿大、小便后及时冲刷 ② 使用洁厕灵或使用浓度为有效氯 500 mg/L 消毒液擦拭	① 随时 ② 每天一次
	垃圾桶	① 清理垃圾袋 ② 清理垃圾桶	每天一次

紫外线消毒灯使用要遵循以下几个方面:

(1) 按照 1.5 W/m³ 配备紫外线灯,距离地面不超过 2.5 米。

(2) 紫外线常规消毒每周一次,有传染病疫情发生时适当增加消毒次数。

(3) 对室内空气消毒时,关严门窗,人员全部退出。

(4) 每次照射时间不少于 60 分钟。

(5) 每周使用 75% 酒精棉球对紫外线灯管进行一次擦拭清洁,保持紫外线灯管清洁、无尘土、无油污。

(6) 每只灭菌用紫外线灯的使用寿命约为 800 小时,超过 800 小时后应及时更新灯管。

◆ **学生实训**

实训地点:教室、实训室

实训内容:

1. 全班同学分成两组,以抽签的形式选择一组进行角色扮演,一组扮演患有传染性疾病的幼儿,另一组扮演幼儿老师。

2. 由扮演幼儿组的每名同学,用抽签的形式选择抽取传染病的类型,扮演教师组的学生运用所学护理技术对其进行护理,完成后再互换角色。

3. 全班同学分成小组,练习各种消毒方法,讨论如何通过严格的消毒措施预防传染性疾病的传播。

◆ 项目小结

本项目主要讲授疾病按照不同的分类方法有不同的类别。疾病早期会有一系列的特征，可以通过患儿的精神状况、体温、饮食、睡眠以及大小便等来观察。传染病有其自身的特征，预防传染病要做到管理传染源、切断传播途径、提高易感人群免疫力。在托幼园所，要加强对一些常见疾病的预防和护理工作，如普通感冒、急性肠炎、便秘、龋齿、斜视、缺铁性贫血、急性中耳炎、维生素 A 缺乏、幼儿肥胖、扁桃体疾病、弱视等。要加强对流行性感冒、水痘、流行性腮腺炎、手足口病、细菌性痢疾、麻疹、艾滋病等传染病的预防护理工作。对婴幼儿而言，不管是传染病还是常见病，都要做到早发现，早治疗。

◆ 项目测评

一、课后练习

1. 疾病有哪些类型？

2. 幼儿患病初期会有哪些症状？

3. 传染病有哪些特征？

4. 托幼园所如何加强对传染病的预防和管理？

5. 幼儿常见的传染病有哪些？如何做好护理工作？

6. 幼儿常见的疾病有哪些？如何做好护理工作？

二、课内外实训

1. 参观托幼园所，了解幼儿常见疾病和传染病有哪些，并做好其症状的描述。

2. 熟悉每种疾病和传染病的症状，并能够做到详细说出每种病症的护理方法。

3. 掌握托幼园所实用的消毒技能。

三、拓展练习

1. 通过网络或者亲身去儿童医院实地调查，找出每种幼儿常见病或者传染病的图片，并做成 PPT，以小组的形式跟大家分享。

2. 以小组的形式，整理一篇关于学习幼儿常见病和传染病的心得体会。

参 考 文 献

[1]（美）乔·L 佛罗斯特. 游戏与儿童发展[M]. 唐晓娟，张胤，史明洁，译. 北京：机械工业出版社，2016

[2] 李静. 学前卫生学[M]. 北京：北京师范大学出版社，2015

[3] 王练. 学前卫生学[M]. 北京：高等教育出版社，2014

[4] 冯敏玲. 幼儿卫生保健[M]. 北京：中国人民大学出版社，2014

[5] 史慧静. 学前儿童卫生与保育[M]. 上海：复旦大学出版社，2014

[6] 黎海芪. 儿童营养状况评估研究进展[J]. 中国当代儿科杂志，2014，16(1)

[7] 李季湄，冯晓霞.《3～6 岁儿童学习与发展指南》解读[M]. 北京：人民教育出版社，2013

[8] 教育部. 3～6 岁儿童学习与发展指南. 2012

[9] 王萍. 学前儿童卫生学[M]. 长春：东北师范大学出版社，2012

[10] 雷思明. 幼儿园安全策略 50 条[M]. 上海：华东师范大学出版社，2013

[11] 中国营养学会妇幼分会. 中国孕期、哺乳期妇女和 0～6 岁儿童膳食指南. 2010

[12] 万钫. 学前卫生学[M]. 北京：北京师范大学出版社，2004

[13] 孙长颢. 营养与食品卫生学[M]. 北京：人民卫生出版社，2013

[14] 魏勇刚. 学前儿童发展心理学[M]. 北京：教育科学出版社，2012

[15] 唐林兰，于桂萍. 学前儿童卫生与保健[M]. 北京：教育科学出版社，2012

[16] 麦少美，高秀欣. 学前卫生学[M]. 上海：复旦大学出版社，2012

[17]（德）米凯拉·格洛克勒，沃尔夫冈·戈贝尔. 儿童健康指南[M]. 林玉珠，等，译. 石家庄：河北教育
出版社，2012

[18] 杨一鸣. 从儿童发展到人类发展[M]. 北京：中国发展出版社，2011

[19] 刘新学，唐雪梅. 学前心理学[M]. 北京：北京师范大学出版社，2011

[20] 王来圣. 学前卫生学[M]. 北京：北京师范大学出版社，2011

[21] 陈一心. 好妈妈也是好医生——孩子情绪异常的诊断与预防[M]. 南京：东南大学出版社，2010

[22] 张文京. 特殊儿童早期干预理论与实践[M]. 重庆：重庆出版社，2010

[23] 顾荣芳. 学前儿童卫生学[M]. 南京：江苏教育出版社，2009

[24] 张欣，庞淑兰. 儿童少年卫生学[M]. 北京：科学出版社，2009

[25] 雷江华. 学前特殊儿童教育[M]. 武汉：华中师范大学出版社，2008

[26] 九市儿童体格发育调查研究协作组，首都儿科研究所. 中国九市 7 岁以下儿童体格发育调查研究
[M]. 北京：人民卫生出版社，2008

[27]（美）艾伦·沃克. 哈佛医学院育儿营养计划 [M]. 米树华，译. 北京：中国人民大学出版社，2008

[28] 戴耀华. 儿童疾病防治实用手册[M]. 北京：中国妇女出版社，2007

[29] (美)雷兹. 早期儿童教育指导[M]. 郭力平,等,译. 上海:华东师范大学出版社,2007

[30] (德)罗德. 理解儿童的行为:早期儿童教育工作者指南[M]. 毛曙阳,译. 上海:华东师范大学出版社,2008

[31] 郑毅. 儿童注意缺陷多动障碍防治指南[M]. 北京:北京大学医学出版社,2007

[32] 梁俊雄,陈叶萍. 健康教育学[M]. 桂林:广西师范大学出版社,2006

[33] 王鹏,侯永梅. 健康教育与健康促进[M]. 北京:中国医药科技出版社,2006

[34] 朱家雄,汪乃铭,戈柔. 学前儿童卫生学(修订版)[M]. 上海:华东师范大学出版社,2006

[35] 王建,等. 健康教育学[M]. 北京:高等教育出版社,2006

[36] 刘迎新,贺永琴. 学前营养学[M]. 上海:复旦大学出版社,2005

[37] 伍新春. 行为矫正[M]. 北京:高等教育出版社,2005

[38] 网易公开课:马里兰大学巴尔地摩分校发展心理学《儿童虐待》http://open. 163. com/movie/2007/5/E/R/M81TS4PMM_M81TU10ER. html. 2016

[39] 宋专茂. 心理健康测量[M]. 广州:暨南大学出版社,2005

[40] 俞国良,辛自强. 社会性发展心理学[M]. 合肥:安徽教育出版社,2004

[41] 姜勇. 儿童发展指导[M]. 北京:北京师范大学出版社,2004

[42] (美)塞泽尔. 营养学——概念与争论[M]. 王希成,译. 北京:清华大学出版社,2004

[43] 但菲. 幼儿社会性发展与教育活动设计[M]. 北京:高等教育出版社,2008

[44] 王书荃. 婴儿的情绪与行为[M]. 北京:中国人口出版社,2003

[45] 马骁. 健康教育学[M]. 北京:人民卫生出版社,2003

[46] 世界卫生组织. 2002 世界卫生报告[R]. 2002

[47] (美)劳拉·E 贝克. 儿童发展[M]. 吴颖,等,译. 南京:江苏教育出版社,2002

[48] 林仲贤,武连江. 儿童心理健康与咨询[M]. 北京:中国林业出版社,2002

[49] 许政援,沈家鲜,等. 儿童发展心理学[M]. 长春:吉林教育出版社,2002

[50] 吕姿之. 健康教育与健康促进[M]. 北京:北京大学医学出版社,2002

[51] 教育部基础教育司. 幼儿园教育指导纲要(试行)解读[M]. 南京:江苏教育出版社,2002

[52] 李鲁,吴鲜红. 社会医学[M]. 北京:人民卫生出版社,2006

[53] 中国营养学会. 中国居民膳食营养素参考摄入量[M]. 北京:中国轻工业出版社,2000

[54] 林崇德. 发展心理学[M]. 北京:人民教育出版社,1995

[55] 黎海,毛萌. 儿童保健学[M]. 北京:人民卫生出版社,1993

[56] Marotz, Lynn R. Health, safety, and nutrition for the young child[M]. (8th ed.) Belmont, CA: Wadsworth Cengage Learning, 2010

[57] Allen K E, Marotz L R. Developmental profiles: Pre-birth through twelve[M]. (6th ed.). Belmont, CA: Wadsworth Cengage Learning, 2010

[58] D Certo. Helping Children and Staff Cope with Earthquakes[J]. Child Care Information Exchange, 1995(3)

[59] Dale R, Roche J, Duran N. Language is Complex[J]. International Journal of Psychology & Psychological Therapy, 2008,8(3)

［60］Swanwick R，Watson L. Literacy in the Homes of Young Deaf Children：Common and Distinct Features of Spoken Language and Sign Bilingual Environments［J］. Journal of Early Childhood Literacy，2005，5(1)

［61］Berk L. Child development［M］.（8th ed.）. Boston，MA：Allyn & Bacon，2004

［62］Frost J，Wortham S，Reifel S. Play and Child Development［M］. Upper Saddle River，NJ：Merrill Prentice Hall，2004

［63］Sorte J，Daeschel I，Amador C. Nutrition［J］. Health and Safty for Young Children-Promoting Wellness，2014

［64］Marotz R L，Cross Z M，Rush，M J. Health，Safety，and Nutrition for the Young Child［M］.（4th ed.）. Albamy sy：Delmar Publishers，1997

［65］世界卫生组织. 虐待儿童. http：//www. who. int/mediacentre/factsheets/fs150/zh/2016. 02. 26

［66］译言网. 儿童虐待与疏忽：认识与预防. http：//article. yeeyan. org/view/280263/246291. 2016. 02. 26

［67］家庭暴力对孩子有什么影响？http：//china. findlaw. cn/info/hy/jiatingbaoli/1003650. html

［68］保护受虐儿童需要构筑更强法律盾牌. http：//www. chinacourt. org/article/detail/2014/05/id/1305952. shtml

［69］人民日报呼设"虐待儿童罪"：向虐童暴行亮出法律之剑. http：//opinion. people. com. cn/n/2013/0917/c1003-22941485. html

［70］四部门. 父母虐待孩子可永久剥夺监护权. http：//news. sohu. com/20141224/n407231042. shtml

［71］耳聋什么原因引起的，该如何有效治疗. http：//shouda. sdyybj. net/erlong/bingyin/2050. html？SDYYBJ-CS-01-XJ-el-ZL062-005-BJ？2015-11-25-gqc

［72］磷脂. http：//baike. haosou. com/doc/1741985-1841635. html

［73］《童装绳索和拉带安全要求》国家标准出台. http：//www. tnc. com. cn/info/c-014001-d-477564-p1. html